河南中医药大学传承特色教材

国学经典导读

（供中医学、针灸推拿学、中医骨伤科学、中医康复学、
中西医临床医学等专业用）

主编　徐江雁　张大伟

中国中医药出版社
·北　京·

图书在版编目（CIP）数据

国学经典导读 / 徐江雁，张大伟主编 . —北京：中国
中医药出版社，2020.10（2021.7重印）
河南中医药大学传承特色教材
ISBN 978-7-5132-6394-8

Ⅰ.①国…　Ⅱ.①徐…②张…　Ⅲ.①国学—中医
药院校—教材　Ⅳ.① Z126

中国版本图书馆 CIP 数据核字（2020）第 156975 号

中国中医药出版社出版

北京经济技术开发区科创十三街 31 号院二区 8 号楼
邮政编码　100176
传真　010-64405721
保定市中画美凯印刷有限公司印刷
各地新华书店经销

开本 787×1092　1/16　印张 16　字数 354 千字
2020 年 10 月第 1 版　2021 年 7 月第 2 次印刷
书号　ISBN 978-7-5132-6394-8

定价　62.00 元
网址　www.cptcm.com

社 长 热 线　010-64405720
购 书 热 线　010-89535836
维 权 打 假　010-64405753

微信服务号　zgzyycbs
微商城网址　https://kdt.im/LIdUGr
官 方 微 博　http://e.weibo.com/cptcm
天猫旗舰店网址　https://zgzyycbs.tmall.com

如有印装质量问题请与本社出版部联系（010-64405510）
版权专有　侵权必究

河南中医药大学传承特色教材

编审委员会

河南中医药大学传承特色教材

《国学经典导读》编委会

主　编　徐江雁　张大伟

副主编　贾成祥　李东阳　彭　新　陈玉龙

编　委（以姓氏笔画为序）

　　　　刘　杨　李俊芝　张晓利　范　敬

　　　　赵东丽　魏孟飞

前　言

教育部和国家中医药管理局《关于医教协同深化中医药教育改革与发展的指导意见》（教高〔2017〕5号）中指出："改革中医药课程体系：推进中医药课程内容整合与优化，构建以中医药传统文化与经典课程为根基，以提升中医药健康服务能力为导向的课程体系。"2019年10月发布的《中共中央国务院关于促进中医药传承创新发展的意见》中指出，要改革中医药人才培养模式，强化中医思维培养，改革中医药院校教育。在此背景下，河南中医药大学总结近十年来仲景学术传承班和中药传承班的办学经验，进一步优化培养方案和课程体系，同时进行相关学术传承特色教材建设，组织编写传承特色系列创新教材。

本套教材共计16种，分别为《中医训诂学》《中医文化学》《国学经典导读》《仲景方药学》《仲景辨治学》《仲景经方案例导读》《仲景学术历代医家研究与传承》《本草名著选读》《中药理论专论》《经典中成药》《中药药剂学》《中药炮制学》《中药资源与栽培》《中药鉴定学》《中医方药学》《中医理论基础》。该系列教材主要配套仲景学术传承班和中药学术传承班教学使用，同时适合中医、中药类相关专业研究生及医学爱好者学习，也可作为中医药教学、医疗研究人员的参考用书。

在编写过程中，我们参考了其他高等中医药院校相关教材及资料。限于编者的能力与水平，本套教材难免有不足之处，还要在教学实践中不断总结与改进。敬请同行专家提出宝贵意见，以便再版时修订提高。

河南中医药大学传承特色教材编审委员会

2020年4月

编写说明

华夏族群在数千年的融合与发展中，形成了自己独特的生存体验、宇宙观念、行为方式和价值系统，凝结成极其宝贵的、独到的哲学智慧。中国哲人把宇宙看做是创造流行的、永恒变动的、开放的、交融互摄、有机联系的整体。人与自然、人与物、人与人、人性与终极的天道之间是相互关联、相互作用的，它们是和谐的整体。人的创造精神即来源于文化流行和无穷无尽的宇宙生命。人在创造的活动中，也在修养身心的工夫中，把握真、善、美的价值，体验崇高的精神境界，卓然挺立于天壤之中，不断追求精神自我的完善和超越。儒家人文的价值理想和道德精神，道家、佛家放达、逍遥、解脱、开放的心灵，诸子百家的生存智慧与机智的论辩，都是人类最为宝贵的精神资源。

本教材编写的目的：给学生提供研读国学经典的基本训练，使学生走近经典，进而与古代的智者、圣人、先知，作平等的心灵交流与思想对话。

本教材编写的原则：把最重要，最有根源性、原创性与代表性，最应当让大学生把握或领悟的哲学资料，特别是把涉及中国哲学智慧、中国文化价值理念的核心内容选进来。同时，为避免支离破碎，我们在选编时尽可能照顾到名著、名篇的完整性，以便学习阅读者能够完整地加以理解，避免断章取义。

本教材由徐江雁、张大伟担任主编，确定全书的编写思路，制定详细的编写大纲。全书共分八讲，具体编写分工如下：第一讲由彭新编写，第二讲由陈玉龙、李俊芝编写，第三讲由贾成祥、刘杨编写，第四讲由魏孟飞编写，第五讲由李东阳编写，第六讲由范敬编写，第七讲由张晓利编写，第八章由赵东丽编写。

在本教材编写过程中，编委会全体成员集思广益，尽心竭力。但由于对经典理解所限，若存在疏漏、错误，恳请广大读者提出宝贵意见，以便再版时修订提高。

《国学经典导读》编委会

2020 年 5 月

目 录

第一讲　绪　论

　　什么是国学，至今学术界仍是众说纷纭，莫衷一是。但是，从开放、发展的视角看，国学包括以儒学为主体的中国古代所有的传统学术文化，具有整体性、传承性、包容性与时代性。它体现了中华民族特有的民族精神与思维方式，其载体是在传统文化中影响较大的国学典籍。

一、国学的起源

　　国学同中华民族的兴起同步，有着上下数千年的发展史，是我们民族文明进步的结晶。国学的源头，可以上溯到中华文明发生的炎帝、黄帝时代乃至更遥远的文明初兴时期，但其有记载的源头，可以从春秋战国"百家争鸣"时期的诸子之学算起。

　　发生在春秋战国之际的"百家争鸣"是我国文化史上的黄金时代，它奠定了国学的根基。"百家争鸣"的出现不是偶然的，而是当时经济基础与上层建筑发生重大变革的产物。春秋战国之际，奴隶制走向崩溃，封建制走向兴起。当时"诸侯异政"，在思想上导致了"百家异说"，出现了学术思想领域的种种分歧。这种分歧，促成了"百家争鸣"学术思潮的出现。这里说的"百家"泛指当时学派之众。

　　当时比较著名的学派，汉人司马谈将之归为"阴阳、儒、墨、名、法、道德"六家；《汉书》的作者班固又在六家的基础上，增加纵横家、小说家、农家、杂家，称为"十家"；在十家中，略去"小说家"，即称之为"九流"。无论是"九流"抑或"十家"，都从特定的角度反映了当时学术争鸣的大势。

　　在先秦的"九流"或"十家"中，最有学术影响的学派只有儒、墨、道、法四家。这四家都建构了较为完整的学术体系，且产生过较为广泛的学术影响。

（一）儒家学派

　　儒家的创始人是春秋末年鲁国的孔丘（前551—前479年）。学界把尊奉与信仰孔子之道的学者称为"儒家"。在政治方面，儒家提倡"德治""仁政""王道""民本"及"内圣外王"之术，具有伦理政治倾向；在道德教化方面，儒家强调仁义、礼乐、忠恕、诚信和"五伦"规范，以及自我修身等，具有礼教、德化的特征。孔丘死后，"儒分为八"："有子张之儒，有子思之儒，有颜氏之儒，有孟氏之儒，有漆雕氏之儒，有仲良氏之儒，有孙（卿）氏之儒，有乐正氏之儒。"（《韩非子·显学》）

　　到了西汉，随着汉武帝"罢黜百家，独尊儒术"政治方针的确立，儒家学术开始在中国封建社会占主导地位，受到历代王朝的高度重视而得到相应的发展。儒家典籍主要有《四书》（即《论语》《孟子》《大学》《中庸》）和《五经》（即《易经》《诗经》《尚书》《周礼》《春秋》），后来又被增为《十三经》（除前《五经》外，还有《论语》《孟子》《礼记》《孝经》《仪礼》《左传》《公羊传》《尔雅》）。这些经典，担负着传承儒学的使命，是研究儒学的必读之书，而儒家学术对国学之影响的确极其深远。

（二）墨家学派

墨家的创始人是墨翟（约前 468—前 376 年）。墨家是从儒家内部分化出来的一个学派。墨家学说集中地代表了当时劳动者的阶级利益。其学说体系由"五项十事"构成，即尚贤、尚同；兼爱、非攻；节用、节葬；非乐、非命；天志、明鬼等。墨子死后，"墨离为三"："有相里氏之墨，有相夫氏之墨，有邓陵氏之墨"（《韩非子·显学》）。这反映了墨家学派后来分化与演进的情况。先秦以后，墨家学派的思想成果多渗入儒、道等家的思想体系中，而该学派自身则由于历史条件的限制而走向终结。今存的墨家经典主要有《墨子》一书，它是我们研究墨家的可信史料。

（三）道家学派

道家的创始人是春秋末年的老聃（约前 576—？）。相传，孔子曾向他请教过周礼，其年岁长于孔子。老聃学说的基本点是"贵柔"。道家登上学术殿堂应当早于儒家。但是到了战国前期（偏后），《老子》一书问世以后，道家学派才逐渐引起重视。《老子》一书是道家学派的总纲领，全书约五千字，故又称《五千言》。它分上下两篇，上篇为《道经》，下篇为《德经》，故又有《道德经》之称。道家同其他学派比起来显得更加成熟、老练。《老子》的最高范畴是"道"，其开篇第一句就是"道可道，非常道"。"道"既是世界万物形成发展的最后本体（如"道生万物"），又是自然法则和社会法则的集中体现（如"道法自然""反者道之动"等）。在政治策略方面，道家强调"无为而治"，提出"无为而无不为"。在伦理道德方面，道家追求朴实无华、纯厚朴真的美德，主张"返璞归真"。道家在战国中后期得到了长足的发展，战国中期的稷下道家学派和庄周学派及战国末年黄老新道家学派，都从不同侧面继承和发展了老子的学说。西汉时期，由于黄老思潮的兴起，道家学术在汉初治国实践中得到了较好的发挥。先秦道家的经籍主要有《老子》《庄子》《列子》《文子》《黄老帛书》等。

（四）法家学派

法家发端较早。"法"是作为"礼"的辅助物而出现的。公元前 536 年，郑国子产在金属鼎上铸刑书，开了法治的先河。但法家真正登上政治舞台当是战国中期商鞅（约前 390—前 338 年）学说形成以后的事。商鞅继承发展了战国前期李悝、吴起的法治学说，高举变法的旗帜，主张"不贵义而贵法""任其力不任其德"，并明确反对"法古""修今"，认为"法古则后于时，修今则塞于势"（《商君书·更法》），提出"因世而为治，度俗而为法"。他的主张得到了秦孝公的赏识，并在秦孝公支持下，于公元前 359 年和公元前 350 年先后两次在秦国实行变法，将其法治理论付诸政治实践。到了战国末年，韩非在法治理论上继续开拓，形成了法、术、势相结合的法治体系，成为法家思想的集大成者。今存的先秦法家著作主要有《商君书》《管子》中的相关篇章及《韩非子》等。

春秋战国之际，儒、墨、道、法四大学派在当时的历史条件下，一方面努力宣传自己的学术见解，另一方面又在学术上与其他学派相对擂，以至出现了儒、墨、道、法诸家彼此碰撞、论辩、交锋的学术争鸣盛况，使各家各派经受洗礼和锻炼，从而逐渐走向成熟。因此，春秋战国之际的"百家争鸣"是我国文化史上第一次空前繁荣的学术思潮。在这一思潮中，先秦诸子所创造的学术成果对尔后中国学术的演进发展产生了根本性的学术影响。先秦以降，中国学术虽随着时代的推移在不断变化发展，但万变不离其宗，我们总是可以到先秦诸子学说中找到思想源头。正是从这个意义上，我们把先秦诸子之学看作国学之源。我们要把握国学，必须从源头上下功夫。也就是说，必须把探索的触角伸入到先秦"诸子"之学中，看先秦诸子是怎样为国学在后代的繁荣发展铺垫出深厚的学术根基的。

二、国学的发展

从秦汉到明清时期，在这漫长的两千余年的历史进程中，思想家们（特别是儒家学者、道家学者及后来的佛教学者）创造出形态各异、丰富多彩的学术思想成果，从而大大深化提高了国学的水平。如果说先秦诸子之学是国学兴起的活水源头，那么先秦以来儒、道、佛等学派思想的演进则构成了国学发展的三大干流。这三大干流催生出一系列前后相继的学术思潮，如汉初黄老思潮、两汉尊儒思潮、东汉反神学思潮、汉魏道教思潮、魏晋玄学思潮、隋唐佛学思潮、宋明理学思潮，以及明清之际的早期启蒙思潮等，组合成国学发展演变的宏伟画面。

（一）汉初黄老思潮

西汉王朝建立后，废弃法家，尊崇道家，催生出汉初的黄老思潮。这一思潮是秦代法治苛政的对立物。它的出现是为了医治秦代法治所造成的社会创伤，因而适应了民心思安、思治、思静的客观需要。顺应这一时代潮流，一批黄老学者应运而生。其代表人物有陆贾、刘安、河上公、严遵等。

（二）两汉尊儒思潮

由于黄老之治的推行，使汉初得到几十年的内炼修养，医治战争创伤，恢复社会生机。但随着历史的发展，新的问题产生了：一是藩镇割据，加剧了地方和中央的矛盾；二是大地主阶级兼并土地，加剧了阶级矛盾；三是北方边境的匈奴入侵，造成社会动乱不安，加剧了民族矛盾。这些都提醒西汉统治者，黄老无为之治已适应不了社会变动的需要，必须确立新的治国安邦的指导思想。董仲舒适时提出了"罢黜百家，独尊儒术"的政治主张，这一主张很快被汉武帝所采纳，由此促成了汉代的尊儒思潮。其主要代表人物有贾谊、董仲舒、刘向、扬雄，以及《白虎通义》的作者们。

（三）两汉反神学思潮

两汉之际，思想界开始出现反神学思潮。这股思潮是对从董仲舒《春秋繁露》到班固《白虎通义》所推崇的神学世界观的回应。其代表人物主要有桓谭、王充、王符、荀悦、仲长统等。

（四）汉魏道教思潮

由于社会条件的催化和民族文化传统的影响，到了东汉中后期，我国的本土宗教——道教已登上了历史舞台。它标志着道教理论开始走向成熟及道教团体的出现。当时，在理论上，出现了早期道教经典《太平经》和《老子想尔注》；在教团方面，有张陵创立的"五斗米道"（或曰"天师道"），以及张角创立的"太平道"。"道家"与"道教"有着本质的不同，前者属于学术派别，后者属于宗教派别。道家以学术导人，道教以信仰传人。但两者又有不可分割的联系，从一定意义上说，道教经典主要是吸取黄老道家理论建构而成的。在思想理论方面，道教学者继承、发挥并改造了黄老道家的学说，将之引向宗教化。魏晋南北朝时期，道教在理论上得到了进一步发展和深化。在东汉后期，道教主要为劳动群众所信奉，具有反剥削、反压迫的倾向。到了魏晋时，由于一大批士族人物进入道教，改变了道教组织的阶级构成和文化素质。他们从自己的利益出发，对道教进行了一场重大变革。他们纷纷著书立说，阐发教理，汇集道书，制定教规教义，建立起融道家哲理与道教信仰于一体的道教理论体系。在这一实践中，涌现出一批道教名士，其中主要有东晋道士葛洪（284—364 年）、北魏道士寇谦之（365—448 年）、南朝宋道士陆修静（406—477 年），以及南朝齐梁道士陶弘景（456—536 年）等。

（五）魏晋玄学思潮

魏晋时期，玄学思潮风起云涌。从思维逻辑上来看，这一思潮是对两汉神学思潮的否定；但它同两汉神学又有着不可分割的内在联系。如果说，两汉神学的宗旨在于论证"王道之三纲可求于天"，那么魏晋玄学的宗旨则在于引出"名教即是自然"的结论，二者在维护封建纲常名教方面有其一致性，只是论证的途径、方法不同而已。"玄"，其源出于《老子》首章中的"玄之又玄"一语，含有深远、玄妙之意。玄学家在形式上复活了老庄思想，他们的共同特征是"祖述老庄立论"，且把《周易》《老子》《庄子》并称"三玄"，旨在综合儒道两家的思想资料，以熔铸成体现儒道兼宗思想特色的新的思想体系。玄学的发展，围绕自然与名教的关系进行理论探讨，先后出现三大学派：一是以何晏、王弼为代表的"贵无派"；二是以阮籍、嵇康为代表的"任自然派"；三是以向秀、郭象为代表的"独化派"。

（六）隋唐佛学思潮

佛教早在东汉明帝（58—75 年）时，即由印度传入中国。但是，由于它是外来宗教，开始时没有多大影响。后来，由于魏晋玄学的兴起，创造了一系列新的概念、术语和玄学思维模式，为佛学翻译家实行"连类""格义"式地翻译佛经创造了条件。所以魏晋之后，佛经逐渐完成了意译的任务，而得以与中国文化相融合，并在中国生根发展。到隋唐时，即出现了佛学思潮。当时的佛教学者多以印度大乘佛教"空宗"和"有宗"作为思想皈依，各从不同角度、用不同方法"证真如，入涅槃"，从而出现了一系列佛门宗派，以华严宗和禅宗影响最大，特别是禅宗，成为中国化佛教的突出典型，在中国文化史上享有独特地位。华严宗和禅宗等均在佛学理论方面有自己的独特创造。

隋唐佛学思潮是我国历史上引人注目的文化现象。它的兴起，不仅展示了佛教在中国化过程中所具有的强烈生命力，而且从特定角度推进了中国本土学术。可以说，没有隋唐佛学，就没有后来的宋明理学。

（七）宋明理学思潮

宋至明代，我国儒家学说得到了重大发展，其最突出的标志是"宋明理学"（又称"宋明道学"）思潮的出现。"宋明理学"是中国封建社会后期居主导地位的思想体系。这一思潮的出现，既有其社会政治方面的需要，又有其理论思维内在逻辑的必然性。"宋明理学"把儒、释、道三教学术成果融为一体，使其由互黜走向互补。它以儒家纲常伦理为核心内容，以佛、道的修养原则和思辨逻辑为思想方法，因而是一种全新的思想体系。"宋明理学"以弘扬儒家纲常伦理为理论归宿，虽也有不可避免的历史局限性，但是，它围绕"理气""心物""道器""体用"等范畴所展开的具有相当深度的理论探讨，对推进中国哲学向更高境界攀登，确实作出了不可磨灭的历史贡献。

（八）明清之际启蒙思潮

明清之际的启蒙思潮有着自己的鲜明特点：一是在一定程度上批判了"宋明理学"的传统观念，推动了当时社会的思想解放；二是表现出某些早期民主主义意识；三是主张吸收外来学术，透露出早期对外开放的观念；四是主张务实求治。这些都从不同侧面反映了启蒙思想家学术思想的进步性。这不仅在当时的历史条件下起着呼唤思想解放的积极作用，而且也对后来民主革命潮流的到来起到了开风气的积极影响，其理论和现实意义都不可估量。

以上八大思潮，前后相继，表现形式和展示的内容各不相同，但是它们都同儒、道、佛三家学术紧密相关，或表现为三家之中一家的思维路向，或表现为三家之中两家或三家的思想会通，从而分别从不同视角、不同层面展示了国学发展演变的丰富内涵及其在意识形态中的重要地位与作用。其中，有进步的思想理念，也夹杂着落后的或封建的社会意识。尽管如此，从总体上看，它总是同社会政治经济变革的大势相协调，总是服务和服从于相应的政治经济制度，并且总是伴随着社会文明进步的脚步迈向新的目标。

三、中医经典《黄帝内经》与国学典籍的关系

（一）《黄帝内经》与《周易》

《周易》是我国古代说明自然和人类社会的运动和发展变化规律的一本哲学著作。《周易》与《黄帝内经》（以下简称《内经》）的关系十分密切，历来就受到许多医家的重视。唐代孙思邈认为"不知易不足以言太医"，明代张景岳更是提出了"医易同源"论。《周易》主要在两个方面与《内经》发生联系：一是《内经》的基础理论直接来源于《周易》；二是《内经》吸取了《周易》的思维方法。

《内经》的全部理论都是建立在阴阳学说的基础之上，而阴阳学说又是来源于《周易》。《周易》将自然万物分为阴阳两大类，并且说明了阴阳之间相互消长、变化的动态平衡关系。《内经》的阴阳理论正是来源于此。如《素问·金匮真言论》："夫言人之阴阳，则外为阳，内为阴。"《素问·阴阳应象大论》："阴阳者，天地之道也，万物之纲纪，变化之父母，生杀之本始，神明之府也。"《内经》中的另一重要理论"五行学说"的产生，也是受到《周易》的启发。河图洛书认为"天一生水，地六成之；地二生火，天七成之……天五生土，地十成之"，这就是五行生成之数。河图之数的分布，配以方位，东南西北成四方形，再加上中央，便是五方，阴阳之气在这五个方位上运行，便是"五行"。空间的五行，配以时间上的四时（或五时），便成为时空合一的"五行学说"。《内经》发展了这一学说，用来说明人和自然的关系，以及人体生理、病理、诊断和治疗的原则。如《素问·阴阳应象大论》："天有四时五行，以生长收藏，以生寒暑燥湿风。人有五脏化五气，以生喜怒悲忧恐。"《内经》在汲取《周易》阴阳、五行理论的同时，不可避免地汲取了《周易》认识事物的思维方法。《周易》运用直觉思维模式，将自然现象用"取类比象"的方法分为相互对立的两个方面，分别以▬和▬▬，即阳爻和阴爻两个符号来代表这两个对立的方面；并且认为事物的这两个相互对立的方面并不是静止不动的，总是在不断地运动、变化，彼此消长，互相转化。这种思维方法处处充满了辩证法思想。《周易》的基本特点可归纳为简易、变易和不易，都体现了它的直观思维模式和辩证法思想。简易，即万事万物都可划分到阴阳两个互相对立的范畴内。变易，即阴阳两个对立面都处在一刻不停地运动变化之中。不易，即万物都有阴阳属性和阴阳不断运动变化且在对立运动中获得了统一，这个基本原理不变。《内经》也利用这种直觉思维模式来解释自然万物，说明人体的生理、病理、诊断、治疗等各个方面。如《素问·五运行大论》说："天地阴阳者，不以数推，以象之谓也。"而其描述阴阳的特征，也只是通过直观的观察进行描述，如"水火者，阴阳之征兆也"。《内经》的这种不是靠严密的逻辑推理，而是靠直觉思维，用类比的方法来抽象地描述事物，正是受了《周易》的影响。《内经》吸取了《周易》的这些思想源泉，将阴阳作为构成中医学理论基础的基石，用它来说明自然的运动变化规律，说明人体生理、病理的运动变化规律，用来指导临床诊断和治疗，阴阳的对立统一法则也成为中医理论的核心。《周易》阐述了自然界的运动变化规律，是关于自然的一般理论，是人们认识自然的工具，而《内经》

则是该理论在医学上的具体运用和体现。

(二)《内经》与道家思想

《内经》与道家思想主要在以下四个方面发生联系。

1.《内经》将道家的"精气"学说引进中医学,并进一步发展完善,用以说明精气是产生和构成万物的本源,并将精与气区分开来,认为气有两种含义:一指具有营养作用的精微物质;一指人体的生理功能或动力,即通过气的升降出入运动,来完成气化的功能。《内经》根据气的作用不同,将气分为真气、元气、营气、卫气、宗气、经络之气和五脏六腑之气等。《内经》认为,精是一种由气所聚合化生而又与气有别的精粹物质,秉承于父母先身而有,又赖后天水谷精微的充养,组成人体的生殖之精,以繁衍后代。

2.《内经》将道家"道"的概念引进中医学,并将其内容具体化、单一化,专指规律。如《素问·阴阳应象大论》云:"阴阳者,天地之道也。"《素问·脉要精微论》云:"持脉有道,虚静为保。"而道家的"道"作为其理论精髓,无所不包,不仅指规律,也指物质,容易引起混乱。而《内经》则以"道"代表规律,以气来代表物质。

3.《内经》将道家的"形神观"引进中医学。道家认为"神"是由"道"所直接派生出来的,而形体只不过是"神"所寄居的躯壳,强调"神"的绝对作用,割裂其与形体的相互依存关系,而《内经》认为"形"和"神"都是由精气所化生的,"神"是在精气等物质基础上表现出的生命活力和情志思维活动,对生命具有调控作用。形体不仅是"神"存在的场所,而且为"神"提供物质基础,两者相互为用,一旦形体消亡,"神"也就随之消失。《内经》的"形神观"更具有唯物主义色彩。

4.《内经》吸取了道家的养生学思想。《内经》不仅记载道家常用的导引、行气等气功养生方法,而且许多养生学思想也都是对古代道家养生思想的继承。如《素问·上古天真论》所强调的"恬淡虚无,真气从之,精神内守,病安从来",都带有浓厚的道家色彩。

(三)《内经》与儒家思想

《内经》在受到《周易》和道家影响的同时,也受到儒家学术思想的影响。《内经》主要吸取了儒家仁、礼和中庸思想。

仁,即爱人,对人、对物要充满仁爱之心,以人为本。《内经》重视患者的生命,强调医生对患者要有同情心,一切从患者的需要出发。如《素问·宝命全形论》:"天覆地载,万物悉备,莫贵于人。"《内经》的目的也就是为了达到祛病、养生、延年的目的。

儒家强调礼,所谓礼就是维护封建社会的制度、仪节、习俗、道德等要求。主要表现在把社会上的人分为许多等级,地位低贱者要尊崇地位尊贵者,人们要维护正常的关系,不可逾越,否则就是乱了规矩、失去纲常。这种观念在《内经》中也有体现。《内经》根据"取类比象"的方法,将人体比作一个小社会,人体的脏器如同社会中的各个阶层的人物。如《素问·灵兰秘典论》："心者，君主之官也……肺者，相傅之官……肝者，将军之官……胆者，中正之官……膻中者，臣使之官……"同篇还说："故主明则下安，主不明则十二官危。"这些都是儒家"礼"的思想的体现。《内经》还以此来说明组方的原则，如《素问·至真要大论》中说："主病之谓君，佐君之谓臣，应臣之谓使。"

　　儒家思想中对《内经》影响最大的是中庸思想。中庸，即凡事要适可而止，不可不及，更不可太过，太过就会走向极端，甚至走向相反的方向。中庸思想实质就是动态的平衡观思想。该思想贯穿于《内经》的始终。如生理上，人要保持各部分的平衡，才能进行正常的生理活动。如《素问·生气通天论》云："阴平阳秘，精神乃治。"《素问·调经论》云："阴阳匀平，以充其形，九候若一，命曰平人。"病理上，一旦人体的各种平衡遭到破坏，就会产生各种疾病，如各种气候失常、饮食五味不当、情志失节、劳逸失调等，都可导致疾病的发生。《素问·生气通天论》说："阴之所生，本在五味，阴之五宫，伤在五味。"所以在治疗上也就以恢复各种被破坏的平衡为目的。如《素问·至真要大论》云："谨察阴阳所在而调之，以平为期。"另一方面，治疗疾病也要把握适度的原则，否则就会产生新的不平衡。如《素问·五常政大论》云："大毒治病十去其六，常毒治病十去其七……无使过之伤其正也。"

四、开设国学经典课程的意义

　　在中华民族的文明进步中，国学起着举足轻重的作用。它对我们民族的思维模式、价值观念、道德取向、社会风气及人民群众的人文素质，产生过极其重要的影响。而国学的载体就是一些经典的国学著作，将这些经典著作进行整理，开设出国学经典课程，其目的就是从浩如烟海的传统文化典籍中精选那些最具典型意义的文化经典作为传授内容，促使大学生阅读、熟悉和鉴赏经典，并深入地了解传统文化遗产，了解先人的思想及其在中国文化史上的巨大影响。它是中国古代文学和传统文化的延伸，既有利于继承、传播优秀的文化遗产，也有利于培养青年一代的人文素养。

第二讲 周 易

　　《周易》历来被称为群经之首，与《内经》《山海经》一起有三大奇书之称。《周易》与《内经》"天人合一"的思维方式，浸润着华夏文化的根系，又向躯干以至枝叶渗透，对中华传统文化产生了深刻的影响。它们以精湛深邃的辩证思维与象、数、理三个系统组成了独特的思想结构框架，闪耀着东方文明的智慧之光。《内经》侧重于对生命奥秘的探讨，而易学运用广泛，在社会中普及性广、对人们的影响大。故后世许多医家借易学之理来说明中医的一些问题，故有"医源于易"之说。到明清时代的《景岳全书》《医碥》中的命门学说、新方八阵、五脏配五行八卦等，无不显现《周易》对医学的巨大影响。因此，历代医家非常重视对《周易》的学习和应用，如唐代大医学家孙思邈说："不知易，不足以言太医。"说明《周易》是中医的必修之课。

　　《周易》之名，首见于《左传·庄公二十二年》。其云："周史有以《周易》见陈侯者。陈侯使筮之，遇'观'之'否'。"该书记载有许多用周易占卜的事例。对于"易"的解释，有"日月为易""易简、变易、不易""有交易、变易之义"，以及筮书、主司占卜的官等不同的解释。"周"的解释有三，即"周代""周普""周流，反复"，结合诸家认识，《周易》的含义当为周代的占卜之书。

　　周易包括经和传两部分。经为卦象，卦名，卦辞，爻辞。卦辞和爻辞共四百五十条，四千九百多个字。传为《系辞》上下，《彖》上下，《象》上下，《文言》《说卦》《杂卦》《序卦》，统称为十翼。《周易》在春秋战国没有"经"，汉·孟喜《易》分上下经。自西汉始称《周易》为《易经》，并把易传也作为经文，现在说《易经》一般指《周易》本经。

　　传说《周易》产生"人更三圣，世历三古"，先天八卦为伏羲所作，周文王作后天八卦、六十四卦，周公作爻辞，孔子作易传。客观地讲，《周易》是在积累以前经验的基础上，周末成书，其作者当主要是周王朝和列国中的一批掌占卜的卜、史官吏，经过几代人、众多卜吏的艰辛努力而创作出的。

　　十翼之间有理论相矛盾之处，非一人所作，是先秦儒家学者群体在精研《易经》之后所进行的义理阐发，并由此形成了最早的中国哲学思想，在解经过程中将带有占卜的言辞变为哲理的阐发。

　　在先秦，诸子百家都曾研究《周易》，并以之为据，阐发自己的学术观点。而孔子使《周易》儒学化，列为五经之首，并初步奠定了义理和象数两大流派的思想基石。

　　汉代对《周易》研究的主要成就是郑玄所注《易纬》问世。汉易的特点以象数解义，故属于象数派。他们把易学同当时的天文历法相结合，并受到占星术和天人感应论的影响，形成了以卦气说为中心的多家理论，出现了许多易学的重要著作，如孟喜的《周易章句》、焦赣的《焦氏易林》、京房的《京氏易传》、荀爽的《周易注》、虞翻的《周易注》、魏伯阳的《周易参同契》及郑玄所注的《易纬》八种等，皆为汉代易学的主干。

魏晋主要成就是大易学家王弼《周易注》择重取义，对义理派的发展起到了重要的促进作用，开创了义理派的先河。他主张言《易》最重得"意"，提出了"得意忘象，得意忘言"的新观点，成为义理学派的创始人。唐代孔颖达接受了王弼的义理观点，著《周易正义》汇聚了义理派的成就，使义理派得到进一步的发展。

宋代是研究易学的又一个重要时期。其主要成就有三：统一了象数派与易理派；河图与洛书之发现；河图与洛书同理学和史学之诸学派结合。出现了陈抟、刘牧、邵雍等人，他们承传汉代象数之学，并发现了河图、洛书及先天图等。同时以胡瑗、程颐、朱熹为代表，以儒解《易》，以《易》说儒，统治中国思想达七百年之久。胡瑗著《易解》，程颐著《易传》，朱熹著《周易本义》，并把河图、洛书、伏羲八卦次序、伏羲八卦方位、伏羲六十四卦次序、伏羲六十四卦方位、文王八卦次序、文王八卦方位、卦变图等九图列于书中。另外，李光、杨万里以史解《易》，从历史的眼光研究《周易》，张载以气一元论解说《周易》。

明代出现了以佛禅之学解《周易》，并又一次和医学结合，从太极导出水火命门学说等。清代对周易的研究主要为整理、训释和考证。

周易基本知识

《周易》古经分为上、下两篇，上篇三十卦，下篇三十四卦，共六十四卦，每一卦六爻，共三百八十四爻。

一、爻

《易经》中并没有"阴阳"二字，数百年后的《易传》才把━称为阳爻，把╍叫阴爻。有人认为，"爻"，皎也，一指日光，二指月光，三指交会（日月交会投射）。"爻"代表着阴阳气化，由于"爻"之动而有卦之变，故"爻"是气化的始祖。

爻所居的位置叫爻位。爻位有一定的规律：初为阳位，二为阴位，三为阳位，四为阴位，五为阳位，上为阴位；即奇为阳位，偶为阴位，初、三、五为阳位，二、四、上为阴位。在《周易》中，阴阳位与阴阳爻并非一一对应，即阴爻并非居阴位，阳爻亦并非居阳位。而多为阴阳杂居，如阳居阴位，阴居阳位，故《周易》中有当位、不当位（或得位、失位）问题。一般说来，阳居阳位、阴居阴位为当位，阳居阴位、阴居阳位为失位。

不同的爻位有不同的代表属性，比如八卦由三画组成，上中下三爻可以分别代表天地人，即"三才"，其中下爻代表地，中爻代表人，上爻代表天。六十四卦是由八卦相重而成，故六十四卦中也含有三才之道。一卦六爻，初二爻为地，三四爻为人，五上爻为天。对于事物的不同阶段，初爻代表事物开始，二爻代表事物崭露头角，三爻代表事物大成，四爻代表事物进入更高层次，五爻代表事物成功，上爻代表事物终极。对于身体不同的部位，则初爻代表脚趾（因脚趾在最下），二爻代表小腿，三爻代表腰（三爻居中，腰也居中），四爻代表上身，五爻代表脸，上爻代表头。对于社会不同等级，按照汉人对《周易》的注释，初爻在下，代表民；二爻居中，代表君子、卿大夫；三爻在二爻之上，代表诸侯；四爻近五，为近臣；五爻在上居中，为天子；上爻在最上，为宗庙（或太上皇）。

另外，一般说来，二爻、五爻居中，以示行中之道（即不偏不倚，不过无不及，古人称为大德），故多荣誉，多有功绩。也就是说，《周易》二五两爻辞多是吉利的。三爻居内卦之上，过中，故多凶险。四爻近五爻，五爻为天子，故近天子之人，多恐惧，即所谓伴君如伴虎。初爻代表事未成，上爻以示事已过。

爻和爻的关系有比、应、乘与承。比即是两个相邻爻的关系概括。应是一种应合、应援，有应当然是好事。初与四、二与五、三与上就有了对应关系。乘与承是指相邻两爻的关系。承是在下承接，乘是乘驾在上。相邻两爻，在上方的一爻对在下方的一爻来说就是乘。一般来说，阳爻乘阴爻、阴爻承阳爻为顺，阴爻乘阳爻、阳爻承阴爻为逆。

二、卦

卦：形声，从卜（bǔ，占卜），圭（guī）声。本义：象征自然现象和人事变化的一套符号，供占卜用。

周易八卦里，每一个卦都有六画，每一画称为爻。一条直线的叫阳爻，中间断开的为阴爻。由三个爻组成的叫小成卦，它包含、代表了八种组合，即所谓的八卦。八卦最基本的象是八种自然物：乾为天、坤为地、震为雷、巽为风、艮为山、兑为泽、坎为水、离为火。

关于八卦的卦形，朱熹《周易本义》载《八卦取象歌》曰：☰乾三连，☷坤六断；☳震仰盂，☶艮覆盌；☲离中虚，☵坎中满；☱兑上缺，☴巽下断。此歌可资熟记卦形之助。

八卦又各具特定的象征意义，又可依类博取。见表2-1。

表 2-1 八卦取象系统表

卦名	自然	特性	家人	肢体	动物	方位	季节	阴阳	五行
乾	天	健	父	首	马	西北	秋冬间	阳	金
兑	泽	悦	少女	口	羊	西	秋	阴	金
离	火	丽	中女	目	雉	南	夏	阴	火
震	雷	动	长男	足	龙	东	春	阳	木
巽	风	入	长女	股	鸡	东南	春夏间	阴	木
坎	水	陷	中男	耳	猪	北	冬	阳	水
艮	山	止	少男	手	狗	东北	冬春间	阳	土
坤	地	顺	母	腹	牛	西南	夏秋间	阳	土

　　常见的卦由两个小成卦组合而成，称大成卦，合共六爻。六个符号由两部分组成，即上卦和下卦，上卦和下卦分别取八卦中的某一卦。八卦的卦符号两两相重，构成了《周易》六十四卦卦画。为了区分八卦之卦和六十四卦之卦，古人又称八卦为"经卦"，称六十四卦为"别卦"。因此，任意两个经卦相重叠可以得一别卦。故从卦画看，一别卦由两经卦组成，居下部分称内卦（又称下体），居上部分称外卦（又称上体）。由于八卦相重成六十四卦，故往往用八卦卦象称呼六十四别卦，如火山旅，即外卦为离卦、内卦为艮卦。通行本六十四卦的卦象及读音见下面（图2-1）。

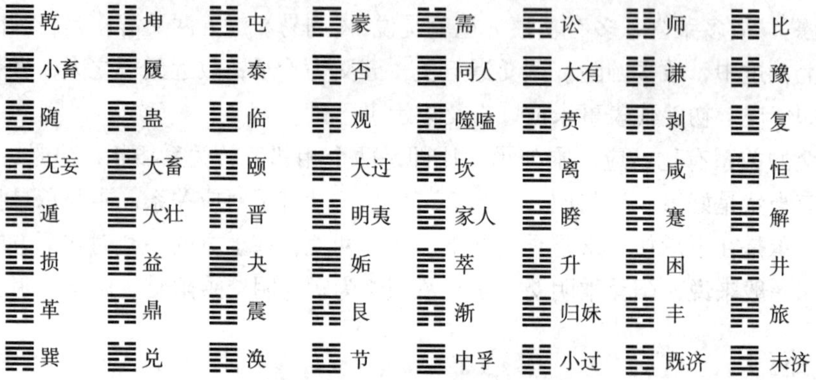

图2-1　六十四卦的卦象

　　上经：1.乾（qián）；2.坤（kūn）；3.屯（zhūn）；4.蒙（méng）；5.需（xū）；6.讼（sòng）；7.师（shī）；8.比（bǐ）；9.小畜（xiǎoxù）；10.履（lǚ）；11.泰（tài）12.否（pǐ）；13.同人（tóngrén）；14.大有（dàyǒu）；15.谦（qiān）；16.豫（yù）；17.随（suí）；18.蛊（gǔ）；19.临（lín）；20.观（guān）；21.噬嗑（shìhé）；22.贲（bì）；23.剥（bō）；24.复（fù）25.无妄（wúwàng）；26.大畜（dàxù）；27.颐（yí）；28.大过（dàguò）；29.坎（kǎn）；30.离（lí）。

　　下经：31咸（xián）；32.恒（héng）；33.遁（dùn）；34.大壮（dàzhuàng）；35.晋（jìn）；36.明夷（míngyí）；37.家人（jiārén）；38.睽（kuí）；39.蹇（jiǎn）；40.解（jiě）；41.损（sǔn）；42.益（yì）；43.夬（guài）；44.姤（gòu）；45.萃（cuì）；46.升（shēng）；47.困（kùn）；48.井（jǐng）；49.革（gé）；50.鼎（dǐng）；51.震（zhèn）；52.艮（gèn）；53.渐（jiàn）；54.归妹（guīmèi）；55.丰（fēng）；56.旅（lǚ）；57.巽（xùn）；58.兑（dui）；59.涣（huàn）；60.节（jié）；61.中孚（zhōngfú）；62.小过（xiǎoguò）；63.既济（jìjì）；64.未济（wèijì）。

　　宋朝以前，并无所谓先、后天八卦之说，先、后天八卦图为宋人邵雍所传。根据先、后天八卦，就有两个不同的八卦方位（图2-2）。先天八卦又称"伏羲八卦"，方位是：乾南，坤北，震东北，巽西南，离东，坎西，艮西北，兑东南。后天八卦又称"文王八卦"，方位是：乾西北，坤西南，震东，巽东南，离南，坎北，艮东北，兑西。对于先、后天八卦的特性，邵雍说："先天乃对待之体，易之本也。""后天乃流行之用，尽变化之能事。"

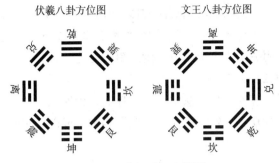

伏羲八卦方位图　　　　文王八卦方位图

图 2-2　先、后天八卦图

卦与卦之间的关系有错综反复之说。"综卦"，又称反卦和覆卦，指将一卦反覆（颠倒）过来所得到的卦，如雷与艮。"错卦"，又称对卦和旁通卦，指阴阳相对的卦，如离与坎。

《周易》中每一卦除了卦画（符号）外，还有卦名、卦爻辞，按照先后次序，《周易》每一卦由以下四部分组成：

（1）卦画　即卦的符号，由六条符号组成，如坤☷。

（2）卦名　所在卦画后面的叫卦名，如乾，乾就是卦名，卦名是对卦画最简要的说明，是这个卦的主题。如乾这个卦画，六个符号皆为阳，故乾有刚健之义。

（3）卦辞　在卦名后面有一段文字，这段文字叫卦辞，卦辞是对一卦六爻总的说明。如乾后面有"元亨利贞"四个字，此为乾卦卦辞。咸卦后面有"亨利贞，取女吉"的文辞，此为咸卦卦辞。

（4）爻辞　一卦共六爻，即由六个符号组成，每爻都有一个意思，表达这个意思的文辞称为爻辞。一卦有六爻，故共有六条爻辞。在卦辞下，六条爻辞由"九""六"作为爻题，阳爻称九，阴爻称六。一卦六爻自下而上，若为阳爻，依次为初九，九二，九三，九四，九五，上九；若为阴爻，依次为初六，六二，六三，六四，六五，上六。

《周易》卦、爻辞一般分为两部分：一部分是取象，说明事理；另一部分是断语。所谓取象，就是叙述一件事，或描述某一自然现象，以此说明一个道理。所谓断语，就是下结论，多用吉、凶、悔、吝等辞。《周易》卦爻辞之所以由两部分组成，原因就是为了占问。在占问时，遇到某一卦或某一卦中的某一爻，先看卦爻辞取象部分，表示占问者处境，然后看判断结果。

三、传

"传"的意思是注释或阐述《易经》经义。十翼，司马迁《史记》称为《易大传》，包括《彖》《象》《系辞》《文言》《说卦》《序卦》《杂卦》等七个部分，其中《彖》《象》《系辞》各分上下两篇，合起来一共十篇，传为孔子所作。成书于西汉的《易乾凿度》云："仲尼五十究易，作十翼。"但自宋代欧阳修始，对孔子作十翼之说，不断有人提出质疑。

彖（tuàn）：为周易中总括一卦之辞。孔子作《彖传》，凡卦内"彖曰"则皆出于《彖传》。

象：即《象传》，释爻象之辞，总释一卦之象曰大象，论一爻曰小象。

系：即系辞或《系辞传》。传文王、周公作辞，系于爻下，后孔子作《系辞传》，通论一经的大体，从一阴一阳之谓道出发，阐述事物变化。

文言：专释乾坤二卦义理。

说卦：阐述八卦之德业变化及法象所为。序卦，说明六十四卦排列次序。杂卦，不依六十四卦顺序，杂糅众卦，错综其义，或以同相类，或以异相明。

《周易》选读

乾

【原文】

☰乾[1]：元、亨、利、贞[2]。

初九[3]：潜龙勿用[4]。

九二：见龙在田[5]，利见大人[6]。

九三：君子终日乾乾[7]，夕惕若厉[8]，无咎[9]。

九四：或跃在渊[10]，无咎。

九五：飞龙在天，利见大人。

上九：亢龙有悔[11]。

用九[12]：见群龙无首，吉[13]。

【注释】

[1]乾：卦名，有刚健之义。《乾》卦纯由阳爻组成，在此象天。

[2]元亨利贞：元，始，大；亨，顺利通达；利，适合、适宜；贞，一为正固，一为占问。

[3]初九：每一卦第一爻皆称"初"。

[4]潜龙勿用：潜，潜伏、隐藏；龙，乃中国古代吉祥之物，指春神，又说为雨神者。意为潜伏之龙，不可轻举妄动。

[5]见龙在田：见，读作"现"，有出现、呈现之义。意为龙出现在田野。

[6]利见大人：大人，指有权势、有地位之人。意为适宜见大人。

[7]乾乾：勤奋不懈。

[8]夕惕若厉：惕，戒惧；厉，危。意为夜晚戒惧，似有危厉。

[9]无咎：咎，过失，灾害。无害。

[10]或跃在渊：一般有两说，一为"或跃或在渊"；一为龙在渊中欲跃而未露之势。

[11] 亢龙有悔：亢，穷高、极高；悔，后悔、悔恨。意为龙飞过高则有悔。

[12] 用九：此是说《乾》卦六爻皆九也。

[13] 无首吉：没有首领则吉。

【选注】

1.《说卦》："乾，健也。言天之体以健为用，运行不息，应化无穷，故圣人则之。欲使人法天之用，不法天之体，故名乾，不名天也。"

2.《周易集解》引《子夏传》曰："元，始也；亨，通也；利，和也；贞，正也。言乾禀纯阳之性，故能首出庶物，各得元始、开通、和谐、贞固，不失其宜。是以君子法乾而行四德，故曰'元、亨、利、贞'矣。"

3.《周易正义》："谓之卦者，《易纬》云：卦者挂也，言县挂物象，以示于人，故谓之卦。"

【讨论】

本卦为纯阳之卦，是六十四卦之首，周易门户之一。"元、亨、利、贞"为其卦辞，是对本卦的评价，称为乾卦之四德，是天道的本质。元者，万物之始；亨者，万物之长；利者，万物之遂；贞者，万物之成。与四时相配，元为春生，亨为夏长，利为秋收，贞为冬藏。这个动态的过程发展到贞的阶段并未终结，而是贞下起元，冬去春来，开始又一轮的循环，因而生生不息，变化日新，永葆蓬勃的生机。

爻辞中以龙代表乾卦中阳气，也代表君子，之所以如此，也说明龙在中国传统文化中的图腾地位。但也有人认为是因为乾卦六爻是描述苍龙星一年中天空中的运动轨迹。

从初爻到六爻，用龙的比喻描述了君子从最初受环境抑制的"潜龙勿用"，在基层中不断利他而突出的"见龙在田"，时时努力、谨慎处事的"终日乾乾"，处事游刃有余的"或跃在渊"，至达到顶峰的"飞龙在田"，最后又走下低谷的"亢龙有悔"的人生轨迹，每一步都对我们为人处世具有很大的启发。

"用九"是对天道（阳）的概括，与之一样对坤卦有"用六"，这是乾坤二卦的特殊之处，都有"七爻"。认为天道为阳，刚健为是，但又不可过亢（无首），必须遵循服从自然规律，懂得阴阳协调、刚柔并济的道理，适应不同的客观环境的要求，灵活应用，这样才能吉利。同时群龙无首，也说明众君子努力为事、和睦和合相处的和谐局面，也是天德最高境界，即所谓"大同"。

乾为阳，人体中也可代表元阳、肾（气）阳，六爻的"潜""见""惕""跃""飞""亢"也可说明人体阳气从稚到壮，再到衰的变化规律。

乾·彖

【原文】

《彖[1]》曰：大哉"乾元"！万物资始，乃统天[2]。云行雨施，品物流形[3]。大明终始，六位时成，时乘六龙以御天[4]。乾道变化，各正性命，保合太和[5]，乃"利贞"。首出庶物，万国咸宁[6]。

【注释】

［1］彖：有裁断义，裁断一卦之义的文辞叫彖辞。

［2］大哉……乃统天：大，阳为大，乾六爻纯阳故曰大；元，始；资，取；统，本也，属也；万物，本指自然界万物，此处实指代表万物的六十四卦。

［3］云行雨施……流形：施，布；品，众。

［4］大明终始……以御天：大明，日；终，谓上爻；始，谓初爻；六位，指六个爻位；时成，指每一爻皆有时；六龙，指六个阳爻，以龙喻阳，《乾》为六阳，故称六龙；御，驾驭。

［5］各正……保合太和：性命，指本性，各守性命之正；保，常存；和，和合，中和。

［6］首出……万国咸宁：首，始；庶，众；咸，都。

【选注】

1.《周易集解》引《九家易》曰："阳称大。六爻纯阳，故曰'大'。乾者纯阳，众卦所生，天之象也。观乾之始，以知天德，惟天为大，惟乾则之，故曰'大哉'。元者，气之始也。"

2.《周易注》："天也者，形之名也。健也者，用形者也。夫形也者，物之累也。有天之形而能永保无亏，为物之首，统之者岂非至健哉！大明乎终始之道，故六位不失其时而成，升降无常，随时而用，处则乘潜龙，出则乘飞龙，故曰'时乘六龙'也。乘变化而御大器，静专动直，不失大和，岂非正性命之情者邪？不和而刚暴。万国所以宁，各以有君也。"

【讨论】

原文是对卦辞的解释，把"元亨利贞"提炼为四个哲学范畴，称为乾之四德，论述天道运行的规律，并且推天道以明人事。认为宏大无边的天道是万物所赖以创始化生的动力资源，这种刚健有力、生生不息的动力资源是统贯于天道运行的整个过程之中的。天地交感，"地气上为云，天气下为雨"，万物在其中受其滋润，苗壮成长，畅达亨通。天道的运行适应六个不同的时空环境，遵循由始到终的发展程序，表现出不同的方式。

天道的变化使得万物各得其性命之正，天所赋为命，物所受为性，万物由此而具有各自的禀赋，成就各自的品性，呈现一幅仪态万方、丰富多彩的世界图景。这幅图景并不是混乱无序、矛盾、冲突的，而是通过万物协调并济的相互作用，形成了最高的和谐，称之为"太和"。天道的变化长久保持"太和"状态，而万物各得其性命以自全。推究人事则如果在民众中有自强不息的有德君子出现和带领，可促进物产丰富、经济繁荣，在社会政治方面可以"万国咸宁"，促进政通人和、天下太平。

乾·象

【原文】

《象[1]》曰：天行健，君子以自强不息[2]。"潜龙勿用"，阳在下也[3]。"见龙在田","德施普也[4]。"终日乾乾",反复道也[5]。"或跃在渊",进"无咎"也[6]。"飞龙在天","大人"造也[7]。"亢龙有悔",盈不可久也[8]。"用九",天德不可为"首"也[9]。

【注释】

[1]象:此处象是指《象传》。《象传》是对《周易》卦爻象的解说。其中又可分为《大象》《小象》。《大象》总论一卦之象,《小象》单论一爻之象。

[2]天行健……自强不息:《乾》卦上下皆为乾,乾为天;行,道也;天行健,天道刚健;强,自我强胜。

[3]阳在下:《乾》卦初九之阳居卦之下。

[4]德施普:德,阳德。九二居中,阳德博施而普遍。

[5]反复其道:九三处下体之极,上体之下,极而复返。

[6]进无咎:九四失位上进为五,五居中得位,故曰"无咎"。

[7]造:"造,为也",有作为。这里指九五爻的"大人"有所作为。

[8]盈不可久:上九之阳居卦之上而盈满,阳极而生阴,故"盈不可久"。

[9]天德不可为首:天德,阳德;首,头,指《乾》上爻。《乾》上九之阳亢极,极而必有"悔",故《乾》不可用上爻。

【选注】

1.《周易正义》:"天有纯刚,故有健用。今画纯阳之卦以比拟之,故谓之《象》。'天行健'者,行者,运动之称,健者强壮之名,'乾'是众健之训。今《大象》不取余健为释,偏说'天'者,万物壮健,皆有衰怠,唯天运动日过一度,盖运转混没,未曾休息,故云'天行健'。"

2.《周易集解》引干宝曰:"言君子通之于贤也。凡勉强以进德,不必须在位也。故尧舜一日万机,文王日昃不暇食,仲尼终夜不寝,颜子欲罢不能,自此以下,莫敢淫心合力。故曰'自强不息'矣。"

3.《周易集解》引《九家易》曰:"阳当居五,今乃居上,故曰'盈'也。亢极失位,当下之坤三,故曰'盈不可久',若太上皇者也。下之坤三,屈为诸侯,故曰'悔'者也。"

4.《周易集解》引宋衷曰:"用九,六位皆九,故曰'见群龙'。纯阳则天德也。万物之始,莫能先之,不可为首。先之者凶,随之者吉,故曰'无首,吉'。"

【讨论】

《象传》是对卦象和爻象的解释,解释卦象的为《大象》,解释六爻之象的为《小象》。乾卦的卦象为天,天道的运行刚健有力,推天道以明人事,接受自然法则的启示,应该把天道的刚健有力转化为自己的主体精神和内在品质,自强不息,奋发有为,积极进取,迎难而上。

《象传》天道刚健,运转不息,有推行事物从弱到强再到衰的运行规律。作为一个君子的发展,最初虽然具有阳刚的品质才德,但是由于穷居于下位,受到时空环境的限制，所以还不能展现自己的品质才德，表现为勿用。但是不断在民众中普遍施展自身的阳刚品德，如得到世人的认可，可产生广泛的效应，有所显露。此后当在任何情况下都要始终坚持正道，毫不动摇，并努力谨慎地工作才能合乎阳刚的正道。然后得意应手，可退可进，既可勇往直前、积极进取地选择，谋求更大的发展，也可暂时而退蓄积力量，最后可进取得君位，施展自己的才德，造福于民，发挥领导作用。但是如果在高位而不懂得谦虚并深入民众，就可能向反面转化，不可能保持长久。因此应该懂得阴阳协调、刚柔并济的道理，适应不同的客观环境的要求，灵活应用。

乾·文言

《文言》是对卦辞、爻辞意蕴的进一步阐发，共有六节。

【原文】

《文言[1]》曰："元"者，善之长也；"亨"者，嘉之会也；"利"者，义之和也；"贞"者，事之干也[2]。君子体仁足以长人[3]，嘉会足以合礼，利物足以和义，贞固足以干事。君子行此四德者，故曰"乾、元、亨、利、贞"。初九曰："潜龙勿用。"何谓也？子曰："龙德而隐者也，不易乎世，不成乎名，遁世无闷，不见是而无闷，乐则行之，忧则违之，确乎其不可拔，潜龙也[4]。"九二曰："见龙在田，利见大人。"何谓也？子曰："龙德而正中者也。庸言之信，庸行之谨，闲邪存其诚，善世而不伐，德博而化，《易》曰'见龙在田，利见大人'。君德也[5]。"九三曰："君子终日乾乾，夕惕若厉，无咎。"何谓也？子曰："君子进德修业。忠信所以进德也。修辞立其诚，所以居业也。知至至之，可与几也。知终终之，可与存义也。是故居上位而不骄，在下位而不忧，故乾乾因其时而惕，虽危无咎矣[6]。"九四曰："或跃在渊，无咎。"何谓也？子曰："上下无常，非为邪也。进退无恒，非离群也。君子进德修业，欲及时也，故无咎。"[7]九五曰："飞龙在天，利见大人。"何谓也？子曰："同声相应，同气相求[8]。水流湿，火就燥。云从龙，风从虎[9]。圣人作而万物睹[10]。本乎天者亲[11]上，本乎地者亲下，则各从其类也。"上九曰："亢龙有悔。"何谓也？子曰："贵而无位，高而无民，贤人在下位而无辅，是以动而有悔也。"

【注释】

［1］文言：依文言理。

［2］元者……事之干也：元，开始；长，训首，君；亨，古文字有祭祀之义，此训为通；嘉，美；会，聚合；利，从刀主分，分故能裁成事物使各得宜；义，宜；干，树干，本也。

［3］君子……足以长人：仁，凡果核之实有生气者曰"仁"，"仁"有"元"之义，"元"从二从人，"仁"从人从二，故在天为"元"，在人为"仁"；长人，犹君人，即主宰人。

〔4〕龙德……潜龙也：龙德，阳刚之德；易，移；世，世俗；不见是，不为世人所赞同；逐，隐退；闷，烦闷；确，刚强之貌；拔，移。

〔5〕庸言……德博而化：庸言，平常的言论；闲，防；伐，自夸；化，感化；君德，即阳德，阳为君。

〔6〕君子……下位而不忧：修，治；进德修业，增进德性，修治学业；知至至之，前"至"为名词，极高的程度，后"至"为动词，指努力做到；知终终之，前"终"为名词，指终结，后"终"为动词，指善于停止；几，微，《系辞》："几者，动之微，吉之先见者也。"上位，九三居内卦之上；下位，指九三居外卦之下。

〔7〕上下无常……离群也：上下，言爻位，四为阴位，上可以承君，下可以应初，故曰"上下"；邪，枉，九四以阳居阴失位，故曰"邪"；进退，言爻，九四上进可居五，下退可居三；群，类，此指阳类。

〔8〕同声……同气相求：乾坤阴阳各以类相应相求。乾为纯阳，故曰"同声""同气"。应，感应；求，追求。

〔9〕云从龙风从虎：云，水气；龙，水物；云龙同类，感气相致，故曰"云从龙"。风为震动之气，虎是威猛之兽，虎啸风生，风与虎同气类，故曰"风从虎"。

〔10〕圣人……万物睹：作，起；睹，见。

〔11〕亲：亲附。

【选注】

1.《周易正义》曰："《文言》者，是夫子第七翼也。以乾、坤其《易》之门户邪，其余诸卦及爻，皆从乾、坤而出，义理深奥，故特作《文言》以开释之。庄氏云：'文谓文饰，以乾、坤德大，故特文饰，以为《文言》。'今谓夫子但赞明易道，申说义理，非是文饰华彩，当谓释二卦之经文，故称《文言》。从此至'元亨利贞'，明乾之四德，为第一节；从'初九日潜龙勿用'至'动而有悔'，明六爻之义，为第二节；自'潜龙勿用'下至'天下治也'，论六爻之人事，为第三节；自'潜龙勿用，阳气潜藏'至'乃见天则'，论六爻自然之气，为第四节；自'乾元者'至'天下平也'，此一节复说'乾元'之'四德'之义，为第五节；自'君子以成德为行'至'其唯圣人乎'，此一节更广明六爻之义，为第六节。今各依文解之。"

2.《周易集解》引荀爽曰："阴阳相合，各得其宜，然后利矣。阴阳正而位当，则可以干举万事。"

3.《周易集解》引虞翻曰："谓艮兑山泽通气，故'相求'也。离上而坎下，水火不相射。"

4.《周易集解》引崔觐曰："方诸与月，同有阴气，相感则水生。阳燧与日，同有阳气，相感则火出也。决水先流湿，然火先就燥。"

【讨论】

第一节解释卦辞"元亨利贞"，与《象传》比较，可以看出侧重点有所不同。《象传》主要是侧重于天道运行的自然规律，《文言》则主要着眼于人事的应用，并把天道的"元""亨""利""贞"与人事之"仁""礼""义""智"相对应，即作为天道规律的乾之四德同时也就是人事上的君子之四德。

第二节依次解释六爻的爻辞。爻有爻位，象征不以人的意志为转移的客观的时空环境，爻居其位犹若人过其时，也就是人所遭遇的特殊的处境。具有阳刚品质的君子，以龙为象，居于不同的爻位，面临不同的处境，其合理的行为方式和价值取向，也应该有所不同。由于六爻之位按照由下到上、由始到终的次序排列，表示一个事物的完整的发展系列，如果把君子在六个爻位中的表现方式联系起来，是一个卓越的领导人才通过各种磨炼不断成长的历程，也是一个独立的人格发扬自强不息的精神奋勇追求自我实现的历程。

【原文】

"潜龙勿用"，下也；"见龙在田"，时舍也；"终日乾乾"，行事也；"或跃中渊"，自试也[1]；"飞龙在天"，上治也；"亢龙有悔"，穷之灾也；乾元"用九"，天下治也。"潜龙勿用"，阳气潜藏；"见龙在田"，天下文明；"终日乾乾"，与时偕行；"或跃在渊"，乾道乃革；"飞龙在天"，乃位乎天德；"亢龙有悔"，与时偕极；乾元"用九"，乃现天则。[2]乾"元"者，始而亨者也；"利贞"者，性情也。乾始能以美利利天下，不言所利，大矣哉，大哉乾乎，刚健中正，纯粹精也。六爻发挥，旁通情也，时乘六龙，以御天也。云行雨施，天下平也[3]。君子以成德[4]为行，日可见之行也。"潜"之为言也，隐而未见，行而未成，是以君子弗用也。君子学以聚之，问以辩之，宽以居之[5]，仁以行之。《易》曰："见龙在田，利见大人。"君德也。九三重刚而不中[6]，上不在天，下不在田，故乾乾因其时而惕，虽危"无咎"矣。九四重刚而不中，上不在天，下不在田，中不在人[7]，故"或"之，或之者，疑之也。故"无咎"。夫"大人"者，与天地合其德，与日月合其明，与四时合其序，与鬼神合其吉凶。先天而天弗违，后天而奉天时，天且弗违，而况于人乎！况于鬼神乎[8]！"亢"之为言也，知进而不知退，知存而不知亡，知得而不知丧，其唯圣人乎[9]！知进退存亡而不失其正者，其唯圣人乎！

【注释】

[1]潜龙勿用……自试也：下，释"潜"，指初九之阳居下，其位卑贱；台，止息也；试，验；穷，极。

[2]天下文明……现天则：文明，文彩光明；偕，俱；天德，指九五天位；极，终极；天则，天象法则。

[3]利贞者……天下平也：性情，一本作"情性"。性，天性；情，情意。人禀阴阳而生故有性情。美利，美善，此指生物。刚健中正，《乾》六爻皆阳故"刚健"，二五为中，初、三、五以阳居阳得位故"正"。纯粹精，色不杂曰纯，米不杂曰粹，米至细曰精。挥，动，散；旁，遍；通，通达；六龙：六位之龙；御，驾马使行。云行雨施，指天之功用，云气流行，雨泽布施；平，均匀平和。

　　〔4〕成德：已成就的道德。

　　〔5〕子学……宽以居之：聚，会；辩，有明辨之义；宽，弘广。

　　〔6〕九三重刚而不中：重刚，九三居内卦乾之终，上与外卦乾之初相接，乾为刚，故曰"重刚"；不中，指九三不处二五之位，爻以二五为中。

　　〔7〕中不在人：九四居卦中间而不处人之正位。中，指居卦之中；人，指人位。卦三、四爻为人位，三与二相比，故三附于地处人之正位。四虽处人位，但元于地而近天，非人所处，故九四"中不在人"。

　　〔8〕夫大人者……鬼神乎：大人，圣明德备之人；序，次序；鬼神，阴阳之气屈伸变化；天时，四时。

　　〔9〕其唯圣人乎：上"圣人"王肃本作"愚人"，愚人、圣人相对为文；唯，通惟。

【选注】

　　《周易集解》引何妥曰："此第二章，以人事明之。当帝舜耕渔之日，卑贱处下，未为时用，故云'下'。此夫子洙泗之日，开张业艺，教授门徒，自非通合，孰能如此。此当文王为西伯之时，处人臣之极，必须事上接下，故言'行事'也。欲进其道，犹复疑惑。此当武王观兵之日，欲以试观物情也。此当尧、舜冕旒之日，以圣德而居高位，在上而治民也。

　　此第三章，以天道明之。当十一月，阳气虽动，犹在地中，故曰'潜龙'也。此当三月。阳气浸长，万物将盛，与天之运俱行不息也。此当五月。微阴初起，阳将改变，故云'乃革'也。此当七月。万物盛长，天功大成，故云'天德'也。阳消，天气之常。天象法则，自然可见。"

【讨论】

　　第三节从人事应用的角度对爻辞的意蕴做出简明的概括。第四节从天道运行规律的角度进行解释，使得天道与人事这两个层面的意蕴彼此印证，相互发明。人事的应用是以"天则"即自然的法则为依据的，这种"天则"也是深入理解乾卦六爻何以在不同的时位会有不同表现的关键。上九之所以"亢龙有悔"，是因为天道的运行遵循物极必反、盛极必衰的客观规律，阳气发展到这个阶段已到了穷极之地，必然要向反面转化，走向衰落了。第五节解释卦辞，对《象传》的意蕴着重于从天道的层面作了进一步阐发。天道的本质是一个生生不已的过程，这个过程虽然细分为"元、亨、利、贞"四个阶段，但也可以归结为"元亨"和"利贞"两个阶段。在"元亨"阶段，万物创始亨通，蓬勃生长，生机盎然；到了"利贞"阶段，结成硕果，收敛归藏，生长的过程顺利完成。

坤

【原文】

　　☷☷坤[1]：元亨，利牝马之贞[2]。君子有攸往[3]，先迷后得主[4]。利西南得朋，东北丧朋[5]。安贞吉[6]。

初六：履霜，坚冰至[7]。

六二：直方大[8]，不习无不利[9]。

六三：含章可贞[10]，或从王事，无成有终[11]。

六四：括囊[12]，无咎、无誉。

六五：黄裳元吉[13]。

上六：龙战于野，其血玄黄[14]。

用六：利永贞[15]。

【注释】

[1]坤：卦名，☷为"坤"卦卦画，纯由阴爻组成。古《易》中"坤"作"巛"，坤，有柔顺之义，象地。

[2]利牝马之贞：牝马，雌马；贞，占。

[3]有攸往：攸，所。有所行。

[4]先迷后得主：先迷途，后得到主人。

[5]利西南……东北丧朋：往西南可以得到朋友，而往东北则丧失朋友。朋，甲骨文作"玤"，原为古代货币单位，古代货币用贝计量，卜辞中有"五十朋""七十朋"，《周易》中有"十朋之龟"，朋本为贝串，假借为朋友之朋，此指朋友。

[6]安贞吉：安，安定，安居；贞吉，吉象。安定则吉。

[7]履霜坚冰至：履，踏、踩。踏霜时当知坚冰不久即至。

[8]直方大：直，直行，也指心中正直；方，横行，也指做事有原则；大，宏大。直行横行皆一望无际，引申为人要正直、有原则、有包容心。

[9]不习无不利：不习，不熟悉，不练习。不熟悉没有不利的。

[10]含章可贞：章，美德。蕴涵美德是可以的。

[11]或从王事……有终：终，好的结果。跟从王做事，虽不能说自己成功，但结局是好的。

[12]囊：口袋。

[13]黄裳元吉：黄，黄色，周人认为黄色是吉祥之色；裳，古人一般指下服。穿黄色裙裤，大吉。

[14]其血玄黄：玄，青色，天之色。龙血（着土后）青黄混杂。

[15]利永贞：贞，正。宜于永远恪守正道。

【选注】

1.《周易集解》引干宝曰："阴气之始，妇德之常，故称'元'。与乾合德，故称'亨'。行天者莫若龙，行地者莫若马，故乾以龙缘，坤以马象也。坤，阴类，故称'利牝马之贞'矣。"

2.《周易集解》引虞翻曰："谓阴极阳生，乾流坤形，坤含光大，凝乾之元，终于坤亥，出乾初子，品物咸亨，故'元亨'也。坤为牝，震为马，初动得正，故'利牝马之贞'矣。"

3.《周易集解》引卢氏曰:"坤,臣道也、妻道也。后而不先,先则迷失道矣,故曰'先迷'。阴以阳为主,当后而顺之,则利。故曰'后得主,利'。"

4.《周易集解》引崔觐曰:"妻道也。西方坤兑,南方巽离,二方皆阴,与坤同类,故曰'西南得朋'。东方艮震,北方乾坎,二方皆阳,与坤非类,故曰'东北丧朋'。以喻在室得朋.犹迷于失道;出嫁丧朋,乃顺而得常。安于承天之正,故言'安贞吉'也。"

5.《周易正义》曰:"初六阴气之微,似若初寒之始,但履践其霜,微而积渐,故坚冰乃至。义所谓(禁止),初虽柔顺,渐渐积著,乃至坚刚。"

6.《周易本义》:"柔顺正固,坤之直也。赋形有定,坤之方也。德合无疆,坤之大也。六二柔顺正中,又得坤道之纯者,故其德内直外方而又盛大,不待学习,无不利。"

【讨论】

坤卦是六十四卦第二卦,下坤上坤,与乾卦相反,六爻皆是阴爻。《说文》:"坤,地也。"象征地及阴性物质,性质为柔顺。

《易经》将《坤》列于《乾》之后,寓有"天尊地卑""地以承天"之义,从而揭示了"阴"和"阳"对立统一的规律。在这对矛盾中,"阳"占主导地位,"阴"是从属地位,"阴"依附"阳"而存在、发展。乾卦的龙是"见""跃""飞",具有阳刚之气;而坤卦的牝马却是"含章""括囊""黄裳",一派顺从之象。

坤在人体中可代表元阴、肾阴(精),元阴、肾精在人体内为"阳之守"也,并和阳气一起促进人体生长,为阳气提供物质供应。其特征主要是静、藏,但也像坤一样,不是绝对的静止,可翕而动,"藏精而起亟"。

坤·彖

【原文】

《彖》曰:至哉"坤元"!万物资生,乃顺承天。坤厚载物,德合无疆[1]。含弘光大[2],品物咸"亨"。"牝马"地类[3],行地无疆,柔顺"利贞"。君子攸行,"先迷"失道[4],后顺得常。"西南得朋",乃与类行[5]。"东北丧朋",乃终有庆。"安贞"之吉,应地无疆。

【注释】

[1]至哉坤元……无疆:至,极;承,受;疆,边际。

[2]含弘光大:弘,大;光,广。此言坤动静之性。

[3]牝马地类:牝马,母马。马本为阳性,坤言牝马则属阴性,故称"地类"。

[4]失道:失去坤道。

[5]乃与类行:类,指阴类。西南为坤位,故往西南与阴类同行。

【选注】

《周易集注》:"至哉坤元,万物资生,乃顺承天。至者极也,天包乎地,故以大赞其大。而地止以至赞之,盖言地之至,则与天同,而大则不及乎天也。元者四德之元,非干有元，而坤复又有一元也。干以施之，坤则受之，交接之间，一气而已。始者气之始，生者形之始，万物之形，皆生于地，然非地之自能为也，天所施之气至则生矣，故曰乃顺承天。干健故一而施，坤顺故两而承。此释卦辞之元。坤厚载物，德合无疆。含弘光大，品物咸亨。坤厚载物，以德言，非以形言。德者载物厚德，含弘光大是也，无疆者干也，含者包容也，弘则是其所含者。无物不有，以蕴畜而言也。其静也翕，故曰含弘光者，昭明也。大则是其所光者。无远不届，以宣着而言也。其动也关，故曰光大。言光大而必曰含弘者。不翕聚，则不能发散也。咸亨者，齐乎巽，相见乎离之时也，此释卦辞之亨。牝马地类，行地无疆，柔顺利贞。地属阴，牝阴物，故曰地类。又行地之物也，行地无疆，则顺而不息矣。此则柔顺所利之贞也，故利牝马之贞。此释卦辞牝马之贞。君子攸行，先迷失道，后顺得常。西南得朋，乃与类行。东北丧朋，乃终有庆。安贞之吉，应地无疆。君子攸行，即文王卦辞，君子有攸往，言古者君子，有所往也。失道者，失其坤顺之道也。坤道主成，成在后，若先干而动，则迷而失道。得常者，得其坤顺之常也。后干而动，则顺而得常。"

【讨论】

相对乾卦，象辞首先赞美了坤卦，并说明它具有资生万物的作用，并具有顺从乾阳、厚大承载的特性。由于这些特性和作用，万物才能在其中亨通。然后用牝马雌顺的行动特性说明了坤的广大、阴柔并依时的品行。并用坤的阴静顺阳的特点解释了"先迷后得主""利西南得朋，东北丧朋""安贞吉"。

坤·象

【原文】

《象》曰：地势坤，君子以厚德载物。[1]"履霜坚冰"，阴始凝也。驯致其道[2]，至"坚冰"也。"六二"之动，"直"以"方"也。"不习无不利"，地道光也[3]。"含章可贞"，以时发也[4]。"或从王事"，知光大也。"括囊无咎"，慎不害[5]也。"黄裳元吉"，文在中[6]也。"龙战于野"，其道穷[7]也。"用六永贞"，以大终[8]也。

【注释】

［1］地势坤……厚德载物：地势坤，《坤》卦上下皆坤，坤为地，地有高下之势；厚德载物，以宽厚之德容载万物。

［2］阴始凝……其道：阴始凝，《坤》卦初六居下，以示阴气开始凝结；驯，犹顺。

［3］地道光：光，犹广。地道广大。

［4］以时待发：六三以阴居阳，内藏章美待时而动。

［5］慎不害：六四之柔得正，虽处多惧之地，只要谨慎则无害。

［6］文在中：坤为文，六五居上体之中。依五行方位之说，黄为土，居五行之中位，黄在色中亦居中位。

［7］其道穷：上六之阴居上，阴道穷极。

［8］以大终：阳为大，坤道代替天道终结养育万物之事，曰"大终"。

【选注】

1.《周易正义》曰："地势方直，是不顺也。其势承天，是其顺也。君子用此地之厚德容载万物。言'君子'者，亦包公卿诸侯之等，但'厚德载物'，随分多少，非如至圣载物之极也。夫子所作《象》辞，元在六爻经辞之后，以自卑退，不敢于乱先圣正经之辞。及至辅嗣之意，以为'象'者本释经文，宜相附近，其义易了，故分爻之《象》辞，各附其当爻下言之，犹如元凯注《左传》分经之年，与传相附。"

2.《周易集解》："六二之动，直以方也，不习无不利，地道光也。言直方之德，惟动可见，故曰坤至柔而动也刚。此则承天而动，生物之几也。若以人事论，心之动直而无私，事之动方而当理是也。地道光者，六二之柔顺中正，即地道也。地道柔顺中正，光之所发者，自然而然，不俟勉强，故曰不习无不利。"

【讨论】

大地的品行是最伟大的阴柔德行，因而"地势坤"。"君子以厚德载物"，意思是说君子根据坤卦所讲的阴柔品行使自己的德行宽厚以便像大地那样承载万物，有利众生。这里的"厚"主要是指"直方大"中的"大"，就是"知崇礼卑"，就是对人对物宽厚。对于统治者来说，就是要仁爱万物众生，宽厚待民待物。表现在政策上，就是薄赋敛，轻刑罚，导之以礼，齐之以德，远人不服则修文德以来之。君子"厚德"的重要表现是"载物"，对事对物要有包容之心，同时是使万物畅通发展，使万物获利。只有慈爱是不够的，要为万物的发展创造条件，既不能伤害众生，也不能长此伤彼。

坤·文言

【原文】

坤至柔而动也刚，至静而德方，后得主而有常，含万物而化光。[1]坤道其顺乎，承天而时行。积善之家必有余庆，积不善之家必有余殃。臣弑其君，子弑其父，非一朝一夕之故，其所由来者渐矣。由辩之不早辩也。《易》曰："履霜，坚冰至。"盖言顺也[2]。"直"其正也，"方"其义也。君子敬以直内[3]，义以方外，敬义立而德不孤。"直方大，不习无不利。"则不疑其所行也。阴虽有美，"含"之以从王事[4]，弗敢成也。地道也，妻道也，臣道也。地道"无成"而代"有终"也。天地变化，草木蕃，天地闭[5]，贤人隐。《易》曰："括囊，无咎无誉。"盖言谨也。君子"黄"中通理，正位居体，美在其中，而畅于四支[6]，发于事业，美之至也！阴疑于阳必战，为其嫌于无阳也。故称"龙"焉犹未离其类也[7]，故称"血"焉。夫"玄黄"者，天地之杂也，天玄而地黄。

【注释】

［1］坤至柔……而化光：至柔，《坤》六爻皆阴，纯阴和顺，故曰"至柔"；德方，

先儒多解"德"为德性，方，方正，古人以圆说明天体运动，以方正说明地之静止，故称"方"；后得主而有常，常，规律，常道，先迷惑，后找到主人而能行常道；化光，化育广大。

[2] 积善之家……言顺也：弑，杀；渐，渐进，即由小而大，《坤》初六居下，阴小而始动，不善之积，故曰"渐"，阴为不善；顺，顺从。

[3] 直其正……敬以直内：正，六二以阴爻居阴位，故为"正"；义，宜；六二居中，故为"义"；内，内心。

[4] 阴虽有美……从王事：含，含藏，六三是以阴居阳位，故为"含章"，阴为章美。

[5] 草木蕃天地闭：蕃，草木茂盛；闭，塞。天地不交通，六四居上下卦之间，上下皆坤，故上下不交而闭塞。

[6] 支：肢，指四肢。

[7] 阴疑……离其类也：阴，"坤"上六为阴；疑，即凝，有交结、聚合之义；嫌，疑；未离其类，"坤"上六虽称龙，但未离开阴类。

【选注】

1.《周易集解》引荀爽曰："纯阴至顺，故'柔'也。坤性至静，得阳而动，布于四方也。承天之施，因四时而行之也。霜者，乾之命令。坤下有伏乾，履霜坚冰，盖言顺也。乾气加之，性而坚，象臣顺君命而成之。直方大，乾之唱也。不习无不利，坤之和也。阳唱阴和，而无所不利，故'不疑其所行也'。六三阳位，下有伏阳。坤阴卦也。虽有伏阳，含藏不显。以从王事，要待乾命，不敢自成也。六四阴位，迫近于五，虽有成德，当括而囊之，谨慎畏敬也。天者阳，始于东北，故色玄也。地者阴，终于西南，故色黄也。"

2.《周易正义》："黄中通理，是'美在其中'。有美在于中，必通畅于外，故云'畅于四支'。四支犹人手足，比于四方物务也。外内俱善，能宣发于事业。所营谓之事，事成谓之业，美莫过之，故云'美之至'也。'阴疑于阳必战'者，阴盛为阳所疑，阳乃发动，欲除去此阴，阴既强盛，不肯退避，故'必战'也。上六阴盛，似阳，为嫌纯阴非阳，故称'龙'以明之。"

【讨论】

《文言》首先论述了坤道宽广柔顺而包容万物、宽大至静的本性，同时静中有动。其行为顺从乾道，能在天道出现后按天道所赋予的规律去运作，并深入到万物中去将天道发扬光大。接着对每个爻辞进行阐发。

从"履霜，坚冰至"讲到防微杜渐，认为行善积德的家庭，必定给子孙后代留下福祉；作恶聚怨的家庭，只会给子孙后代留下祸根。臣子弑君主，儿子弑父亲，这种事的发生绝不是一朝一夕的原因所造成的，而是长期积累的，又没趁早辨明是非所酿成的恶果。

由"直方大，不习无不利"讲到正直和原则的重要性，认为有正直心的人才能坚守正道，坚持原则才能适宜处理事务并为仁义之士。内心正直，对讲究原则做事情不会孤立，会得到支持。做人正直，又能坚持原则，而且有宽广的胸怀，即使面对的是不熟悉的环境，也没有什么不利的，因为这样的人的所作所为没什么值得怀疑的。

因为阴性具有温柔和顺的美德，如果操守正道，则可辅助君王去成就大业，但要含蓄不可居功，这是地道的本性所决定的。地性的道理，也是类似于做妻子的道理、做臣子的道理。地道是不能自行成就大事业的，只能在天道的指引下去奋斗，并最终在适合自身的位置上展现才华。由"括囊，无咎无誉"讲到说话要谨慎。认为天阳地阴，二气相感，阴阳交媾，草木才能繁衍，万物才能生长。如果天地闭塞，阴阳不交，则有才华的贤者则会无所适从而暂时隐遁避世，这种时候应少发表言论，多约束自我，才不会有过失，也不会被声誉所困扰。

由"黄裳"讲到具有柔顺谦让的美德而身居中正之位的君子，应当将这种美德推广到各个层面上，去促进各方面事业的发展，并进一步发掘和培养手下的能人，这样才能使美好的品德尽善尽美，发扬光大。

泰

【原文】

䷊泰[1]：小往大来[2]，吉，亨。

初九：拔茅茹以其汇[3]，征吉。

九二：包荒，用冯河[4]。不遐遗[5]，朋亡[6]，得尚于中行[7]。

九三：无平不陂，无往不复[8]，艰贞无咎[9]。勿恤其孚[10]，于食有福[11]。

六四：翩翩[12]，不富以其邻[13]，不戒以孚[14]。

六五：帝乙归妹以祉[15]，元吉。

上六：城复于隍[16]，勿用师。自邑告命[17]，贞吝[18]。

【注释】

[1]泰：卦名。亨通顺利之卦。

[2]小往大来：谓占得此卦，失去的小，得到的大。

[3]茹以其汇：茹. 根；汇，类。指草根牵连其类。

[4]包荒用冯河：包，取；荒，大川；冯（ping），徒涉。取其大川，足涉长河。

[5]不遐遗：遐，偏远。不因偏远而有遗弃。

[6]朋亡：即不忘。

[7]得尚于中行：中行，在道路正中而行；"尚"通"赏"。畅行道中而得赏。

[8]无平……无往不复：陂，倾斜；复，返回。没有只平不陂的，没有只往不返的。

[9]艰贞无咎：艰，艰难；贞，正。艰难中守正，可以无害。

[10]勿恤其孚：恤，忧虑；孚，信。不必忧虑其信心。

[11]于食有福：有口福之占。

[12]翩翩：飞鸟之貌，在此以喻人轻浮的样子。

[13] 不富以其邻："以"作"与""及"解。不与邻人同富。

[14] 不戒以孚：戒，警戒。因为有诚信故而不戒。

[15] 帝乙归妹以祉：归，女子嫁人；祉，福；帝乙，有一说为纣王之父，一说为成汤；归妹，指少女出嫁。帝乙嫁女，以此得福。

[16] 城复于隍（huáng）：复，覆；隍，城下沟壕。城墙倾倒塌于城壕中。

[17] 自邑告命：在邑中祷告天命。

[18] 贞吝：吝，悔吝。占将有悔吝。

【选注】

1.《周易集解》引虞翻曰："阳息坤反，否也。坤阴诎外，为小往。乾阳信内，称太来。天地交，万物通，故'吉、亨'。陂，倾。谓否上也。平，谓三。天地分，故平。天成地平，谓危者使平，易者使倾。往，谓消外。复，谓息内。从三至上，体复。终日乾乾，反复道。故'无平不陂，无往不复'。"

2.《周易正义》曰："'拔茅茹'者，初九欲往于上，九二、九三，皆欲上行，已去则从，而似拔茅举其根相牵茹也。'以其汇'者，汇，类也，以类相从。'征吉'者，征，行也。上坤而顺下，应于乾，已去则纳，故征行而吉。"

3.《周易集解》引《九家易》曰："五者，帝位，震象称乙，是为帝乙。六五以阴处尊位，帝者之姊妹。五在震后，明其为妹也。五应于二，当下嫁二。妇人谓嫁曰归。故言'帝乙归妹'。谓下居二，以中和相承，故'元吉'也。"

泰·彖

【原文】

《彖》曰：泰，"小往大来，吉，亨"，则是天地交[1]而万物通也；上下交[2]而其志同也；内阳而外阴；内健而外顺；内君子而外小人[3]。君子道长，小人道消也[4]。

【注释】

[1] 天地交："泰"卦下乾上坤，乾为天，坤为地，天居下，地居上，象天阳之气下降，地阴之气上升，故曰"天地交"。

[2] 上下交：乾为君，坤为众，"泰"卦君居下，而民居上，象上下交心。

[3] 内健……外小人：内外，内即内卦，外即外卦。阴阳、健顺、君子小人。从卦象看，"泰"卦下乾上坤，乾为内卦，坤为外卦。乾为阳，其性健，为君子，有"大"之义；坤为阴，其性顺，为小人，有"小"之义。

[4] 君子道长……道消："泰"卦三阳居下，有渐长之势，故为"君子道长"；三阴居上，有消退之势，故为"小人道消"。

【选注】

1.《周易集解》引蜀才曰："此本坤卦。小，谓阴也。大，谓阳也。天气下，地气上，阴阳交，万物通，故'吉、亨'。"

2.《周易集解》引崔觐曰："此明人事也。阳为君子，在内，健于行事。阴为小人，在外，顺以听命。"

泰·象

【原文】

《象》曰：天地交，泰。后以财成天地之道，辅相天地之宜，以左右民。[1]"拔茅征吉"，志在外[2]也。"包荒得尚于中行"，以光大[3]也。"无往不复"，天地际[4]也。"翩翩不富"，皆失实[5]也。"不戒以孚"，中心愿[6]也。"以祉元吉"，中以行愿[7]也。"城复于隍"，其命乱[8]也。

【注释】

[1] 后以财成……左右民：后，君，古者君称后；财，通裁；相，赞助；左右，支配。

[2] 志在外：初九与六四相应，故初九志向在外卦。

[3] 光大：光，通广。九二之阳居中与六五相应，故曰光大。

[4] 天地际：际，接。九三处内外卦交接处，内卦为乾天，外卦为坤地，故曰"天地际"。

[5] 失实：阳为实，阴为虚；六四至上六皆为阴爻，三阴在上，故曰失实。

[6] 中心愿：六四近五，五居中，故有上居中心之愿。

[7] 中以行愿：六五居中，实现居中之愿。

[8] 其命乱：上六为"泰"之终，故有城倾倒命运变乱之象。

【选注】

《周易正义》曰："'后以财成天地之道'者，由物皆通泰，则上下失节。后，君也。于此之时，君当翦财，成就天地之道。'辅相天地之宜'者，相，助也。当辅助天地所生之宜。'以左右民'者，左右，助也，以助养其人也。'天地之道'者，谓四时也，冬寒、夏暑、春生、秋杀之道。若气相交通，则物失其节。物失其节，则冬温、夏寒、秋生、春杀。君当财节成就，使寒暑得其常，生杀依其节，此天地自然之气，故云'天地之道'也。'天地之宜'者，谓天地所生之物各有其宜。'志在外'者，释'拔茅征吉'之义。以其三阳志意皆在于外，己行则从，而似'拔茅征行'而得吉。此假外物以明义也。'包荒得尚于中行'释'得尚中行'之义。所以包荒、得配此六五之中者，以无私无偏，存乎光大之道，故此包荒，皆假外物以明义也。'天地际'者，释'无往不复'之义。而三处天地交际之处，天体将上，地体将下，故往者将复，平者将陂。'皆失实'者，解'翩翩不富'之义，犹众阴皆失其本实所居之处，今既见命，翩翩乐动，不待财富，并悉从之，故云'皆失实'也。'不戒以孚中心愿'者，解'不戒以孚'之义。'中以行愿'者，释'以祉元吉'之义，正由中顺，行其志愿，故得福而元吉也。'其命乱'者，释'城复于隍'之义。若教命不乱，臣当辅君，犹土当扶城。由其命错乱，下不奉上，犹土不陪城，使复于隍，故云'其命乱'也。"

【讨论】

泰卦阐明事物通泰道理。泰卦下乾上坤，乾为天为大，坤为地为小，阴气从上往下降，阳气自下往上升，天地相交，故"小往大来"。泰卦三阴三阳，阴阳两两应合，阴气下行，阳气上升，阴阳交汇，"三阳开泰"，故既吉祥又亨通。

泰卦通过泰与否的转化，阐述了事物对立统一的规律。卦中天地交通，阴阳应合，这是"统一"；平转陂，往转复，城复隍，这是对立统一的相互转化。

中医学把正常的生理状态称为"泰"，并有"身心通泰"之说。因其天在下地在上，有天地阴阳交感之象，所谓"天气下为雨，地气上为云"。中焦为人身气机之中枢，脾升胃降为正常的生理状态。如果升降异常则"清气在下则生飧泄，浊气在下则生瞋胀"，并可发生心下"痞"。痞即否也。

蛊

【原文】

䷑蛊[1]：元亨，利涉大川。先甲三日，后甲三日。[2]

初六：干父之蛊，有子，考无咎。[3]厉，终吉。

九二：干母之蛊，不可贞。[4]

九三：干父之蛊，小有悔[5]，无大咎。

六四：裕父之蛊，往见吝。[6]

六五：干父之蛊，用誉。[7]

上九：不事王侯，高尚其事。[8]

【注释】

[1]蛊：蛊（gǔ），卦名。"蛊"字本义为器皿中食物腐败生虫。"蛊"字在此有"事""惑""乱"之义，引申为过失。

[2]先甲三日……三日：古代用甲、乙、丙、丁、戊、己、庚、辛、壬、癸十天干循环记日，甲前三日为辛日、壬日、癸日，而乙日、丙日、丁日为甲后三日。亦有说"先甲三日"指辛日，"后甲三日"指丁日者。

[3]干父之蛊……无咎：干，匡正、挽救；考，孝。匡正父亲的过失，有这样的儿子，（父亲）便没有灾祸。

[4]干母之蛊，不可贞：匡正母亲之失，不可固执守正。

[5]小有悔：小，少；悔，后悔。多少有些后悔。

[6]裕父之蛊往见吝：裕，宽裕；吝，羞辱。宽容对待父亲的过失，长此以往会遭羞辱。

[7]干父之蛊用誉：用，以；誉，荣誉。以荣誉匡正父亲的过失。

[8]不事王侯……其事：不为王侯做事，高尚自守其事。

【选注】

1.《周易正义》："蛊者事也。有事营为，则大得亨通。有为之时，利在拯难，故

'利涉大川'也。'先甲三日，后甲三日'者，甲者创制之令，既在有为之时，不可因仍旧令。今用创制之令以治于人，人若犯者，未可即加刑罚，以民未习，故先此宣令之前三日，殷勤而语之，又如此宣令之后三日，更丁宁而语之，其人不从，乃加刑罚也。《周易集解》引《子夏传》云：先甲三日者，辛、壬、癸也。后甲三日者，乙、丙、丁也。"

2.《周易集注》："九三，以阳刚之才，能干父之蛊者，故有干蛊之象，然过刚自用，其心不免小有悔，但为父干蛊，其咎亦不大矣，故占者如此。"

3.《周易本义》："柔中居尊。而九二承之以德，以此干蛊，可致闻誉，故其象占如此。刚阳居上，在事之外，故为此象，而占戒皆在其中矣。"

蛊·彖

【原文】

《彖》曰：蛊，刚上而柔下[1]，巽而止[2]，蛊。蛊，"元亨"而天下治也。"利涉大川"，往有事也。"先甲三日，后甲三日"，终则有始，天行[3]也。

【注释】

[1] 刚上而柔下："蛊"卦由泰卦一阳由下而上，故曰"刚上"。一柔由上而下，故曰"柔下"。

[2] 巽而止："蛊"卦下巽上艮，艮为止。

[3] 天行：即天道。

【选注】

《周易正义》："'刚上而柔下，巽而止蛊'者，此释蛊卦之名，并明称蛊之义也。以上刚能制断，下柔能施令，巽顺止静，故可以有为也。褚氏云：'蛊者惑也。物既惑乱，终致损坏，当须有事也，有为治理也。故《序卦》云：蛊者事也。'谓物蛊必有事，非谓训蛊为事义当然也，'利涉大川，往有事也'者，释'利涉大川'也。蛊者有为之时，拔拯危难，往当有事，故'利涉大川'。此则假外象以喻危难也。'先甲三日，后甲三日，终则有始天行'者，释'先甲三日，后甲三日'之义也。民之犯令，告之已终，更复从始，告之殷勤不已，若天之行，四时既终，更复从春为始，象天之行，故云'天行也'。"

蛊·象

【原文】

《象》曰：山下有风[1]，蛊。君子以振民育德[2]。"干父之蛊"，意承"考"[3]也。"干母之蛊"，得中道[4]也。"干父之蛊"，"终无咎"[5]也。"裕父之蛊"，往未得[6]也。"干父用誉"，承以德[7]也。"不事王侯"，志可则[8]也。

【注释】

[1] 山下有风：山下有风，"蛊"下巽上艮，艮为山，巽为风。

〔2〕振民育德：振，救。振济民众而培育道德，以增其感召力。

〔3〕意承考：考，古称父为考；初六为阴爻，故称"承"。初六其意在顺其父。

〔4〕得中道：九二居"蛊"内卦之中，故曰得中道。

〔5〕终无咎：九三处下体之终，故曰终，九三得正位，故无咎。

〔6〕往未得：六四为阴爻，故对父之蛊宽容，而未得其效。

〔7〕承以德：顺承以德正之。六五为阴爻，故曰承。六五居中。故曰德，此指中德。

〔8〕志可则：则，效法。上九阳刚居卦之上，故其清高之志，可以效法。

【选注】

1.《周易正义》："必云'山下有风'者，风能摇动，散布润泽。今'山下有风'，取君子能以恩泽下振于民，育养以德。'振民'，象'山下有风'；'育德'象山在上也。"

2.《周易集解》："意承考者，心之志意，在于承当父事，克盖前愆，所以考无咎。有阳刚之才，得中道而不太过，即不可贞也。有阳刚之才，方能干蛊，故周公仅许之，而孔子深许之也。未得者，未得治其蛊也。九三之刚，失之过故悔，悔者渐趋于吉，故终无咎；六四之柔，失之不及，故吝，吝者渐趋于凶。故往未得，宁为悔，不可为吝。承者承顺也，因巽体又居下，故曰承，言九二承顺以刚中之德。高尚之志，足以起顽立懦，故可则。"

【讨论】

蛊是随的综卦，下巽上艮，艮为山为止，巽为风为动，风动而被山阻，犹物得不到风的吹拂而生虫变质；卦中三阴三阳，阴皆在阳之下，刚柔不交，上下不通，故曰蛊。蛊本是坏事，为什么还说"元亨，利涉大川"呢？这与下句"先甲三日，后甲三日"有关了。"甲"是一个分界线，甲之前是过去的事，甲之后是以后的事；过去是坏事，但经过改革、纠正，坏事变成了好事，排除艰险则大为亨通。

蛊为器皿有虫，在人体疾病中有"蛊"病，如《扁鹊见蔡桓公》就有记载。同时中医学中还把"鼓胀"称之为"蛊胀"，说明古人认识到鼓胀与血丝虫感染有关。从卦象分析，上为艮为山为土为脾，下为巽为风为木为肝。风动而被山阻，物得不到风的吹拂而生虫变质，在病理当为肝气不疏脾土，这和临床上鼓胀多见脾胃湿热、肝气郁滞病机相合。

咸

【原文】

䷞咸[1]：亨，利贞。取女，吉。[2]

初六：咸其拇[3]。

六二：咸其腓[4]，凶。居吉。

九三：咸其股，执其随，[5]往吝。

九四：贞吉，悔亡。憧憧往来，朋从尔思。[6]

九五：咸其脢[7]，无悔。

上六：咸其辅颊舌。[8]

【注释】

[1] 咸：卦名。有感应，交感之意，引申为夫妇之道。

[2] 取女，吉：取，娶。娶此女，则吉利。

[3] 咸其拇：拇，即脚大趾。脚大趾感应而动。

[4] 咸其腓：腓（fēi），腿肚子。腿肚子感应而动。

[5] 咸其股，执其随：执，操执；股，大腿。大腿感应而动，操执（身体）随之而动。

[6] 憧憧往来……尔思：憧憧，心意不定、往来不绝；尔，你。往来心意不定，朋友们顺从你的想法。

[7] 咸其脢：脢（méi），背。脊背感应则动。

[8] 咸其辅颊舌：辅，牙床；颊，面颊。因感应牙床、面颊、舌头齐动。

【选注】

1.《周易正义》："先儒以《易》之旧题，分自此以上三十卦为《上经》，以下三十四卦为《下经》，《序卦》至此又别起端首。先儒皆以《上经》明天道，《下经》明人事。然韩康伯注《序卦》破此义云：'夫《易》，六画成卦，三才必备，错综天人，以效变化，岂有天道、人事偏于上下！'"

2.《周易本义》："拇，足大指也。咸以人身取象，感于最下，咸拇之象也。感之尚浅，欲进未能，故不言吉凶。此卦虽主于感，然六爻皆宜静而不宜动也。腓，足肚也。欲行则先自动，躁妄而不能固守者，故取其象。然有中正之德，能居其所，故其占动凶而静吉也。股，随足而动，不能自专者也。执者，主当持守之意。下二爻皆欲动者，三也不能自守而随之，往则吝矣，故其象占如此。九四居股之上，脢之下，又当三阳之中，心之象，咸之主也。心之感物，当正而固，乃得其理。今九四乃以阳居阴，为失。脢，背肉，在心上而相背，不能感物而无私。九五适当其处，故取其象，而戒占者以能如是，则虽不能感物，而也可以无悔也。辅颊舌，皆所以言者，而在身之上。上六以阴居说之终，处咸之极。感人以言而无其实。又兑为口舌，故其象如此，凶咎可知。"

咸·彖

【原文】

《彖》曰：咸，感也。柔上而刚下[1]，二气感应以相与[2]，止而说，男下女，是以"亨"，利贞，取女"吉"也。[3] 天地感，而万物化生；圣人感人心，而天下和平。观其所感，而天地万物之情可见矣。

【注释】

[1] 柔上而刚下：以内外卦看"咸"下艮上兑，艮为刚，兑为柔，柔在上，刚在下。

〔2〕与：犹亲。

〔3〕止而说……取女吉也：止而说，"咸"卦下艮为止，上兑为说。男下女，即男处女下，艮为少男在下，兑为少女在上，有聘士、亲迎之义。取，娶。取女吉，娶此女则有吉。

【选注】

《周易正义》："艮刚而兑柔，若刚自在上，柔自在下，则不相交感，无由得通。今兑柔在上而艮刚在下，是二气感应以相授与，所以为'咸亨'也。艮止而兑，说也。能自静止则不随动欲，以上行说，则不为邪谄。不失其正，所以'利贞'也。艮为少男而居于下，兑为少女而处于上，是男下于女也。婚姻之义，男先求女，亲迎之礼，御轮三周，皆男先下于女，然后女应于男，所以取女得吉者也。天地二气，若不感应相与，则万物无由得应化而生。圣人设教，感动人心，使变恶从善，然后天下和平。'观其所感而天地万物之情可见矣'者，结叹咸道之广，大则包天地，小则该万物。感物而动，谓之情也。天地万物皆以气类共相感应，故'观其所感，而天地万物之情可见矣'。"

咸·象

【原文】

《象》曰：山上有泽，咸。[1]君子以虚受人[2]。"咸其拇"，志在外[3]也。虽"凶居吉"，顺不害[4]也。"咸其股"，亦不处[5]也。志在"随"人，所"执"下也[6]。"贞吉悔亡"，未感害[7]也。"憧憧往来"，未光大[8]也。"成其脢"，志末[9]也。"咸其辅颊舌"，滕口说[10]也。

【注释】

〔1〕山上有泽咸："咸"下艮上兑，兑为泽，艮为山，山高而在下，泽卑而在上。泽下润，山土受润，有山泽二气相通感应之象。故为咸。

〔2〕以虚受人：以谦虚之心受纳于人。此取泽水下润，山虚以受。

〔3〕志在外：外，外卦。初六与九四相应，志在应外卦九四。

〔4〕顺不害：顺，慎。六二居中得正，谨慎不会有害。二在艮，艮为止，若二上应九五感动则违背艮止之义，故失礼则有害。此谓"不害"，指与九三相比而言。

〔5〕亦不处：处，止，在人事，指女未婚；亦，指六二而言，六二与九五感应，故"不处"。九三阳刚居艮之上，本当处，但因它与上六相应而感动，故"亦不处"。

〔6〕志在随人……下也：九三之阳与六二之阴相比，虽与上六感动"不处"，但其心志在于随从，所操执为下六二之阴。九三处下体艮之上。艮为手，故曰"执"。下，指二。

〔7〕未感害：九四与初六皆失正，只有得正才无感应之害。

〔8〕未光大：九四失正，故其感不能广大。

〔9〕志末：九五与上六相比，九五志向在于与上六相感。末，上六，《系辞》"其初难知，其上易知，本末也"，《象》释"大过"曰："本末弱也。"其"末"均指上爻。

［10］滕口说：无复心实。

【选注】

1.《周易集解》引崔觐曰："山高而降，泽下而升。山泽通气，咸之象也。"

2.虞翻："君子谓否乾。乾为人，坤为虚，谓坤虚三受上，故'以虚受人'。艮山在地下为谦，在泽下为虚。巽为股，谓二也。巽为随，艮为手，故称"执"。三应于上，初四已变历险，故"往吝"。巽为处女也，男已下女，以艮阳入兑阴，故'不处也'。凡士与女未用，皆称'处'矣。志在于二，故'所执下也'。坤为害也。今未感坤，初体遁弑父，故曰'未感害'也。未动之离，故未光大也。"

3.《周易正义》："'滕口说也'者，旧说字作'滕'，徒登反。滕，竞与也。所竞者口，无复心实，故云'滕口说'也。郑玄又作'媵'。媵，送也。'咸'道极薄，徒送口舌言语相感而已，不复有志于其间。王《注》义得两通，未知谁同其旨也。"

【讨论】

咸卦三阴三阳，两两相应，阴阳调和，交感之象。下艮上兑，兑为少女，艮为少男，少男少女交感犹深。艮为止为笃实，兑为悦，男子以诚实笃厚的态度与女子交往，女子欢悦而应之，男女相亲相爱，结为夫妻，故占卜的结果是"亨，利"。此卦是艮在下，兑在上，男求女之象，故"取女吉"。

咸卦在六十四卦中有着特殊的地位和深刻的含义。六十四卦自乾、坤始，乾坤阴阳相交而生三男三女。艮为少男，兑为少女，现在少男少女又相感应而成夫妻，说明人的生衍繁息不间断，新的一代又开始了。从事物的发展过程来看，乾至离三十个卦，犹如说的是天道；而自咸卦以后，说的是人道。

本卦以男女婚爱之事，阐明事物之间相互感应的道理。在中医学特别强调阴阳的相互交感，并引用《咸·象》曰："天地感，而万物化生"，认为阴阳交感是产生万物的基础，也是"二生三"的所在。

既济

【原文】

䷾既济[1]：亨小，利贞。[2]初吉，终乱。[3]

初九：曳其轮，濡其尾，[4]无咎。

六二：妇丧其弗、勿逐，[5]七日得。

九三：高宗伐鬼方，三年克之，[6]小人勿用。

六四：繻有衣袽，终日戒。[7]

九五：东邻杀牛，不如西邻之禴祭，[8]实受其福[9]。

上六：濡其首[10]，厉。

【注释】

［1］既济：既，已、尽；济，本意为渡水，引申为成功，成就。

［2］亨小利贞：亨小，即小亨；贞，正。有小的亨通，宜于守正。

[3]初吉终乱：最初吉利，终则出现乱子。

[4]曳其轮濡其尾：曳，牵引、拖拉；轮，指车轮；濡，沾湿。拖拉车轮，沾湿了车尾。

[5]妇丧其弗勿逐：弗（fú），又作"髴""髢"等，此泛指首饰。妇人丧失了头上的首饰，不要追寻。

[6]高宗……三年克之：殷高宗讨伐鬼方，经过了三年才取胜。高宗，殷代中兴帝王，名武丁。"鬼方"是殷时西北边疆上的国家。

[7]繻有衣袽终日戒：繻（rú）通襦，即御寒的衣服；袽（rú），败衣。御寒的衣服中有破败烂衣，终日戒备。

[8]东邻杀牛……禴祭：东邻，东边的邻居，前人多解作殷人。西邻，西边的邻居，前人又解作周人。东邻杀牛举行盛大的祭祀，不如西邻进行简单的祭祀。

[9]实受其福：受，蒙受。实际受到上天赐福。

[10]濡其首：（渡水）沾湿了头。

【选注】

《周易正义》曰："'既济，亨小，利贞；初吉终乱'者，济者，济渡之名，既者，皆尽之称，万事皆济，故以'既济'为名。既万事皆济，若小者不通，则有所未济，故曰'既济，亨小'也。小者尚亨，何况于大？则大小刚柔，各当其位，皆得其所。当此之时，非正不利，故曰'利贞'也。但人皆不能居安思危，慎终如始，故戒以今日。既济之初，虽皆获吉，若不进德修业至于终极，则危乱及之，故曰'初吉终乱'也。"

既济·彖

【原文】

《彖》曰：既济，"亨"，小者亨也[1]。"利贞"，刚柔正而位当[2]也。"初吉"，柔得中[3]也。"终"止则"乱"，其道穷也。[4]

【注释】

[1]小者亨也：阴为小，"既济"卦三阴爻得正皆在阳爻之上，以示阴气上升，故曰"小者亨也"。

[2]刚柔正而位当："既济"六爻三阴三阳样交而得正，故曰"刚柔正"；初、三、五之阳爻居阳位，二、四、上之阴爻居阴位，故"位当"。

[3]柔得中："既济"六二居内卦之中。

[4]终止则乱……道穷也：既济有止之义，《杂卦》："既济，定也。"定，即止。"既济"外卦为坎，坎为乱。

【选注】

1.《周易集解》引荀爽曰："天地既交，阳升阴降，故'小者亨也'。"

2.《周易集解》引虞翻曰："反否终坤，故'其道穷也'。"

3.《周易集解》引侯果曰："刚得正，柔得中，故'初吉'也。正有终极，济有息止，止则穷乱，故曰'终止则乱，其道穷也'。一曰：殷亡周兴之卦也。成汤应天，初吉也。

商辛毒痛，终止也。由止，故物乱而穷也。物不可穷，穷则复始，周受其未济而兴焉。"

既济·象

【原文】

《象》曰：水在火上[1]，既济，君子以思患而豫防之。"曳其轮"，义"无咎"[2]也。"七日得"，以中道[3]也。"三年克之"，惫[4]也。"终日戒"，有所疑[5]也。"东邻杀牛"，"不如西邻"之时也，"实受其福"，吉大来也。[6]"濡其首厉"，何可久[7]也。

【注释】

[1]水在火上："既济"下离上坎，坎为水在上，离为火在下，水火相济以成，故为"既济"象。

[2]义无咎：初九阳刚得正，应六四，故爻辞之义当有"无咎"。

[3]中道：六二居中得正，故曰"中道"。

[4]惫：九三居下卦之上，处坎之中，坎为劳卦，故曰"惫"。

[5]有所疑：六四处上下两卦之间，履多惧之地，故"有所疑"。

[6]不如西邻……大来也：时，指爻时，象征天时；实受其福，实际承受上天福分；吉大来，六二之吉自九五而来，九五为阳，阳为大。

[7]何可久：上六之阴居上处坎之极沾湿头，而不会长久。

【选注】

《周易正义》："水在火上，炊爨之象，饮食以之而成，性命以之而济，故曰'水在火上，既济'也。但既济之道，初吉终乱，故君子思其后患，而豫防之。'以中道'者，释不须追逐而自得者，以执守中道故也。'惫也'者，以衰惫之故，故三年乃克之。'有所疑'者，释所以'终日戒'，以不与三、五相得，惧其侵克，有所疑故也。'不如西邻之时'者，神明飨德，能修德致敬，合于祭祀之时虽薄降福，故曰时也。'在于合时'者，《诗》云：'威仪孔时'。言周王庙中，群臣助祭，并皆威仪肃敬，甚得其时。此合时之义，亦当如彼也。'吉大来'者，非惟当身，福流后世。"何可久"者，首既被濡，身将陷没，何可久长者也。"

【讨论】

既济卦下离上坎，坎为水、离为火，水往下润，火往上炎，水火不相容的两个事物而相资。卦中六爻中，阴阳均衡，两两相应，并各得其位（阳在奇数位，阴在偶数位），是一个完整和谐的卦象，表明从乾、坤至既济事物已完成了一个发展阶段。大功告成本应"庆贺"一番，可卦辞却诫之"亨，小利贞。初吉终乱"，此卦是亨通的，但占卜小事有利；占卜大事，开始是吉利的，但事物接着就要向反方向发展，"终乱"。既济卦辞告知，事成之时是吉祥的，但"初吉终乱"，这就从另一个角度揭示了"物极必反"的道理。

既济为水在火上，在人体水为肾，火为心。生理条件下当肾水上济于心火则心火不亢，心火下温于肾水则肾水不寒，此即水火既济之象，也成心肾相交。反之则出现心火亢而失眠，肾水寒而不固出现遗精滑精之症，即心肾失交，治疗当应用交泰丸。

系辞[1]

【原文】

天尊地卑，乾坤定矣。卑高以陈，贵贱位矣。[2]动静有常，刚柔断矣。[3]方以类聚，物以群分，吉凶生矣。在天成象，在地成形，变化见矣。[4]是故刚柔相摩，八卦相荡。鼓之以雷霆，润之以风雨。[5]日月运行，一寒一暑。乾道成男，坤道成女。[6]乾知大始，坤作成物。乾以易知，坤以简能。[7]易则易知，简则易从。易知则有亲，易从则有功。有亲则可久，有功则可大。可久则贤人之德，可大则贤人之业。易简[8]而天下之理得矣。天下之理得，而成位乎其中[9]矣。

【注释】

[1]系辞：系，有系属义；辞，即词，有说义。系辞本义是系辞于卦爻之下。此处乃指系在《周易》古经后面的文辞，为《十翼》之一。

[2]天尊地卑……位矣：尊，高，贵，天阳气轻清在上，故曰尊；卑，下，贱，又作"埤"，卑、坤通，地阴气浊重在下，故曰卑；定，谓定其方位；以，已；陈，列。

[3]动静有常……断矣：动静有常，此指天地自然而言，天运转不已，故曰动；地凝重不移，故曰静；常，规律；刚柔，刚谓奇画以象阳，柔谓耦画以象阴；断，分，判。

[4]方以类聚……见矣：方，事也；象，天象，日月星辰；形，地形，山川草木；变化，天时变，故在天为"变"，坤化成物，故在地为"化"；见，显现。

[5]是故刚柔……风雨：摩，旋转，此指切摩。刚柔相摩，乾刚坤柔之画相互摩荡而成八卦，即《说卦》所谓乾三阳坤三阴相互作用而生"六子"。荡，又作"盪"，有推移之义。八卦相荡，八卦相互涤荡而运动。鼓，鼓动之义；霆，雷之余气；润，滋。

[6]乾道成男……成女：乾道，即阳道；男，阳性事物，即《说卦》所谓"长男""中男""少男"；坤道，即阴道；女，阴性事物，即《说卦》所谓"长女""中女""少女"。

[7]乾知大始……简能：知，"资""知"音近互假；作，主；易，平直，容易，无所难；简，简约而不繁，简能即简约之能。

[8]易简：平易简约。

[9]成位乎其中：位，居位。人得天地之理，位于天地之中。

【选注】

1.《周易本义》："天地者，阴阳形气之实体。乾坤者，易中纯阴阳之卦名也。卑高者，天地万物上下之位。贵贱者，易中卦爻上下之位也。动者，阳之常也；静者，阴之常也。刚柔者，易中卦爻阴阳之称也。方，为事物所向，言事物善恶，各以类分。而吉凶者，易中卦爻占诀之词也。象者，日月星辰之属；形者，山川动植之属；变化者，易中蓍策卦爻。阴变为阳，阳化为阴者也。此言圣人作《易》，因阴阳只之实体，为卦爻之法象。庄周所谓易以道阴阳，此之谓也。人之所为，如乾之易，则其心明白，而人易知。如坤之简，则其事要约而人易从。易知，则与之同心者多，故有亲。易从，则与之协力者众，故有功。有亲则一于内，故可久。有功则兼于外，故可大。德，谓得于己者。业，谓成于事者。上言乾坤之德不同，此言人发乾坤之道，至此则可以为贤矣。"

2.《周易正义》："方，谓法术性行，以类共聚，固方者则同聚也。物，谓物色群党，共在一处，而与他物相分别。若顺其所同，则吉也；若乖其所趣，则凶也，故曰'吉凶生矣'。此《经》虽因天地之性，亦广包万物之情也。"

3.《周易集解》引虞翻曰："阳见称易，阴藏为简，简，阅也。乾息昭物，天下文明，故'以易知'。坤阅藏物，故'以简能'矣。"

4.《周易集解》引荀爽曰："男谓乾，初适坤为震，二适坤为坎，三适坤为艮，以成三男也。女谓坤，初适乾为巽，二适乾为离，三适乾为兑，以成三女也。"

【讨论】

原文讨论易之门户乾坤所指代的事物的性质、作用，即天地阴阳的性质、作用。在位置上，天高地下，阳气上升，阴气下降，阳动阴静，阳刚阴柔。"阴阳者，万物之纲纪也"，因此万物又可根据阴阳而划分。阴阳两类事物，相互感应交争，产生了吉凶。阳气上生为天，产生各种天象；阴气下降成地，产生各种有形之物。在天地阴阳气交过程中，产生了各种变化，如产生了八卦、雷霆、风雨、日月、寒暑、男女等。

由于乾坤代表着自然界天地阴阳，其中自然含有天地之大道，天地大道简单而又起着支配作用。如果能够认知和遵循这些大道，则事业可以做得宏伟且长久。这些简单的天地大道，可以通过分析卦爻位时而体悟。

这里提到易道"易简"，但也就是这些看起来容易简单的自然规律却很少有人能掌握和遵循，因此产生很多种错误，给自己、家人、社会带来很大损失。

在人体，其种种生理和病理变化也皆是阴阳运动的结果，因此掌握阴阳的特性和运动规律，可以养生、治病。也只有遵循阴阳规律去养生，身体才能健康和长寿。因此《素问·上古天真论》把"法于阴阳，和于术数"放在养生第一要义。

【原文】

一阴一阳之谓道。继之道，善也；成之者，性也。[1]仁者见之谓之仁，知者见之谓之知[2]。百姓日用而不知，故君子之道鲜矣。显诸仁，藏诸用，鼓万物而不与圣人同忧，[3]盛德大业至矣哉。富有之谓大业，日新之谓盛德。生生之谓易，成象之谓乾，效法之谓坤[4]。极数知来之谓占，通变之谓事，阴阳不测之谓神。[5]

【注释】

[1] 继之道……性也：继，禀受，继续；成，生成，成就；性，天性、本性。

[2] 知者见之谓之知：知，智。

〔3〕显诸仁……圣人同忧：显，显现；诸，之于；用，功用；鼓，动。

〔4〕富有之……谓坤：富有，无所不备；日新，变化不息，日日增新；生生，阴阳相互变化而不穷；成象，生成天象；效法，效地之形，法即形。

〔5〕极数知来……谓神：极数，穷极著策之数；占，筮占；通变，即变通，指变化而通达、趋时而利；阴阳不测，阴阳变化迅速微妙而不可测度。

【选注】

1.《周易正义》："一谓无也，无阴无阳，乃谓之道。一得为无者，无是虚无，虚无是大虚，不可分别，唯一而已，故以一为无也。若其有境，则彼此相形，有二有不得为一。故在阴之时，而不见为阴之功；在阳之时，而不见为阳之力，自然而有阴阳，自然无所营为，此则道之谓也。故以言之为道，以数言之谓之一，以体言之谓之无，以物得开通谓之道，以微妙不测谓之神，以应机变化谓之易，总而言之，皆虚无之谓也。圣人以人事名之，随其义理，立其称号。"

2.《周易本义》："道具于阴而行乎阳。继，言其发也。善，为化育之功，阳之事也。成，言其具也。性，为物之所受，言物生则有性，而各具是道也，阴之事也。周子程子之书，言之备矣。"

3.《周易集解》引侯果曰："仁者见道，谓道有仁。知者见道，谓道有知也。圣人成务，不能无心，故有忧。神道鼓物，寂然无情，故无忧也。"

4.《周易集解》引正义曰："仁知则各滞于所见，百姓则日用不知，明体道君子，不亦少乎？生生，不绝之辞。阴阳变转，后生次于前生，是万物恒生，谓之易也。前后之生，变化改易。生必有死，易主劝戒，奖人为善，故云生不云死也。天下万物，皆由阴阳，或生或成，本其所由之理，不可测量之谓神也，故云'阴阳不测之谓神'。"

5.《周易集解》引王凯冲曰："万物皆成，仁功著也。不见所为，藏诸用也。物无不备，故曰'富有'。变化不息，故曰'日新'。"

【讨论】

原文讨论作为阴阳的天地大道，支配着所有事物的生长和发展。因此才会包罗万象，仁者见之谓之仁，知者见之谓之知。但是它又隐藏在事物的背后，不习惯观察和思考的人就不能总结出来。即使是圣人，如不能全面思考也不能真正掌握大道。大道支配着事物产生各种变化，产生种种繁盛的景象，推动事物不断更新。其终极是推动事物不断向前发展，一个事物消亡又产生另外一个生物，如此生生不已。

乾坤二卦可代表天地阴阳。从易象讲，所有的卦，都是乾坤二卦阴阳二爻排列组合的结果。而这些排列是可以用蓍草推导而知的，这就是所谓的占。有数必有穷，穷则必变，变则能通，通则久，这就是一种事业；阴阳只有两个，看来简单，但变化不穷，难以估计，所以神奇。

从中医学讲，人体阴阳的变化如果不能够仔细全面地观察和分析，不可能掌握其中的规律，也就不可能真正地认识生命的本质。因此，才会在学术上产生许多学派，所谓仁者见之谓之仁，知者见之谓之知。因此也提醒我们在诊病时要全面仔细地诊察患者，努力得到反映疾病本质的种种象，推究这些象的机制，综合分析才能正确诊断。因此医术也是通变的事业。

【原文】

是故易有太极[1]，是生两仪，两仪生四象，四象生八卦，[2] 八卦定吉凶，吉凶生大业。是故法象莫大乎天地，变通莫大乎四时，县象著明莫大乎日月，[3] 崇高莫大乎富贵。备物致用，立成器[4]，以为天下利，莫大乎圣人。探赜索隐，钩深致远，[5] 以定天下吉凶。成天下之亹亹者，莫大乎蓍龟。[6] 是故天生神物，圣人则之；天地变化，圣人效之；天垂象，见吉凶，圣人象之；河出图，洛出书，圣人则之。[7]《易》有四象[8]，所以示也；系辞焉，所以告也；定之以吉凶，所以断也。《易》曰："自天佑之，吉无不利。"子曰："佑者，助也。天之所助者，顺也；人之所助者，信也。履信思乎顺，又以尚贤也，是以自天佑之，吉无不利也。"

【注释】

[1] 太极：《广雅释诂》云"极，至也"，"极，高也"，故"太极"有高大而中和之义。"太极"在古代又常常被解释为无所不包、混沌未判的宇宙本原。又多指"太一"星，即北辰。

[2] 两仪……生八卦："两仪"为阴阳；"四象"，太阳、少阳，太阴、少阴；八卦，乾、坤、震、巽、坎、离、艮、兑。

[3] 法象莫大乎……日月：法，指地；象，指天；变通，四时推移终而复始，变而通达；县，即悬。

[4] 立成器：创立成就器物。

[5] 探赜索隐……致远：索，求寻；隐，几微。探赜索隐，探讨事物之繁杂，求索事物之几微。钩，曲而取之；致，推致。钩深致远，钩取深奥推致远大。

[6] 成天下……大乎蓍龟：成即盛，作容纳解；亹亹，微妙之义；蓍龟，蓍草龟甲。

[7] 天生神物……则之：神物，指蓍龟；则，法；河，黄河；洛，洛水。

[8] 四象：古者多解：①"神物""变化""垂象""河图洛书"；②水火木金；③阴阳老小；④实象，假象，义象，用象。按上下文义，当以阴阳老小为胜。

【选注】

1.《周易正义》："太极谓天地未分之前，元气混而为一，即是太初、太一也。故《老子》云：'道生一。'即此太极是也。又谓混元既分，即有天地，故曰'太极生两仪'，即《老子》云：'一生二'也。不言天地而言两仪者，指其物体，下与四象相对，故曰两仪，谓两体容仪也。"

2.《周易集解》引虞翻曰："四象，四时也。两仪，谓乾坤也。乾二五之坤，成坎、离、震、兑。震春兑秋，坎冬离夏。故'两仪生四象'。"

3.《周易本义》："一每生二，自然之理也。易者，阴阳之变。太极者，其理也。两仪者，始为一画以分阴阳。四象者，次为二画以分太少。八卦者，次以三画而三才之象始备。此数言者，实圣人作易自然之次第，有不假丝毫智力而成者。"

4.《周易集解》引荀爽曰："一消一息，万物丰殖，富有之谓大业。"

5.《周易正义》："'是故法象莫大乎天地'者，言天地最大也。'变通莫大乎四时'者，谓四时以变得通，是变中最大也。'县象著明莫大乎日月'者，谓日月中时，遍照天下，无幽不烛，故云'著明莫大乎日月'也。'崇高莫大乎富贵'者，以王者居九五富贵之位，力能齐一天下之动，而道济万物，是崇高之极，故云'莫大乎富贵'。"

【讨论】

本文提到太极、两仪、四象、八卦等概念，其意义就如朱熹所说："一每生二，自然之理也。易者，阴阳之变。太极者，其理也。两仪者，始为一画以分阴阳。四象者，次为二画以分太少。八卦者，次以三画而三才之象始备。此数言者，实圣人作易自然之次第，有不假丝毫智力而成者。"

这些概念和思维方法对中医学乃至现代科技影响很大，比如"二进位"法。在中医学中基于"天人同构"理论，主要认为人身之中也有"太极"，而不同医家指称又有不同，如：①命门太极说（可参阅孙一奎、赵献可、张介宾的著述）；②心为太极说（可参阅宋明心学家著述）；③宗气太极说（可参阅明·马玄台《难经正义》）；④中宫（脾胃）太极说（可参阅清·邵同珍《医易一理》）；⑤未分之卵太极说（可参阅清·唐宗海《医易通论》）。"太极说"还衍化为太极拳、太极膏等。

原文还提到河图、洛书等，认为圣人以此为原则认识事物。因此在《内经》中还有河图洛书之数，如"肝数三"。其他医术也深受其影响，如方剂六一散等。

【原文】

《易》之为书也，原始要终[1]，以为质[2]也。六爻相杂，唯其时物也[3]。其初难知，其上易知，本末也。[4]初辞拟之，卒成之终[5]。若夫杂物撰德，辨是与非，则非其中爻不备。[6]噫！亦要存亡吉凶，[7]则居可知矣。知者观其象辞，则思过半矣。二与四同功而异位，其善不同，二多誉，四多惧，近也。[8]柔之为道，不利远者，其要无咎，其用柔中也。三与五，同功而异位，三多凶，五多功，贵贱之等也。其柔危，其刚胜邪？[9]

【注释】

［1］原始要终：始，初；要，约。穷其事物之初，又要会事物之末。初爻代表事物之初，故称"始"；终，终结。上爻代表事之末，故曰终。

［2］质：体。

［3］六爻相杂……时物也：杂，阴阳错杂；时，时机，卦有卦时，爻有爻时；物，事，指不同条件下的事物。

［4］其初难知……本末也：初，初爻；难知，初爻处下代表事之微，故曰难知；上，上爻；易知，上爻代表事物终结而彰明，故曰易知；本末，指初爻、上爻。

［5］初辞……卒成之终：初辞，初爻之辞；拟，比类；卒成，事最后形成；终，上爻之辞。

〔6〕若夫杂物……爻不备：杂，错杂；物，事。杂物指阴阳杂居，即爻不同代表事物不同。撰，一本作"算"，此当训为论述；辨，别；中爻，指卦中四爻。

〔7〕噫亦要存亡吉凶：噫，叹词；要，求。

〔8〕知者观其彖辞……近也：彖辞，即卦辞。二与四同功，二与四同为阴位同互一卦，有相同的功用；异位，指二与四处不同位置，二处内卦，四处外卦，二居中，四失中。近，就四而言，四多惧，因近五之君。

〔9〕柔之为道……刚胜邪：不利远，阴不利于疏远九五，此就二言之；柔中，二以柔居中。三五同为阳位，同互一卦，故曰三五同功；五居中在外卦，三失中而在内卦，故曰三五异位。胜，胜任；邪，不定之辞。

【选注】

《周易正义》："'原始要终，以为质'者，质，体也。言《易》之为书，原穷其事之初始，乾'初九，潜龙勿用'，是原始也；又要会其事之终末，若'上九亢龙有悔'，是要终也。言《易》以原始要终，以为体质也，此'潜龙''亢龙'，是一卦之始终也。诸卦亦然，若大畜初畜而后通，皆是也。亦有一爻之中原始要终也。故《坤》卦之初六'履霜，坚冰至'。'履霜'，是原始也；'坚冰至'，是要终也。'其初难知'者，谓卦之初始，起于微细，始拟议其端绪，事未显著，故难知也。'其上易知'者，其上谓卦之上爻，事已终极，成败已见，故易知也。上云其上，则其初宜云下也。初既言初，则上应称末，互文也。以《易经》爻辞言初言上，故此从《经》文也。'本末也'者，其初难知是本也，其上易知，是末也。以事本，故难知；以事末，故易知，故云'本末也'。'初辞拟之'者，覆释'其初难知'也。以初时以辞拟议其始，故难知也。'卒成之终'者，覆释'其上易知'也。言上是事之卒了，而成就终竟，故易知也。"

【讨论】

原文主要讨论了卦象中不同爻位的作用，认为《周易》本身就是从事物开始推导其未来（结束）的一本书。在推导的过程中，要注意爻位时变化。虽然事物开始时很难掌握其发展规律及其结果，但是仔细观察和推导还是可知的。对于分析每个卦来说，不但要看初爻和终爻，还要看其他四爻及其位时的变化，同时参考卦辞。其中二与四爻虽同属阴位、三与五爻同属阳位，由于其在中位与否不同，因此意义也不同。一般来说阴爻在阴位、阳爻在阳位为好。

在医学中，我们根据疾病开始时的一个症状很难诊察，到疾病显现出来，诊断和治疗往往很被动。根据原文意思，在诊察疾病时不但要分析疾病开始和目前的症状（象），还要注意问查疾病发生过程的种种表现，这样才能全面分析，做出正确诊断。当然在疾病过程中某些症状是善象，某些是恶象，要根据医学知识动态来分析。

【原文】

《易》之为书也，广大悉[1]备，有天道焉，有人道焉，有地道焉。兼三材而两之，故六。六者，非它也，三材之道[2]也。道有变动，故曰爻。爻有等[3]，故曰物[4]。物相杂，故曰文[5]。文不当[6]，故吉凶生焉。

【注释】

[1] 悉：全，都。

[2] 三材之道：材，一本作"才"，二者通。三才即天地人，三材之道即三才之道。

[3] 等：阴阳贵贱之差等。

[4] 物：事物，此指阴阳二物，阳爻代表阳物，阴爻代表阴物。

[5] 文：文采。

[6] 不当：谓阴物（爻）居阳位，阳物（爻）居阴位。

【选注】

1.《周易集解》引荀爽曰："以阴易阳，谓之广。以阳易阴，谓之大。易与天地准，固悉备也。"

2.《周易集解》引崔觐曰："言易之为书明三才，广无不被，大无不包。悉备有万物之象者也。言重卦六爻，亦兼天地人道，两爻为一才，六爻为三才，则是兼三才而两之，故六。六者，即三才之道也。"

3.《周易集解》引陆绩曰："天道有昼夜、日月之变，地道有刚柔、燥湿之变，人道有行止、动静、吉凶、善恶之变。圣人设爻以效三者之变动，故谓之'爻'者也。"

4.《周易集解》引干宝曰："等，群也。爻中之义，群物交集，五星四气，六亲九族，福德刑杀，众形万类，皆来发于爻，故总谓之物也。象颐中有物曰噬嗑，是其义也。"

5.《周易集解》引虞翻曰："乾阳物，坤阴物。纯乾纯坤之时，未有文章。阳物入坤，阴物入乾，更相杂成六十四爻，乃有文章，故曰'文'。"

6.《周易正义》："若相与聚居，间杂成文，不相妨害，则吉凶不生也。由文之不当，相与聚居，不当于理，故吉凶生也。"

【讨论】

原文主要论述卦中爻所代表的天地人三才之道。认为易成了书，它的涵盖面非常广，上及天，中及人，下及地。用卦表示时，初、二爻为地，三、四爻为人，五、上爻为天。整个卦，从初爻到上爻，各有不同。比如，乾初潜，二见，三惕，四跃，始终先后不同。这个变动，就叫爻。爻就是效天地之动。爻又有高下、远近、贵贱的差别，这就是等。爻有阴阳，阴阳二物就是物，它有刚柔、大小的区别。阴爻阳爻交错相间，有全阴无阳，这就是坤；有全阳无阴，这就是乾。除此之外，都是阴阳相杂，这就有了文。文有当与不当。阳居阳位是当，居阴位则不当；阴居阴位为当，居阳位则不当。当则多吉，不当则多凶。

此三才观对中医学有很深的影响：①"天有三宝：天、地、人。人有三宝：精、气、神。"②"医不三世，不服其药。"（三世之书：《黄帝针灸》《神农本草经》《素女脉诀》）唐·孔颖达望文生义，误称为父子三代，流传甚广。③三焦：六腑之一，水谷之道路，气之所终始也。④三品法：《神农本草经》采用上、中、下三大分类法，"上药养命，中药养性，下药治病"。⑤三因说：中医病因——内因、外因、不内外因。⑥汗、下、吐三法：金代大家张从正《儒门事亲》中提出这三大治疗方法。⑦三阴三阳说：

《内经》中提出三阴——厥阴、少阴、太阴；三阳——少阳、阳明、太阳。《伤寒论》据此提出三阴三阳病证。中成药中有"三才丸"方出自《儒门事亲》，药为人参、地黄、天冬三味，取天、地、人之意。

【原文】

是故君子所居而安者，易之序也；[1] 所乐而玩者，爻之辞也。是故君子居则观其象而玩其辞，动则观其变而玩其占，是以"自天佑之，吉无不利"[2]。

【注释】

[1]君子所居……序也：居，静处；安，依；序，次序。

[2]自天佑之……不利：此引《大有》上九爻辞。佑，保佑。

【选注】

《周易正义》："以其在上，吉凶显其得失，变化明其进退，以此之故，君子观象知其所处，故可居治之位，而安静居之，是易位之次序也。若居在乾之初九，而安在勿用，若居在乾之九三，而安在乾乾，是以所居而安者，由观易之位次序也。'所乐而玩者，爻之辞也'者，言君子爱乐而习玩者，是六爻之辞也。辞有吉凶悔吝，见善则思齐其事，见恶则惧而自改，所以爱乐而耽玩也。卦之与爻，皆有其辞，但爻有变化，取象既多，以知得失。故君子尤所爱乐，所以特云'爻之辞'也。'是故君子居则观其象而玩其辞'者，以易象则明其善恶，辞则示其吉凶，故君子自居处其身，观看其象，以知身之善恶，而习玩其辞，以晓事之吉凶。'动则观其变而玩其占'者，言君子出行兴动之时，则观其爻之变化，而习玩其占之吉凶。若《乾》之九四'或跃在渊'，是动则观其变也。《春秋传》云：'先王卜征五年。'又云：'卜以决疑。'是动玩其占也。'是以自天佑之，吉无不利'者，君子既能奉遵易象，以居处其身，无有凶害，是以从天以下，悉皆佑之，吉无不利。此《大有》上九爻辞。"

【原文】

《易》有圣人之道四焉：以言者尚其辞，[1] 以动者尚其变[2]，以制器者尚其象[3]，以卜筮者尚其占[4]。

【注释】

[1]以言者尚其辞：以，用；尚，取，主；辞，指卦爻辞。

[2]变：爻变。

[3]象：卦象。

[4]卜筮者尚其占：卜筮，龟卜蓍占；占，占问预测。

【选注】

《周易正义》："'《易》有圣人之道四焉'者，言《易》之为书，有圣人所用之道者凡有四事焉。'以言者尚其辞'者，谓圣人发言而施政教者，贵尚其爻卦之辞，发其言辞，出言而施政教也。'以动者尚其变'者，谓圣人有所兴动营为，故法其阴阳变化。变有吉凶，圣人之动，取吉不取凶也。'以制器者尚其象'者，谓造制形器，法其爻卦之象。若造弧矢，法睽之象；若造杵臼，法小过之象也。'以卜筮者尚其占'者，策是筮之所用，并言卜者，卜虽龟之见兆，亦有阴阳三行变动之状。故卜之与筮，尚其爻卦变动之占也。"

【讨论】

上两段原文主要讨论君子对《周易》的态度和应用，也是《周易》的四大功用，即：表达时，学它的文辞辩证；行动时，看它的变化规律；艺术创作时，注重它的比类形象；预测吉凶时，就用它做占卜的工具。如果真正按照周易所预示的大道去做，那就可以"自天佑之，吉无不利"。而我们学习它，除了领会其哲理，还要用于诊疗疾病，当然这主要是"以动者尚其变"了。

【原文】

子曰："书不尽言，言不尽意。"[1]然则，圣人之意，其不可见乎？子曰："圣人立象以尽意，设卦以尽情伪[2]，系辞焉以尽其言，变而通之[3]以尽利，鼓之舞之[4]以尽神。"乾坤，其易之缊[5]邪？乾坤成列[6]，而易立乎其中矣。乾坤毁，则无以见易，易不可见，则乾坤或几乎息矣。[7]是故形而上[8]者谓之道，形而下[9]者谓之器，化而裁之谓之变，推而行之谓之通，举而错[10]之天下之民谓之事业。是故夫象，圣人有以见天下之赜，而拟诸其形容，象其物宜，是故谓之象。圣人有以见天下之动，而观其会通，以行其典礼。

【注释】

[1]书不尽言……尽意：书，文字；言，言语；意，心意。

[2]情伪：真情虚伪。阳为情，阴为伪，阴阳变化，而情伪在其中。

[3]变而通之：变化三百八十四爻使之交通。

[4]鼓之舞之：就著占而言，鼓为动，舞为起行。

[5]缊：藏。此指渊源。

[6]成列：分布，此指乾坤各三爻而成体，阴阳分布。

[7]乾坤毁……几乎息矣：毁，毁弃；息，止。此是说明乾坤为阴阳之宗，变化所出。易无体，以乾坤见之，六十四卦由乾坤所生，乾坤毁，卦爻灭，易即不存在。

[8]形而上：指超出形体、在形体以外、无形而不可见的、抽象的事物。

[9]形而下：指没有超出形体、在形体以内、有形可见的具体的事物。

[10]举而错：举，用，推。《论语·为政》："举直错诸枉。"《礼记·儒行》："怀忠信以待举。"《淮南子·主术》："无小而不举。"均是此义。错，通措，当训为置于、施加。

【选注】

1.《周易集解》引崔觐曰："此结上文，兼明易之形器变通之事业也。凡天地万物，皆有形质。就形质之中，有体有用。体者，即形质也。用者，即形质上之妙用也。言有妙理之用以扶其体，则是道也。其体比用，若器之于物，则是体为形之下，谓之为器也。"

2.《周易正义》："谓举此理以为变化，而错置于天下之民。凡民得以营为事业，故云'谓之事业'也。此乃自然以变化错置于民也,圣人亦当法此错置变化于万民,使成其事业也。凡《系辞》之说,皆说易道,以为圣人德化,欲使圣人法易道以化成天下,是故易与圣人,恒相将也。以作易者,本为立教故也,非是空说易道,不关人事也。"

【讨论】

原文阐述了《周易》"立象以尽意,设卦以尽情伪"的特点,又提出"道"和"器"的范畴。文中提出"书不尽言,言不尽意",说明有些道理和事情很难用语言阐述和传递,只有通过个人观察和体悟才能理解和接受。因此《周易》才立象让读者自己去体悟,达到尽意(掌握易道),并用卦的系统去点拨,力图让人去掌握天地大道。

天地阴阳是万物发生、发展的基础和动力,因此代表天地阴阳的乾坤为易之门户。此中的"形而上""形而下""器""道"概念在古代哲学史中产生过较大影响。中医学非常注重对象的认识,比如藏象学说,也如《周易》让人通过观察人体内外的现象去体悟脏腑的生理、病理,脏腑病理生理其实就是"形而上"的"道",这与西医学脏器病理生理都有实体的认识不同。然而,这些道又是通过人体具体的外在表现"器"来反映,因此"道"和"器"在对疾病的认识过程中统一起来。我们要学习好中医学,要掌握中医学意象的特点,注重在临床实践的认识"器"的过程中体悟中医理论的"道"。

第三讲　道家经典

　　道家，因其以"道"为核心观念而得名。老子构建了"道"这一最高思想范畴而且创立了道家学派，庄子继承了老子的道家思想而加以丰富和发展，西汉前期以之作为治国之术，道家思想于是成为官方的意识形态，这就是历史上所谓的黄老之学。道家认为"道"无形而不可见，"道"之本性即是"自然"，"道"是宇宙的最高本体和一切事物的终极本源，"道"是超时空的永恒存在，是包括人生、社会乃至整个宇宙的总规律。道家强调凡事均应顺其自然，达到"道法自然"的最高境界。道家不仅追求精神的逍遥及心灵的解放，而且在社会政治层面认为春秋战国时期战争不断造成民生困苦，人们必须放弃逞才、逞智、逞强、逞力，回归朴素、无知的境界，以"无为"治理天下，天下才能和平安定。就人生而言，他们认为万物都有对立面，美丑、善恶、有无、难易、长短都是相互依存的对立统一，而且物极必反，因此，人们必须知足寡欲、柔弱不争、顺其自然，抛弃一切礼教的束缚，充分获得精神的自由。

　　《老子》，又称《道德经》，是春秋时期老子（李耳）所著，是道家哲学思想的重要来源，共八十一章。或以为其所论包括"道"与"德"而分上下两篇。《老子》以哲学意义之"道德"为纲纪，内涵广而文意深，对中国古代哲学、科学、政治、宗教等都产生了深刻的影响。现在所见到的《老子》一书，并不是老子的原始文本，而是由战国时人增益的文字，但其主要思想却是属于老子的。其文辞简短，艰深难懂，因此后人多有注解，最通行的有西汉时道学家河上公注，三国时魏国哲学家王弼注，还有清朝时魏源的《老子本义》等，现行较好的注本有陈鼓应的《老子注译及评介》。

　　《庄子》是战国中期庄子及其后学所著，汉代以后，因尊庄子为南华真人，所以又称之为《南华经》，《汉书·艺文志》著录五十二篇，今存三十三篇。其中内篇七，外篇十五，杂篇十一。其内容丰富，博大精深，涉及哲学、政治、社会、人生、艺术等诸多方面，对宇宙生成、天人关系、生命本质及其价值等都有详尽的论述。《庄子》不仅是哲学名著，而且也是文学典范，对后世的中国文学、美学的发展有着深远的影响。按照传统的看法，内篇是庄子本人所著，真正代表了庄子的思想。后人注解《庄子》很多，注本达数十种，通行本有西晋郭象注及清末王先谦的《庄子集解》、郭庆藩的《庄子集释》等。

《老子》选读

第一章

【原文】

道可道，非常[1]道；名可名，非常名。无，名天地之始；[2]有，名万物之母[3]。故常无欲以观其妙[4]，常有欲以观其徼[5]。此两者同出而异名，同谓之玄[6]。玄之又玄，众妙之门。

【注释】

[1] 常：长久，永恒。

[2] 无名天地之始："无"即天地形成的开端。此言天地形成之际的一种状态是"无"。"无"并非空无一切，而是形容"道"生成宇宙万物过程中混沌一片、无以名状的一种特殊状态。

[3] 有名万物之母："有"即万物的根源。"有"是指天地形成以后，万物竞相生成的状况。古人认为，先有天地的分化，然后才有万物的出现。"有"和"无"，是老子提出的两个重要概念，表明"道"生成宇宙万物的过程，即"道"由无形质向有形质转换的过程。"始"与"母"对举，其义同中有异。《说文解字》："始，女之初也。""母"则"象怀子形，一曰象乳子也"。以此分别有与无的境界，意味深长。盖天地未生，混混沌沌，正如少女之初，纯朴天真。

[4] 妙：微小，幽隐。王弼注："妙者，微之极也。"妙者，微妙之谓。"理微谓之妙也。"

[5] 徼：终极。谓物之成。王弼注："徼，归终也。"敦煌本作"皦"，明亮之义。亦通。"皦"者，光明之谓，与"妙"为对文，意曰理显谓之皦也。

[6] 此两者……同谓之玄：两者，指有无而言。玄，深奥难解之义。"玄"是老子哲学中一个重要的概念，表示幽昧深远的意思。老子研究的是"道"，"道"的形而上的性质决定了它的神秘幽昧、深不可测。

【选注】

1. 王弼注："可道之道，可名之名，指事造形，非其常也。故不可道，不可名也。"李隆基注："道者，虚极之妙用。名者，物得之所称。用可于物，故云可道。名生于用，故云可名。应用且无方，则非常于一道。物殊而名异，则非常于一名。是则强名曰道，而道常无名也。无名者，妙本也。妙本见气，权舆天地，天地资始，故云无名。有名者，应用也。应用匠成，茂养万物，物得其养，故有名也。"

2. 王弼注："凡有皆始于无，故'未形''无名'之时则为万物之始，及其'有形''有名'之时，则长之育之，亭之毒之，为其母也。言道以无形无名始成万物，以始以成而不知其所以，玄之又玄也。"

3. 王弼注："妙者，微之极也。万物始于微而后成，始于无而后生。故常无欲空虚，可以观其始物之妙。"李隆基注："人生而静，天之性。感物而动，性之欲。若常守清静，解心释神，返照正性，则观乎妙本矣。若不正性，其情逐欲而动，性失于欲，迷乎道原，欲观妙本，则见边徼矣。"

4. 王弼注："两者，始与母也。同出者，同出于玄也。异名，所施不可同也。在首则谓之始，在终则谓之母。玄者，冥也，默然无有也。始母之所出也，不可得而名，故不可言，同名曰玄，而言谓之玄者，取于不可得而谓之然也。谓之然则不可以定乎一玄而已，则是名则失之远矣。故曰，玄之又玄也。众妙皆从同而出，故曰众妙之门也。"李隆基注："出则名异，同则谓玄。玄，深妙也。""意因不生，则同乎玄妙，犹恐执玄为滞，不至兼忘，故寄又玄以遣玄，示明无欲于无欲，能如此者，万法由之而自出，故云众妙之门。"

【讨论】

本章论"道"。道是形而上的真实存在，是不可言说的。道具有抽象性、本源性。言简意赅，发前人所未发，叙前人所未叙，提出了"道"这一著名的哲学概念。老子的哲学从宇宙开始，延伸到人生和政治。其理论基础是由"道"这个观念展开的，所以说老子哲学的核心就是"道"。陈鼓应先生说：老子创立的学派之所以称为道家，就在于他提出了一个以"道"为最高范畴的完整的思想体系，从"道"的高度考察自然、社会和人生问题。在老子的学说中，"道"不仅具有宇宙本原的意义，而且还具有规律、原则和方法的意义，不仅是支配物质世界运动变化的普遍规律，而且也是人类社会所必须遵循的基本法则。"道"是全部中国传统哲学中最为抽象、思辨性最强、含义最丰富的范畴。"道"的存在，标志着中国哲学具有极高的理论思维水平。

朱谦之案：盖华夏先哲之论宇宙，一气而已，言其变化不测，则谓之玄。变化不测之极，故能造成天地，化育万物，而为天地万物之所由出。鸢飞鱼跃，山峙川流，故曰"众妙之门"。

张衡曰："玄者无形之类，自然之根；作于太始，莫之能先；包含道德，构掩乾坤；橐钥元气，禀受无形。"

黄元吉《道德经注释》：朱子云："道犹路也，人之所共同也。"其实生天生地生人生物之理，故谓之道。天地未判以前，此道悬于太空；天地既辟以后，此道寄诸天壤。是道也，何道也？先天地而长存，后天地而不敝。生于天地之先，混于虚无之内，无可见，亦无可闻。故太上曰：以言乎道，费而隐，实无可道；所可道者，皆道之发见耳，非真常之道也。以言乎名，虚而无物，实无可名；所可言者，皆道之糟粕耳，非真常之名也。人不知道，曷观之《诗》乎！曰："上天之载，无声无臭"——道不可有言矣！又曰："维天之命，于穆不已"——道不可无称矣！须知至无之内，有至有者存；至虚之中，有至实者在。道真不可以方所言也。太上慈悲渡世，广为说法，曰：鸿蒙未兆之先，原是浑浑沦沦，绝无半点形象——虽曰无名，而天地人物咸育个中。此所以为天地之始也。及其静之既久，气机一动，则有可名，而氤氤氲氲，一段太和元气，流行宇宙，养育群生。此所以为万物之母也。始者，天地未开之前，一团元气在抱也；母者，天地既辟之后，化生万物是也。

第二章

【原文】

天下皆知美之为美，斯恶已。[1]皆知善之为善，斯不善已。有无相生，难易相成，长短相形，高下相倾[2]，音声相和，前后相随，恒[3]也。是以圣人处无为之事[4]，行不言之教[5]；万物作焉而不辞[6]，生而弗有[7]，为而弗恃[8]，功成而弗居[9]。夫唯弗居，是以不去。

【注释】

[1]天下皆知……斯恶已：斯，就。此句谓美与恶相形而见。

[2]倾：倾倚，倾斜。

[3]恒：常，规律。

[4]处无为之事：处（chǔ），治理，办理。无为之事，指顺从自然，而非刻意人为之事。《淮南子·原道训》："无为者，不先物为也。"

[5]不言之教：身教也。《素问·上古天真论》林校引杨上善云："上古圣人使人行者，身先行之，为不言之教也。不言之教胜有言之教。"

[6]万物作焉而不辞：作，兴起，产生；辞，拒绝，阻止。

[7]有：据为己有。

[8]恃：自恃其能。

[9]居：居功，自我夸耀。

【选注】

1.王弼注："美者，人心之所乐进也；恶者，人心之所恶疾也。美恶，犹喜怒也；善不善，犹是非也。喜怒同根，是非同门，故不可得偏举也。此六者皆陈自然不可偏举之明数也。"李隆基注："美善者，生于欲心，心苟所欲，虽恶而美善矣。故云皆知，以己之所美为美，所善为善矣。美善无主，俱是妄情，皆由封执有无，分别难易，神奇臭腐，以相倾夺。大圣较量，深知虚妄，故云恶已。"

2.李隆基注："无为之事，无事也。寄以事名，故云处也。不言之教，忘言也，寄以教名，故云行也。"

3.王弼注："自然已足，为则败也。"

4.王弼注："智慧自备，为则伪也。"

5.王弼注："因物而用，功自彼成，故不居也。"

6.王弼注："使功在己，则功不可久也。"

【讨论】

本章首先从美丑、善恶、有无、难易、长短、高下的关系来论述价值判断，说明任何事物都是相互依存和相对的。可以分两层意思：第一，集中鲜明地体现了老子朴素的辩证法思想。他通过日常的社会现象与自然现象，阐述了世间万物都具有相互依存、相互联系、相互作用的关系，论说了对立统一的规律，确认对立统一是永恒的、普遍的法则。第二，老子提出了"无为"的观点。这也是"无为"的最早出处。"无为"就是要顺应自然、遵循事物发展的客观规律，不要胡作妄为。学界或以为第一章是全书的总纲，也有人认为前两章是全书的引言，全书的宗旨都在其中了。

朴素的辩证法思想，是老子哲学中最有价值的部分。在中国的哲学史上，还从来没有谁像老子这样深刻而系统地揭示出事物对立统一的规律。传统文学艺术中有不少体现辩证思维的范畴，就与之有明显的渊源联系。例如"有"与"无"，出自老庄哲学，"有无相生"体现了事物对立统一的辩证关系，实际也体现了艺术创作的辩证关系。后世的作家、艺术家们逐步从老庄哲学中引申出这样一种思想：通过"有声""有色"的艺术，而进入"无声""无色"的艺术深层境界，这才是至美的境界。与之相关，"虚"与"实"的概念也随之应运而生，而"虚实相生"理论也成为中国古代艺术美学中独具特色的理论。

第七章

【原文】

天长地久。天地所以能长且久者，以其不自生[1]，故能长生。是以圣人后其身[2]而身先，外其身[3]而身存。非以其无私邪？故能成其私。

【注释】

［1］不自生：言天地生万物而不生自身，不注重自身的生存。或言不自谋私利。

［2］后其身：把自身置于后而不争先。置身于后，反能占先。

［3］外其身：把自身置之度外而不忧。把自己置之度外，反而能生存得更好。

【选注】

1. 李隆基注："标天地长久者，欲明无私无心，则能长能久，结喻成义，在乎圣人，后身外身，无私成私耳。"

2. 李隆基注："天地生物，德用甚多，而能长且久者，以其资禀于道，不自矜其生成之功故尔。"

3. 王弼注："无私者，无为于身也。身先身存，故曰能成其私也。"李隆基注："天地忘生养之功，是无私。而能长且久，是成其私。圣人后外其身，是无私而能先能存，是成其私也。"

【讨论】

本章由天地"无私"而长存，论及圣人"后身"而"身先"，"外身"而"身存"。由天道推论人道，反映了老子以退为进的思想主张，是老子"无为而无不为"思想的具体体现。老子用朴素的辩证法观点，说明利他（"退其身""外其身"）和利己（"身先""身存"）是统一的，利他往往能转化为利己，老子想以此说服人们都来利他，这种谦退无私精神，有它积极的意义。老子赞美天地，同时以天道推及人道，希望人道效法天道。

第十三章

【原文】

宠辱若惊[1]，贵大患若身[2]。何谓宠辱若惊？宠为下[3]，得之若惊，失之若惊，是谓宠辱若惊。何谓贵大患若身？吾所以有大患者，为吾有身[4]，及[5]吾无身，吾有何患？故贵以身为天下，若可寄天下；爱以身为天下，若可托天下。[6]

【注释】

[1] 宠辱若惊：若，乃。得宠和受辱都使人惊慌不安。

[2] 贵大患若身：像重视自身的身体一样重视大患。

[3] 宠为下：得宠也是下（不值得尊崇）。

[4] 有身：有自身的存在。

[5] 及：如果。

[6] 故贵以身……托天下：此言重视以养身的理念治理天下，乃可以托付以天下；喜欢以养身的理念治理天下，乃可以托付以天下。即主张以淡泊无为的精神治理天下。

【选注】

1. 王弼注："宠必有辱，荣必有患，惊辱等、荣患同也。为下，得宠辱荣患若惊，则不足以乱天下也。"李隆基注："操之则栗，合之则悲，未忘宠辱，故皆惊也。"

2. 王弼注："大患，荣宠之属也。生之厚，必入死之地，故谓之大患也。人迷之于荣宠，返之于身，故曰大患若身也。"李隆基注："身为患本，矜贵其身，即如贵大患矣。此合云贵身如贵大患，而乃云贵大患如身者，欲明起心贵身，即是大患。有贵即身是大患，故云贵大患如身。若，如也。此上两句正标。"

3. 王弼注："无以易其身，故曰贵也。如此乃可以托天下也。""无物可以损其身，故曰爱也。如此乃可以寄天下也，不以宠辱荣患损易其身，然后乃可以天下付之也。"李隆基注："此章首标宠辱之戒，后以寄托结成者，宠辱若惊，未忘宠辱贵爱。以为未忘贵爱，故以辱校宠，则辱不如宠。以贵方爱，则贵不如爱。惊宠辱者，尚有宠辱介怀，存贵爱者，未为谦忘天下。故初则使惊宠如辱，后欲令宠辱俱忘，假寄托之近名，辩兼忘之极致。忘宠辱则无所复惊，忘身则无为患本，忘天下则无寄托之近名。"

4.《老子河上公章句》："圣人治国与治身同也。""治身者，爱气则身全；治国者，爱民则国安。""人君不可以有为治国与治身也。""用道治国，则国安民昌；治身则寿命延长，无有既尽之时也。"

【讨论】

"宠辱若惊，贵大患若身"是本章的主旨。世人对于来自身外的荣辱毁誉莫不极度重视而在心灵深处发生巨大的震撼，甚至把荣辱毁誉视为重于生命本身。所以老子强调要贵身。现在有很多人都以"宠辱不惊"作为一种修身养性所追求的至高境界。能做到得宠时不惊异、不狂喜，仿若自然；受辱时不自卑、不自馁，视之无物，是谓"宠辱不惊"。马寅初曾以"去留无意，漫观天外云卷云舒；宠辱不惊，闲看庭前花开花落"自勉，确实能做到"宠辱不惊"。基于天人一理、身国同构的认识论，道家主张以"治身"之法为"治国"之道。所以老子提出了"故贵以身为天下，若可寄天下；爱以身为天下，若可托天下"的著名论断。

第十六章

【原文】

致虚极，守静笃。[1] 万物并作，吾以观复[2]。夫物芸芸，各复归其根。[3] 归根曰静，静曰复命[4]；复命曰常[5]，知常曰明。不知常，妄作凶。知常容[6]，容乃公[7]，公乃全[8]，全乃天[9]，天乃道，道乃久，没身[10]不殆。

【注释】

[1] 致虚极守静笃：极，极致。笃，笃实。致虚至极，守静至笃。使心灵的虚寂达到极致状态，保持宁静达到极致状态。

[2] 观复：复，返。观察其返回原点的状态，观察其循环往复的规律。

[3] 夫物芸芸……归其根：芸芸，纷繁茂盛的样子，常形容草木繁茂；复归其根，返本复初，回归本原。

[4] 复命：回归本性，指回到虚静的本性。

[5] 常：恒常不变的规律，指事物运动变化中不变的规律，也就是永恒的法则。

[6] 容：宽容，包容。

[7] 公：公允，公正。

[8] 全：周遍，全面。

[9] 天：自然。

[10] 没身：终身。

【选注】

1.《老子河上公章句》："得道之人，捐情去欲，五内清静，至于虚极。"王弼注："言致虚，物之极笃；守静，物之真正也。"李隆基注："虚极者，妙本也。言人受生皆禀虚极妙本，及形有受纳，则妙本离散。今欲令虚极妙本必致于身，当须绝弃尘境染滞，守此雌静笃厚，则虚极之道自致于身也。"

2.《老子河上公章句》："言吾以观见万物无不皆归其本也。人当念重其本也。"王弼注："以虚静观其反复。凡有起于虚，动起于静，故万物虽并动作，卒复归于虚静，是物之极笃也。"李隆基注："老君云：何以知守雌静则能致虚极乎？但观万物动作云为，及其归根，常在于静，故知尔。"

3.《老子河上公章句》："静谓根也。根安静柔弱，谦卑处下，故不复死也。""言安静者是为复还性命，使不死也。"王弼注："归根则静，故曰静。静则复命，故曰复命也。复命则得性命之常，故曰常也。"李隆基注："所以知万物归复常在于静者，为物华叶芸芸，生性皆复归于其根本，故有作云云者，动作也。言夫物云云动作者，及其归复皆在根本尔。""华叶云云者，生性归根则静止矣。人能归根至静，可谓复所禀之性命。"

4. 王弼注："常之为物，不偏不彰，无皦昧之状，温凉之象，故曰知常曰明也。唯此复乃能包通万物，无所不容，失此以往，则邪入乎分，则物离其分，故曰不知常，则妄作凶也。"

5. 王弼注："无所不包通，则乃至于荡然公平也。"

6. 王弼注："无之为物，水火不能害，金石不能残。用之于心则虎兕无所投其齿角，兵戈无所容其锋刃，何危殆之有乎？"

【讨论】

人们研究老子，总是用"清静无为""恬淡寡欲"来概括老子的人生态度，实际上，"致虚""守静"既是修身养性的方法，又是认识世界的方法，也是治国安邦的方法。本章包括了对世界万物和人生的认识，是认识社会、人生和客观世界的方法论。达到虚静的极致，我们才能观察到宇宙万物的本原和真相。不论万物如何变化多端，终会回归根本。回归根本称作静，就是所谓的回归其本来自性。其基本态度是"致虚""清静""归根"和"复命"。老子提出的"虚""静"是一种极致状态，万物归根称为"静"，"静"称为"复命"，"复命"称为"常"，知晓"常"才符合"道"。老子特别强调致虚守静的功夫，主张人们应当用虚寂沉静的心境去面对宇宙万物的运动变化。在他看来，万事万物的发展变化都有其自身的规律，从生长到死亡、再生长到再死亡，生生不息，循环往复以至于无穷，都遵循着这个运动规律。老子希望人们能够了解、认识这个规律，并且把它应用到社会生活之中。在这里，他提出"归根""复命"的概念，主张回归到一切存在的根源，这里是完全虚静的状态，这是一切存在的本性。

第二十二章

【原文】

"曲则全[1]，枉则直[2]，洼则盈[3]，敝则新[4]，少则得，多则惑[5]。"是以圣人抱一为天下式[6]。不自见[7]，故明；不自是，故彰[8]；不自伐[9]，故有功；不自矜[10]，故长。夫唯不争，故天下莫能与之争。古之所谓"曲则全"者，岂虚言哉！诚全而归之。

【注释】

[1]曲则全：委曲反而能保全。

[2]枉则直：枉，弯曲。弯曲反而能伸展。

[3]洼则盈：低洼之处反而能充盈。

[4]敝则新：破旧反而能产生崭新。

[5]少则得多则惑：少取则可多得，贪多则易迷失。

[6]圣人……天下式：一，指"道"。式，即"栻"，是古代占卜用的一种迷信工具，根据它转动的结果来判断占卜者的凶吉祸福。老子这里用"栻"，是说圣人观察天

下的命运也要借助工具，而这个工具不是木制的，而是"一"，即"道"。王弼注："一，少之极也。式，犹则之也。"

[7] 自见：自现，自我显示。

[8] 彰：明显、显著。

[9] 伐：夸耀。

[10] 矜：夸耀。

【选注】

1. 王弼注："不自见其明则全也。"李隆基注："人能不自见其德，常曲己以应务，则其德全自明。""曲己以应务则全。""枉己以申人则直。""执谦德则常盈。""守弊薄则日新。""抱一不离则无失。""有为多门则惑乱……圣人抱守淳一，故可以为天下法式。"

2. 王弼注："不自是则其是彰也。"李隆基注："人能不自以为是，而枉己以申人，则其是直自彰矣。"

3. 王弼注："不自伐则其功有也。"李隆基注："人能不自伐取，则其功归己矣。"

4. 王弼注："不自矜则其德长也。"李隆基注："人能长守弊薄，不自矜炫，则人乐推其长。"

5. 王弼注："自然之道亦犹树也，转多转远其根，转少转得其本。多则远其真，故曰惑也；少则得其本，故曰得也。"

【讨论】

老子从丰富的生活经验中总结出智慧的思想，给人们以深深的启迪。生活在现实社会的人们，不可能做任何事情都一帆风顺，极有可能遇到各种困难，在这种情况下，老子告诉人们，可以先采取退让的办法，等待，静观以待变，然后再采取行动，从而达到自己的目标。"不争"和"无为"，是老子学说中的重要概念。在《老子》中，"不争"的提法反复出现，比如第三章、第八章、本章和之后的第六十八章、第七十三章。在老子看来，"不争"和"无为"并不是一种消极的人生态度，而是在把握事物发展辩证规律之后的一种积极的人生选择。事物由正面向反面变化包含着辩证法思想，即委曲和保全、弓屈和伸直、不满和盈溢、陈旧和新生、缺少和获得、贪多和迷惑。他用辩证法思想作为观察和处理社会生活的原则，最后得出的结论是"不争"。这是圣人的处世之道，也是智慧的生存之道。

第二十四章

【原文】

企者不立[1]，跨者不行[2]，自见者不明，自是者不彰，自伐者无功，自矜者不长。其在道也，曰余食赘形[3]，物或恶之，故有道者不处[4]。

【注释】

[1] 企者不立：企，抬起脚后跟、跂起脚。跂起脚反而站不稳。

[2] 跨者不行：跨，跃、越的意思。跨步行进的人，反而走不快。

[3] 余食赘形：剩饭、赘瘤。

[4] 有道者不处：处，处世行事。有"道"之人是不这样做的。

【选注】

1. 王弼注："物尚进则失安，故曰，企者不立。"

2. 王弼注："其唯于道而论之，若却至之行，盛馔之余也。本虽美，更可秽也。虽有功而自伐之，故更为疣赘者也。"

3. 苏辙注："譬如饮食，适饱则已，有余则病；譬如四体，适完则已，有赘则累。"

4. 司马光说："弃余之食，适使人恶；附赘之形，适使人丑。"

【讨论】

本章所具体阐述的问题，仍然是有关社会政治及其人生得失的内容，同时还包含有辩证法的观点。老子用"企者不立，跨者不行"作比喻，说"自见""自是""自矜"的后果都是不好的、不足取的。这些轻浮、急躁的举动都是反自然的，短暂而不能持久。急躁冒进，自我炫耀，反而达不到自己的目的。刻意表现自我，轻举妄动者，只能收到相反的效果。这些表现及其结果往往是对立的、相互矛盾的，这是老子思想中极富精义的部分。在这里仍然贯穿着以退为进和所谓"委曲求全"的处世哲学，这是老子哲学思想的一贯主张。凡事都要以事物的客观规律为依据和遵循，千万不要违背客观规律。顺道而行，顺其自然才是根本的宗旨。

第二十五章

【原文】

有物混成[1]，先天地生。寂兮寥兮[2]，独立而不改[3]，周行而不殆[4]，可以为天地母。吾不知其名，强字之曰道，强为之名曰大。大曰逝[5]，逝曰远，远曰反[6]。故道大，天大，地大，人亦大。域中有四大，而人居其一焉。人法地，地法天，天法道，道法自然[7]。

【注释】

[1] 混成：浑然一体，自然形成。圆满自足、不可拆分的浑朴状态。

[2] 寂兮寥兮：寂，无声；寥，无形。

[3] 独立而不改：保持自性的存在，不因外在的影响而改变。

[4] 周行而不殆：周行，循环运行；不殆，不止不息。

[5] 逝：运动，运行。

[6] 反："反"有两重意义，一是复返之返，一是正反的反。

[7] 自然：指"道"的自然状态，自己的样子。

【选注】

1. 王弼注："混然不可得而知，而万物由之以成，故曰混成也。不知其谁之子，故先天地生。"

2. 王弼注："寂寥，无形体也。无物之匹，故曰独立也。返化终始，不失其常，故曰不改也。"

3. 王弼注："周行无所不至而免殆，能生全大形也，故可以为天下母也。"

4. 王弼注："法，谓法则也。人不违地，乃得全安，法地也；地不违天，乃得全载，法天也；天不违道，乃得全覆，法道也；道不违自然，乃得其性。法自然者，在方而法方，在圆而法圆，于自然无所违，自然者，无称之言，穷极之辞也。用智不及无知，而形魄不及精象，精象不及无形，有仪不及无仪，故转相法也。道顺自然，天故资焉。天法于道，地故则焉。地法于天，人故象焉。所以为主其一之者，主也。"

5.《老子》第三十九章："天得一以清，地得一以宁，神得一以灵，谷得一以盈，万物得一以生。"

【讨论】

本章是《道德经》里非常重要的内容。尽管老子在第一章说"道可道，非常道"，但在本章里他还是给"道"的性质和"道"的规律作了具体的阐释。诸如"有物混成"，用以说明"道"是浑朴状态的，它是圆满和谐的整体，并非由不同因素组合而成的。"道"无声无形，先天地而存在，循环运行不息，是产生天地万物之"母"。现实世界的一切都是相对而存在的，而唯有"道"是独一无二的，"道"是"独立而不改"的。老子提出在"道""天""地""人"这四个重要存在之中，"道"是第一位的。还有"大曰逝，逝曰远，远曰反"，这都是"道"的特点。

"道"的基本特点在第一、四、十四、二十一和本章里得到了论述。即"道"是物质性的、最先存在的实体，这个存在是耳不闻目不见，又寂静又空虚，不以人的意志为转移而永恒存在，周而复始地运行而永不停止。任继愈说："道不是来自天上，恰恰是来自人间，来自人们日常生活所接触到的道路。比起希腊古代唯物论者所讲的'无限'来，似乎更实际些，一点也不虚玄，可能人们受后来的神秘化了的'道'的观念的影响，才认为它是状态的物体，包括有和无两种性质，由极微小的粒子在寥廓的虚空中运动所组成。它是独立存在的，也不依靠外力推动。宗教迷信的说法，认为上帝是世界的主宰者，但老子说的'道'在上帝之前已经出现；传统观念认为世界的主宰者是'天'，老子把天还原为天空，而'道'是先天地而生的。道产生万物，是天地之根，万物之母，宇宙的起源。"汤一介说："老子讲的道是先于天地存在，只是说在时间上先于天地存在，而不是在逻辑上先于天地存在。老子讲的道虽是无形无象，但不是超空间的，而是没有固定的具体的形象，这样的道才可以变化成为有固定具体形象的天地万物。"老子曾说"道在物先"，又说"物在道中"。

第二十七章

【原文】

善行，无辙迹；[1] 善言，无瑕谪[2]；善数，不用筹策；[3] 善闭，无关楗[4] 而不可开；善结，无绳约[5] 而不可解。是以圣人常善救人，故无弃人；[6] 常善救物，故无弃物。是谓袭明[7]。故善人者，不善人之师；[8] 不善人者，善人之资。[9] 不贵其师，不爱其资，虽智大迷。是谓要妙[10]。

【注释】

[1] 善行无辙迹：辙，车轮轧出的痕迹。迹：脚步、马蹄所留下的印痕。王弼注："顺自然而行，不造不施，故物得至而无辙迹也。"李隆基注："于诸法体了真性，行无行相，故云善行。如此则心与道冥，故无辙迹可寻求。"

[2] 无瑕谪：瑕，玉石上面的斑点和毛病。谪，谴责、责备，此引申为过失。或以为"谪"与"璃"为古今通用关系，故与"瑕"均指玉石上的斑点和毛病。王弼注："顺物之性，不别不析，故无瑕谪可得其门也。"李隆基注："能了言教，不为滞执，遣象求意，理证言忘，故于言教中无瑕疵谪过。"

[3] 善数不用筹策：数，计算，计数；筹策：古代用以计算的一种工具，用竹制成。

[4] 关楗：关锁门户所用的栓销，用金属或木制成。

[5] 绳约：均指绳索。

[6] 是以圣人……无弃人：因此圣人总是善于做到人尽其才，所以没有被鄙弃的人。

[7] 袭明：袭，随袭、承袭，有保持、含藏的意思；明，智慧。李隆基注："密用曰袭，五善之行在于忘遣，忘遣则无迹，故云密。密用则悟了，故谓之明。"

[8] 善人者……善人之师：善人是恶人的老师。

[9] 不善人……善人之资：恶人是善人的借鉴。

[10] 要妙：精要玄妙。

【选注】

1.王弼注："因物自然，不设不施，故不用关楗绳约而不可开解也。此五者皆言不造不施，因物之性，不以形制物也。"

2.王弼注："圣人不立形名以检于物，不造进向以殊弃不肖，辅万物之自然而不为始，故曰无弃人也。不尚贤能，则民不争；不贵难得之货，则民不为盗；不见可欲，则民心不乱。常使民心无欲无惑，则无弃人矣。"

3.李隆基注："此章深旨，教以兼忘，若存师资，未为极致。今明所以贵师为存学相，学相既空，自无所贵，所以爱资为存教相，于教忘教，故不爱资。贵爱两忘，而道自化。""师资两忘，是谓玄德。凡俗不悟，以为大迷，故圣人云虽知凡俗以为大迷，以道观之，是为要妙。"

【讨论】

本章老子又一次阐明"自然无为"思想，是对"自然无为"思想的引申。老子用"善行""善言""善数""善闭""善结"作喻指，说明人只要善于行不言之教，善于处无为之政，符合于自然，就能取得很好的效果。这一章又发挥了不自见、不自是、不自伐、不自矜的道理，把自然无为扩展应用到更为广泛的生活领域之中。

本章所讲的内容，重在要求人们要恪守"无为而治"的原则，说明有道者顺任自然以待人接物，更表达了有道者无弃人无弃物的情怀。人无弃人，物无弃物，天下的善人不善人、善物不善物，都是有用的。善者为师，恶者为资，一律加以善待，特别是对于不善的人，并不因其不善而鄙弃他，一方面要包容他、劝勉他、诱导他，另一方面也给他一个成为善人借鉴的作用。这就考虑到事物所包含的对立的两个方面，不要只从一个方面看。他用具体贴切的比喻说明以自然为准则，不用有形的作为，而贵无形的力量。有"道"的"圣人"就善于用含而不露的智慧，去观照人与物，从而做到人尽其才、物尽其用。

第三十六章

【原文】

将欲歙[1]之，必故张之；将欲弱之，必故强之；[2]将欲废之，必故兴之；将欲取之，必故与之。[3]是谓微明[4]。柔弱胜刚强。鱼不可脱于渊，国之利器不可以示人。[5]

【注释】

[1] 歙：收敛，闭合。

[2] 将欲弱之……故强之：弱、强，形容词作动词用，使之弱小、使之强大。

[3] 将欲取之……故与之：取，通行本作"夺"，但《韩非子·喻老》作"取"，范应元本及彭耜本也作"取"；与，给。

[4] 微明：微，一说幽微、幽隐；明，明通、聪明。微明就是看不见的聪明，即微妙的聪明。河上公注："此四事（将欲歙之，必固张之；将欲弱之，必固强之；将欲废之，必固兴之；将欲取之，必固与之），其道微其效明也。"《韩非子·喻老》："起事于无形，而要大功于天下，是谓微明。"

[5] 国之利器……示人：利器，一说指权道、权谋，一说指军事力量，一说指权势禁令等政治手段；示，显示，给人看。

【选注】

1. 王弼注："将欲除强梁，去暴乱，当以此四者。因物之性，令其自戮，不假刑为大，以除将物也，故曰微明也。足其张，令之足而又求其张，则众所歙也，与其张之不足而改其求张者，愈益而已，反危。"

2. 王弼注："利器，利国之器也。唯因物之性，不假刑以理物，器不可睹，而物各得其所，则国之利器也。示人者，任刑也。刑以利国，则失矣。鱼脱于渊则必见失矣。利国器而立刑以示人，亦必失也。"李隆基注："脱，失也。利器，权道也。此言权道不可以示非其人，故举喻云：鱼若失渊，则为人所擒；权道示非其人，则当窃以为诈谲矣。"

3. 李隆基注："经云：正言若反，《易》云：巽以行权。权，反经而合义者也。故君子行权贵于合义，小人用之则为诈谲。孔子曰：可与立，未可与权。信矣。故老君前章云执大象，斯谓之实。此章继以歙张，是谓之权。欲量众生根性，故以权实覆却相明，令必致于性命之域。而惑者乃云非道德之意，何其迷而不悟哉？故将欲歙敛众生情欲，则先开张，极其侈心，令自困于爱欲，则当歙敛矣。强弱等义，略与此同。此道甚微，而效则明著，故云是谓微明。"

【讨论】

本章中老子对于事态发展的具体分析，贯穿了老子所谓"物极必反"的辩证法思想。在"歙"与"张"、"弱"与"强"、"废"与"兴"、"取"与"与"这四对矛盾的对立统一体中，老子宁可居于柔弱的一面。在对于人与物作了深入而普遍的观察研究之后，他认识到，柔弱的东西里面蕴含着无限的生机，即七十六章所谓"人之生也柔弱，其死也坚强。草木之生也柔脆，其死也枯槁。故坚强者死之徒，柔弱者生之徒。是以兵强则灭，木强则折。强大处下，柔弱处上"。在柔弱与刚强的对立之中，老子断言柔弱的呈现胜于刚强的外表。有人认为这一章也是讲用兵的道理，实际上也是老子辩证法思想的重要体现。本章谈到若干对矛盾双方互相转化的问题。例如"物极必反"、"盛极而衰"、四季运行、日夜更替、阴阳消长等都可以说是自然界运动变化的规律，同时以自然界的辩证法比喻社会现象，以引起人们的警觉注意。这种观点贯穿于《道德经》全书。

第四十一章

【原文】

上士闻道，勤而行之；[1]中士闻道，若存若亡[2]；下士闻道，大笑之。[3]不笑不足以为道。[4]故建言[5]有之：明道若昧[6]，进道若退，夷[7]道若纇[8]，上德若谷[9]，广德若不足，建德若偷[10]，质真若渝[11]，大白若辱[12]，大方无隅[13]，大器晚成[14]，大音希[15]声，大象无形，道隐无名[16]。夫唯道，善贷且成[17]。

【注释】

[1] 上士闻道……行之：勤，积极；行，实践。王弼本如是，傅奕本作"上士闻道，而勤行之；下士闻道，而大笑之"。

[2] 若存若亡：存、亡，犹言有无。

[3] 下士闻道大笑之：俞樾曰：按王氏念孙《读书杂志》曰："'大笑之'，本作'大而笑之'，犹言迂而笑之也。牟子引老子，正作'大而笑之'。《抱朴子·微旨篇》亦云：'大而笑之，其来久矣。'是牟、葛所见本皆作'大而笑之'。"今按王说是也。"下士闻道，大而笑之"，与上文"上士闻道，勤而行之"，两句相对。

[4] 不笑不足以为道：不被嘲笑，那就不足以成为"道"。

[5] 建言：有几种解释。一说建言是书名，老子引用其中的话。一说建言可能是古代现成的谚语、歌谣等。一说建言就是立言、设言，意思是通常有这样的说法。

[6] 明道若昧：昧，暗昧。明显的"道"好像很暗昧而不容易看见。

[7] 夷：平坦。

[8] 纇（lèi）：崎岖、疙瘩。《广雅·释言》："纇，节也。"通俗文："多节曰纇。"

[9] 上德若谷：上德，崇高的"德"；谷，低下的山谷。

［10］建德若偷：建德，刚健之德；偷，苟且，怠惰。《孙膑兵法·将失》："令数变，众偷，可败也。"

［11］质真若渝：质真，质朴纯真。渝，通"窬"，空虚。高亨："渝借为窬，《说文》：'窬，空中也。'《淮南子·氾论篇》：'乃为窬木方版以为舟航。'高注：'窬，空也。'质德若渝，犹言实德若虚耳。"刘师培曰：案上文言"广德若不足，建德若偷"，此与并文，疑"真"亦作"德"，盖"德"字正文作"悳"，与"真"相似也。"质德"与"广德""建德"一律，"广德"为广大之德，与"不足"相反；"建德"为刚健之德，与"偷"相反（用俞说）；"质德"为质朴之德，与"渝"相反；三德乃并文也。

［12］大白若辱：辱，黑垢。《广雅·释诂》："辱，污也，又恶也。"《仪礼·士昏礼》"今吾子辱"，注："以白造缁曰辱。"《素问·气交变大论》："黑气乃辱。"辱有黑义，与白对立，故曰"大白若辱"。

［13］大方无隅：大方，最大的方；隅，角。最大的方却是没有角的。

［14］大器晚成：谓贵重器物需要长时间才能完成。常比喻大才之人成就往往较晚。

［15］希：静。

［16］道隐无名："道"隐微而没有名称。"道可道，非常道；名可名，非常名。"正因为"道"至大，所以不可道而"无名"。"道隐无名"亦即庄子"有莫举名，使物自喜"之意，所谓功成不名，立乎不测，而游于无有者也。

［17］善贷且成：贷，施予。"贷"与《庄子·应帝王》篇述老聃语"化贷万物而民弗恃"之"贷"意旨相同。成，成就、成全。善贷且成，指"道"善于施与万物，并且善于成就万物。帛书乙本作"善始且善成"，意思是"道"使万物善始善终，万物自始至终都离不开"道"。

【选注】

1. 王弼注："后其身而身先，外其身而身存。"

2. 王弼注："大夷之道，因物之性，不执平以割物，其平不见，乃更反若纇也。"

3. 王弼注："听之不闻名曰希，不可得闻之音也。有声则有分，有分则不宫而商矣，分则不能统众，故有声者非大音也。"

4. 王弼注："凡此诸善，皆是道之所成也。在象则为大象，而大象无形。在音则为大音，而大音希声。物以之成而不见其成形，故隐而无名也。贷之非唯供其乏而已，一贷之则足以永终其德，故曰善贷也。成之不如机匠之裁，无物而不济其形，故曰善成。"

【讨论】

本章引用了十二句古人常言，列举了一系列构成矛盾的事物双方，表明现象与本质的矛盾统一关系，它们彼此相异，互相对立，又是互相依存，彼此具有统一性，从矛盾的观点说明相反相成是事物发展变化的规律。在这里，老子讲了上士、中士、下士各自"闻道"的态度：上士听了道，努力去实行；中士听了道，漠不动心、将信将疑；下士听了以后哈哈大笑。说明"下士"只见现象不见本质，还要抓住一些表面现象来嘲笑道，但真正的"道"是不怕浅薄之人嘲笑的。

本章前面先讲了"上士""中士""下士"对道的反映。"上士"即高明的读书人，"中士"即平庸的读书人，"下士"即浅薄的读书人。上、中、下不是就政治上的等级制度而言，而是就其思想认识水平的高低而言。"道"的本质隐藏在现象后面，浅薄之士是无法看到的，所以不被嘲笑就不成其为"道"。在后面所引的十二句格言中，前六句是指"道""德"而言的。后六句的"质真""大白""大方""大器""大音""大象"，指"道"或"道"的形象，或"道"的性质。所以引完这十二句格言以后，用一句话加以归纳："道"是幽隐无名的，它的本质是前者，而表象是后者。这十二句，从有形与无形、存在与意识、自然与社会各个领域多种事物的本质和现象中，论证了矛盾的普遍性，揭示出辩证法的真谛。在《老子》第四十五章还讲道："大成若缺，其用不弊。大盈若冲，其用不穷。大直若屈，大巧若拙，大辩若讷。"这是极富智慧的思想。

第四十四章

【原文】

名与身孰亲[1]？身与货孰多[2]？得与亡孰病？[3]甚爱[4]必大费，多藏必厚[5]亡。知足不辱，知止不殆，可以长久。[6]

【注释】

［1］亲：亲近。

［2］多：重，重要。

［3］得与亡孰病：得，得到名利；亡，亡失生命；病，祸害，不利。

［4］爱：吝啬。

［5］厚：多。

［6］知足不辱……长久：知足，知道满足；知止，知道休止；长久，指寿命长久，长寿。

【选注】

1. 王弼注："尚名好高，其身必疏。"李隆基注："名者实之宾，世人徇名以亡身，设问谁亲，欲令去功与名，而全其真尔。""徇名者将以求财，财得而亡身，设问孰多，欲令掷玉毁珠，以全其和。"

2. 王弼注："贪货无厌，其身必少。"

3. 王弼注："得多利而亡其身，何者为病也？"李隆基注："问得名货与亡名货，孰者病其身？"

4. 王弼注："甚爱不与物通，多藏不与物散，求之者多，攻之者众，为物所病，故大费厚亡也。"李隆基注："甚爱名者，必劳神，非大费乎？多藏货者，必累身，非厚亡乎？"

5. 李隆基注："知足者，不甚爱。知止者，不多藏，既无辱殆，故可长久。"

【讨论】

本章从名货与人的自身价值对比入手，凸显了老子的人生观。人要贵生重己，对待名利要适可而止，知足知止，这样才可以避免遇到危难；反之，为名利奋不顾身，争名逐利，则必然会落得身败名裂之可悲下场。

虚名和人的生命、货利与人的价值哪一个更可贵？争夺货利还是重视人的自身价值，这二者的得与失，哪一个弊病多呢？这是老子在本章里向人们提出的尖锐问题，这也是每个人都必然会遇到的问题。爱惜生命并不是贪生怕死，老子讲的是对宠辱荣患和虚名货利来说，不要贪图虚荣与名利，要珍惜自身的价值与尊严，不可自贱其身。本章里讲"知足不辱，知止不殆"，这是老子处世为人的精辟见解和高度概括。

第六十三章

【原文】

为无为[1]，事无事[2]，味无味[3]。大小多少[4]，报怨以德。图难于其易[5]，为大于其细[6]。天下难事，必作于易；天下大事，必作于细。是以圣人终不为大[7]，故能成其大。夫轻诺[8]必寡信[9]，多易必多难。是以圣人犹难之[10]，故终无难矣。

【注释】

[1] 为无为：前一个"为"是动词，即做。"无为"就是自然。顺乎自然不刻意妄为。

[2] 事无事：前一个"事"是动词，即做事。事无事，即顺其自然不刻意妄为。

[3] 味无味：前一个"味"是动词，品味。无味，即淡乎寡味。味无味，就是从无味中品真味。

[4] 大小多少：大生于小，多起于少。

[5] 图难于其易：图难，处理、解决困难的事。解决困难的事从其容易的地方开始。

[6] 为大于其细：为大，做大事情。做大事要从细小的地方入手。

[7] 不为大：不自以为大。一说不干大事而谨其细小。

[8] 轻诺：轻易许诺。

[9] 寡信：很少守信。

[10] 犹难之：犹，尚且；难之，以之为难。

【选注】

1. 王弼注："以无为为居，以不言为教，以恬淡为味，治之极也。"李隆基注："于为无为，于事无事，于味无味者，假令大之与小，多之与少，既不越分，则无与为怨。若逐境生心，违分伤性，则无大无小，皆为怨对。今既守分全和，故是报怨以德。"

2. 王弼注："小怨则不足以报，大怨则天下之所欲诛，顺天下之所同者，德也。"

3. 王弼注："以圣人之才犹尚难于细易，况非圣人之才而欲忽于此乎？故曰'犹难之'也。"李隆基注："因云大事必作于细，将明圣人所以能成其大者，以不为其难事大事，故能成其尊大耳。"

【讨论】

本章旨在阐发"无为而无不为"的道理，也可以说是一种处世哲学。老子讲"为无为，事无事，味无味"的道理。从前几章的内容来看，老子反对以繁琐的禁令去捆住人民的手脚，限制和扰乱百姓的生活，要想有所作为，就必须采取顺应自然的态度，必须以平静的思想和行为对待生活。他提醒人们注意，做任何事情都是从小到大、由少到多、由易到难的。

老子理想中的"圣人"对待天下，都是持"无为"的态度，也就是顺应自然的规律去"为"，所以叫"为无为"。把这个道理推及人类社会的通常事务，就是要以"无事"的态度去办事。因此，所谓"无事"，就是希望人们从客观实际情况出发，一旦条件成熟，水到渠成，事情也就做成了。老子不主张统治者任凭主观意志发号施令，强制推行什么事。"味无味"是以生活中的常情去比喻，这个比喻是极其形象的，人要知味，必须首先从尝无味开始，这就是"味无味"。"无味"之"味"才是自然之真味。接下来，老子又说，"图难于其易"。这是提醒人们处理艰难的事情，须先从细易处着手。面临着细易的事情，不可掉以轻心。"难之"，这是一种慎重的态度，缜密的思考，细心而为之。本章格言，对于人们来讲，无论行事还是求学，都是不移的至理。这也是一种朴素的辩证法思想，暗合着对立统一的法则，隐含着由量变到质变的飞跃的法则。

第六十四章

【原文】

其安易持[1]，其未兆[2]易谋，其脆易泮[3]，其微易散。为之于未有，治之于未乱。合抱之木，生于毫末；九层之台，起于累土；千里之行，始于足下。为[4]者败之，执[5]者失之。是以圣人无为，故无败；无执，故无失。民之从事，常于几[6]成而败之。慎终如始，则无败事。是以圣人欲不欲[7]，不贵难得之货；学不学，复众人之所过[8]。以辅万物之自然而不敢为[9]。

【注释】

[1] 持：保持，维持。

[2] 兆：征兆，苗头。

[3] 其脆易泮：脆，松脆，脆弱。泮（pàn），解，散。魏源《老子本义》云："诸本作判，河上作破。案：泮、判通用，破、散不韵。此从王弼本。"

[4] 为：执意强为。

[5] 执：固执坚持。

[6] 几：将近。

[7] 欲不欲：以不欲为欲。或言：欲众人之所不欲，故曰欲不欲。下文"学不学"，同此。

[8] 复众人之所过：复，反转；过，太过。河上公注："众人学问，反过本为末，过实为华。复之者，使反本也。"

［9］为：勉强人为，刻意人为。

【选注】

1. 王弼注："以其安不忘危，持之不忘亡，谋之无功之势，故曰易也。"

2. 王弼注："虽失无入有，以其微脆之故，未足以兴大功，故易也。此四者，皆说慎终也，不可以无之，故而不持，不可以微之，故而弗散也，无而弗持，则生有焉，微而不散，则生大焉，故虑终之患，如始之祸，则无败事。"李隆基注："欲心初染，尚自危脆，能绝之者，脆则易破。祸患初起，形兆尚微，将欲防之，微则易散耳。"

3. 王弼注："当以慎终除微，慎微除乱，而以施为治之形名，执之反生事原，巧辟滋作，故败失也。"

4. 王弼注："好欲虽微，争尚为之，兴难得之货虽细，贪盗为之起也。"

5. 王弼注："不学而能者，自然也。喻于学者，过也。故学不学，以复众人之过。"

【讨论】

第六十四章从内容上讲与第六十三章相接续，仍然是谈事物发展变化的辩证法。与第六十三章联系起来读，也可以说又返回到"为无为，事无事，味无味"的道理。老子认为，大的事物总是始于小的东西而发展起来的，任何事物的出现，总有自身生成、变化和发展的过程，人们应该了解这个过程，对于在这个过程中事物有可能发生祸患的环节给予特别注意，杜绝其出现。从"大生于小"的观点出发，老子进一步阐述事物发展变化的规律，说明"合抱之木""九层之台""千里之行"都是从"生于毫末""起于累土""始于足下"为开端的，形象地证明了大的东西无不从细小的东西发展而来的。同时也告诫人们，无论做什么事情，都必须具有坚强的毅力，从小事做起，才可能成就大事业。由此，再看一下荀子《劝学篇》中所写的这几句话："积土成山。""积水成渊。""不积跬步，无以至千里；不积小流，无以成江海。"可见，他们在思想观点上有某些相同或承继关系，或者说，荀子吸取了老子的这一观点。

老子依据他对人生的体验和对万物的洞察，指出："民之从事，常于几成而败之。"许多人不能持之以恒，总是在事情快要成功的时候失败了。出现这种情况的原因是什么？老子认为，主要原因在于将成之时，人们不够谨慎，开始懈怠，没有保持事情初始时的那种热情，缺乏韧性。所以说"慎终如始，则无败事"。老子认为，一个人要发挥智能或技能的最佳状态，只有在心理平静的自然状态下才能做到。总之，在最后关头要像一开始的时候那样谨慎从事，就不会出现失败的事情了。

《庄子》选读

一、逍遥游（选）

【原文】

北冥[1]有鱼，其名为鲲[2]。鲲之大，不知其几千里也。化而为鸟，其名为鹏[3]。鹏之背，不知其几千里也；怒[4]而飞，其翼若垂天之云[5]。是鸟也，海运则将徙于南冥。[6]南冥者，天池[7]也。

【注释】

[1]北冥：冥，本为黑夜，引申为苍茫、幽深之义。与"溟"为同源词，大海之所以为"溟"，取海水深黑之义。北冥，北极大海。

[2]鲲：大鱼名。

[3]鹏（péng）：大鸟名。古文"风"字。

[4]怒：奋力，勉力。

[5]若垂天之云：若，如，好像。垂：垂挂。一说通"陲"，边陲。

[6]海运……徙于南冥：海运，海气运动，指海啸。明·陆西星云："海运者，海气动也。海气动则飓风作，故大鹏乘此风力，怒飞而徙于南冥。"（《南华经副墨》）徙，迁徙。南冥：南极大海。

[7]天池：天然形成的大池。犹言大海。

【原文】

《齐谐》者，志怪者也。[1]《谐》之言曰："鹏之徙于南冥也，水击三千里，抟扶摇而上者九万里，去以六月息者也。[2]"野马也，尘埃也，生物之以息相吹也。[3]天之苍苍，其正色邪？其远而无所至极邪？其视下也，亦若是则已矣。[4]

【注释】

[1]齐谐者志怪者也：齐谐（xié），书名，出于齐国，内容多诙谐怪异，故名；志，记，记述，记载；怪，怪异，奇异。

[2]水击……六月息者也：水击，拍打水面；抟（tuán），盘旋；扶摇，自下而上的暴风，旋风；去以六月息者也，飞行六个月才停下歇息。

[3]野马……以息相吹也：野马，游气浮动于天地之间，状如野马奔驰。尘埃，游尘。成玄英疏："扬土曰尘，尘之细者曰埃。"息，出入之气，即气息。此言野马奔驰的游气，飞扬弥漫的尘埃，都是被有生之物的气息吹拂着而在空中游荡，如《齐物论》所言"大块噫气，其名为风"。

[4]天之苍苍……则已矣：苍苍，深蓝色；其……其……，是……还是……；正色，真色，本色；无所至极，犹言无边无际。郭象注："今观天之苍苍，竟未知便是天之正色邪，天之为远而无极邪。鹏之自上以视地，亦若人之自地视天。"

【原文】

且夫水之积也不厚，则其负大舟也无力。[1]覆杯水于坳堂之上，则芥为之舟；置杯焉则胶，水浅而舟大也。[2]风之积也不厚，则其负大翼也无力。故九万里，则风斯在下矣，而后乃今培风[3]；背负青天而莫之夭阏[4]者，而后乃今将图南[5]。

【注释】

[1]且夫……也无力：且夫，表示要进一步论述，提起下文；厚，深；负，负载，承载。庄子这里说的"水之积也不厚"和下面说的"风之积也不厚"，在于说明大船之

浮、大鹏之飞都要有待于水、风之积。

[2] 覆杯水……舟大也：覆，倾倒；坳（ào）堂，也作堂坳，即堂之凹处，室内低洼之处；芥，小草；置，放置；胶，粘住，犹言搁浅。

[3] 而后乃今培风：而后乃今，"乃今而后"的倒文，犹言这样然后才。培，通"凭"，凭借。培风，即凭风、乘风。

[4] 夭阏（è）：阻止，阻拦。

[5] 图南：图谋向南飞去。

【原文】

蜩[1]与学鸠[2]笑之曰："我决起而飞，枪榆枋而止，时则不至而控于地而已矣[3]，奚以之九万里而南为？"适莽苍者，三飧而反，腹犹果然；适百里者，宿春粮；适千里者，三月聚粮。[4]之二虫[5]又何知！

【注释】

[1] 蜩（tiáo）：寒蝉。

[2] 学鸠：学，本又作"莺"。学鸠，小斑鸠，一说楚鸠。

[3] 决起而飞……而已矣：决起而飞，疾而起飞；枪，通"抢"，撞，触，冲。榆枋，榆树和檀树。控于地，落到地上。成玄英疏："控，投也。"

[4] 适莽苍……三月聚粮：适，往，到；莽苍，十里之郊的莽莽草色；飧，即餐；反，"返"之古字；果然，饱足的样子；宿，过夜，指一夜；春，在臼内杵捣谷物；三月聚粮，用三个月的时间积蓄粮食。

[5] 之二虫：之，这；二虫，指蜩与莺鸠。

【原文】

小知[1]不及大知，小年[2]不及大年。奚以知其然也？朝菌不知晦朔，蟪蛄不知春秋，此小年也。[3]楚之南有冥灵者[4]，以五百岁为春，五百岁为秋；上古有大椿者，以八千岁为春，八千岁为秋。而彭祖乃今以久特闻，众人匹之，[5]不亦悲乎！

【注释】

[1] 知（zhì）：通"智"。

[2] 小年：年，寿命。小年，短命。

[3] 朝菌……此小年也：朝菌，一种朝生暮死（或谓见日而死）的菌类植物。晦朔：每月的最后一天为晦，每月的第一天为朔。或谓晦朔犹言旦暮。《列子·汤问》："朽壤之上，有菌芝者，生于朝，死于晦。"晦谓夜。释文："朔，旦也。"蟪蛄（huìgū），寒蝉，春生夏死，夏生秋死。春秋，指一年。

[4] 楚之南有冥灵者：楚，楚国；冥灵，树名，或言海龟。

[5] 彭祖……众人匹之：彭祖，传说中的长寿人物，姓钱名铿，尧臣，封彭城，历虞、夏至商，年八百岁，故以长寿见闻。因封于彭，又年寿长，故称彭祖。特闻，特别有名，犹言著称。匹，比。

【原文】

汤之问棘[1]也是已："穷发[2]之北有冥海者，天池也。有鱼焉，其广数千里，未有知其修者，其名为鲲。有鸟焉，其名为鹏，背若泰山，翼若垂天之云，抟扶摇羊角[3]而上者九万里，绝[4]云气，负青天，然后图南，且适南冥也。斥鴳[5]笑之曰：'彼且奚适也？我腾跃而上，不过数仞而下，翱翔蓬蒿[6]之间，此亦飞之至也，而彼且奚适也？'"此小大之辩[7]也。

【注释】

[1]汤之问棘：汤，商汤；棘，人名，即夏革（革与棘，古音相同），商汤时贤大夫，商汤拜之为师。

[2]穷发：不生草木的不毛之地。

[3]羊角：旋风。司马彪云："风曲上行若羊角。"

[4]绝：穿过。

[5]斥鴳：生活在小泽中的小鸟。司马彪云："斥，小泽。鴳，鴳雀也。斥，本作尺。"夏侯湛曰："尺鷃不能陵桑榆。"《文选·七启》注："鷃雀飞不过一尺，言其劣弱也。"

[6]翱翔蓬蒿：翱翔，展翅飞翔；蓬蒿，野草。

[7]辩：通"辨"，区别。

【原文】

故夫知效[1]一官，行比[2]一乡，德合[3]一君，而征[4]一国者，其自视[5]也亦若此矣。而宋荣子[6]犹然笑之。且举世而誉之而不加劝，举世而非之而不加沮。定乎内外之分，辩乎荣辱之境，斯已矣。[7]彼其于世[8]未数数然[9]也。虽然，犹有未树[10]也。

【注释】

[1]知效：知，"智"之古字。效，《说文》："效，象也。"《说文解字注》："象，当作像。"引申为胜任。

[2]行比：行，行为，作为。比，合，符合。或言辅助。《易·比》："比，辅也。"孔颖达疏："比者，人来相辅助也。"《左传·襄公二十六年》："晋人将与之县，以比叔向。"俞樾《群经平议·左传二》："'以比叔向'者，以辅叔向也。"《文选·陆机〈文赋〉》："或辞害而理比，或言顺而义妨。"李善注引《周易》："比，辅也。"

[3]德合：德，品德，道德；合，符合。

[4]而征：而，通"能"，才能，能力。郭庆藩云："而读为能。能、而，古字通用。官、乡、君、国相对，知、行、德、能亦相对。"征，司马彪注："征，信也。"或言夺取。《孟子·梁惠王上》："王曰'何以利吾国'，大夫曰'何以利吾家'，士庶人曰'何以利吾身'，上下交征利而圙危矣！"赵岐注："征，取也。"

[5]其自视：其，指上述四种人；自视，自己看自己，自己对待自己。

[6]宋荣子：即指宋钘（jiān），齐国稷下学宫的学者，与尹文同属一派。

[7]举世而誉……斯已矣：举世，全社会。誉，赞誉。劝，劝勉。非，指责，非难。沮，沮丧。郭象云："审自得也。"内外之分，内我和外物。俗、物、人、众和"自身"相对，前者是外，后者是内。郭云："内我而外物。"辩，通"辨"，辨别。境，界限。

[8]世：世情，指非誉荣辱所谓外。

[9]数（shuò）数然：犹汲汲然，迫不及待的样子。

[10]犹有未树：犹，尚且。树，建立，建树。司马彪云："树，立也。至德未立。"

【原文】

夫列子御风而行，泠然善也，旬有五日而反。[1]彼于致福者，未数数然也。此虽免乎行，犹有所待[2]者也。若夫乘天地之正，而御六气之辩，以游无穷者，彼且恶乎待哉！[3]故曰：至人无己，神人无功，圣人无名。[4]

【注释】

[1]夫列子……五日而反：列子，列御寇，郑人，春秋时期思想家。庄子多引列子的言论来证实自己的观点。《吕氏春秋·不二》说："子列子贵虚。"可见为道家先驱人物。御，驾驭。列子御风而行，指御风是"有待"的。泠（líng）然，轻妙的样子。旬，十天。有，通"又"。反，"返"之古字。

[2]免乎行犹有所待：免，避免。行，步行。待，凭借，依靠。《庄子》书中的"有待"是哲学范畴，指的是事物的条件性。

[3]若夫乘天地……待哉：乘，因，凭依。正，本性。御，本义为驾驭，引申为顺从、顺应。六气，司马彪注："六气，阴、阳、风、雨、晦、明。"辩，郭庆藩云："辩读为变，与'正'对文。辩、变古字通。"恶（wū）乎待，依靠什么呢。王先谦云："无所待而游于无穷，方是逍遥游一篇纲要。"王夫之云："然则'乘天地之正'者，不惊于天地之势也；'御六气之辩'者，不骛于六气之势也；必然矣。无大则'无己'，无大则'无功'，无大则'无名'；而又恶乎小！"（《庄子通》）

[4]至人无己……无名：至人，指思想道德达到最高境界的人。《田子方》有"得至美而游乎至乐，谓之真人。"《天下》有"不离于真，谓之至人"。无己，忘掉自己，消除物我之界限。神人，庄子理想中得道而神妙莫测的人。无功，不追求功名。圣人，道德智能高尚的人。无名，不追求名声。庄子认为，只有至人、真人、神人、圣人才是无待的，才能达到绝对的自由。

【选注】

1.郭象注："然庄生虽未体之，言则至矣，通天地之统，序万物之性，达死生之变，而明内圣外王之道，上知造物无物，下知有物之自造也。其言宏绰，其旨玄妙。至至之道，融微旨雅；泰然遣放，放而不教。"

2.郭象注："鹏鲲之实，吾所未详也。夫庄子之大意，在乎逍遥游放，无为而自得，故极小大之致，以明性分之适。达观之士，宜要其会归而遗其所寄，不足事事曲与生说。自不害其弘旨，皆可略知耳。"

3.宣颖注："庄子之文，长于譬喻，其玄映宽明，解脱变化，有水月镜花之妙，且喻后出喻，喻中设喻，不啻峡云层起，海市幻生，从来无人及得。"

4.刘熙载注："庄子文法断续之妙，如《逍遥游》忽说鹏，忽说蜩与学鸠、斥鴳，是为断；下乃接之曰'此小大之变也'，则上文之断处皆续矣，而下文宋荣子、许由、接舆、惠子诸断处，亦无不续矣。"

5.刘熙载注："开手撰定出'逍遥游'三字，是南华集中第一篇寓意文章。全幅精神，只在乘正御辩以游无穷。乃通篇结穴处，却借鲲鹏变化，破空而来，为'逍遥游'三字立竿见影，摆脱一切理障语。烟波万状，几莫测其端倪，所谓洸洋自恣以适己也。老子论道德之精，却只在正文中推寻奥义。庄子辟逍遥之旨，便都从寓言内体会全神，同是历劫不磨文字，而缥缈空灵，则推南华为独步也。其中逐段逐层，皆有逍遥境界。如洲武夷九曲，万壑千岩，应接不暇。起手特揭出一'大'字，乃是通篇眼目，大则能化，鲲化为鹏，引起至人、神人、圣人，皆具'大知'本领，变化无穷。至大瓠、大树，几于大而无用，而能以无用为有用，游行自适，又安往而不见逍遥哉？一路笔势蜿蜒，如神龙天矫空中，灵气往来，不可方物。至许由、肩吾以下各节，则东云见鳞，西云见爪，余波喷涌，亦极恣肆汪洋。读者须处处觑定逍遥游正意，方不失赤水元珠，致贻讥于象罔也。"

6.《南华真经疏》序中成玄英说："夫《庄子》者，所以申道德之深根，述重玄之妙旨，畅无为之恬淡，明独化之窅冥，钳揵九流，括囊百氏，谅区中之至教，实象外之微言者也。"

7.《世说新语·文学》刘孝标注引向秀、郭象《逍遥义》云："夫大鹏之上九万，尺鴳之起榆枋，小大虽差，各任其性，苟当其分，逍遥一也。然物之芸芸，同资有待，得其所待，然后逍遥耳。唯圣人与物冥而循大变，为能无待而常通，岂独自通而已？又从有待者，不失其所待，不失则同于大通矣。"

8.《世说新语·文学》刘孝标注引支氏《逍遥论》云："夫逍遥者，明至人之心也。庄生建言大道，而寄指鹏鷃。鹏以营生之路旷，故失适于体外；鷃以在近而笑远，有矜伐于心内。至人乘天正而高兴，游无穷于放浪，物物而不物于物，则遥然不我得，玄感不为，不疾而速，则逍遥靡不适。此所以为逍遥也。若夫有欲，当其所足，足于所足，快然有似天真，犹饥者一饱，渴者一盈，岂忘烝尝于糗粮，绝觞爵于醪醴哉？苟非至足，岂所以逍遥乎？"

9.释德清说："此为书之首篇。庄子自云言有宗，事有君，即此便是立言之宗本也。逍遥者，广大自在之意，即如佛经无碍解脱。佛以断尽烦恼为解脱，庄子以超脱形骸，泯灭知巧，不以生人一身功名为累为解脱。盖指虚无自然为大道之乡，为逍遥之境，如下云'无何有之乡，广漠之野'等语是也。意谓唯有真人能游于此广大自在之场者，即下所谓大宗师即其人也……故此篇立意，以'至人无己，圣人无功，神人无名'为骨子。立定主意，只说到后，方才指出，此是他文章变化鼓舞处。学者若识得立言本意，则一书之旨了然矣。"

10.胡朴安说："庄子之学，以虚无为体，以静寂为用，以自然为宗，以无为为教。

逍遥游者，游于虚无之乡，寂静一任其自然，无为而无不为也……《庄子》全书，皆是虚无、寂静、自然、无为之递演。此篇为第一篇，统括全书之意，逍遥物外，任心而游，而虚无、寂静、自然、无为之旨，随在可见。能了解此意，《庄子》全书即可了解。"

【讨论】

何谓"逍遥游"？唐代学者陆德明说："闲放不拘，怡适自得。"（《经典释文》）清代著名治庄学者王先谦对此又作了比较明确的诠释："言逍遥乎物外，任天而游无穷也"（《庄子集解》）。天，指人的自然本性。意思是说：顺应天性，不受外物牵累，自由自在地悠游在广阔的天地间。王先谦又说："无所待而游于无穷，方是《逍遥游》一篇纲目。"为了阐明此种哲学思想，他并非是用抽象的道理来说明，而是用鲲鹏、鹭鸠、蜩、列子等不同的鲜明形象，生动地阐发这种无为逍遥的哲理。庄子认为，鲲鹏展翅九万里，蜩与学鸠"决起而飞"，列子"御风而行"，皆"犹有所待"，只有物我两忘，超脱一切功利目的——"无己""无功""无名"的"至人""神人""圣人"，即得道之人，方能"乘天地之正，御六气之辩，以游无穷"。

庄子认为，逍遥是人的理想境界。为了达到这一境界，首先必须"无待"，即摆脱与外事外物的对待、依赖关系，而做到"无待"的关键又是"无己"，即以内在的精神力量超越外在条件乃至形欲与知虑的限制，以实现精神上的绝对自由。这就是本篇的主旨。《逍遥游》是反映庄子哲学思想的重要代表作之一，把它放在《庄子》的首篇，亦可见其重要性。

本文既然是阐发庄子追求绝对自由的哲学思想，本应用逻辑思维而写一篇论说的文章，然而庄子却用文学的形象思维，利用描写不同的鲜明形象，巧比曲喻，曲折地说明"有待"与"无待"的抽象的哲理。因此，本文便具有突出的、与众不同的文学特色。第一，气势宏伟，景象壮阔，具有一种雄奇怪诞的艺术意境。如对鲲鹏展翅九万里的描写，就写得雄奇壮阔，气象万千。说鲲之大，鹏之背，有几千里；说鹏怒而飞，其翼若垂天之云；其徙于南冥，击水三千里，扶摇直上九万里。此等极度夸张的描写，"志存天地，不屑雷霆"的磅礴气势，曾经受到许多文人墨客的激赏。唐代伟大诗人李白曾以赞叹的语气说道："南华老仙发天机于漆园，吐峥嵘之高论，开浩荡之奇言……吾亦不测其神怪之若此，盖乃造化之所为。"第二，辛辣幽默，嬉笑怒骂，皆成文章。对于庄子的讽刺文学艺术，清代学者刘凤苞曾给予很高的评价，说："庄子嬉笑怒骂，皆成文章，举世悠悠，借此以消遣岁月，真浇尽胸中块垒矣！"第三，笔法多种多样，行文千变万化。清代学者吴世尚曾经指出，庄子散文，有空写，有实写；有顺写，有反写；有淡写，有浓写；有远写，有近写；有半写，有全写；有加倍写，有分帮写等不同写法。言外立言，意中出意，层层相生，段段回顾，忽而羊肠鸟道，忽而叠嶂重峦。文法之变化，如行云流水，天马行空。正如清代学者胡文英所说："奇峰陡起，若神龙变化，无处觅其首尾。"第四，善于比喻，生动活泼。清代学者宣颖说："庄子之文，长于譬喻，其玄映空明，解脱变化，有水月镜花之妙。且喻后出喻，喻中设喻，不啻峡云层起，海市幻生，从来无人及得。"第五，善于利用典型事件，虚构故事，反映主题思想。庄子可谓是中国文言小说之祖。宋代著名学者黄震就明确指出："庄子以不羁之才，肆跌宕之说，创为不必有之人，设为不必有之物，造为天下必无之事，用以眇末宇宙，戏薄圣人，走弄百出，茫无定踪，固千万世诙谐小说之祖也。"清代学者刘熙载说庄子"意出尘外，怪生笔端"，的确道出了庄子行文异想天开、雄奇瑰丽、新颖怪诞的特点。庄子散文这种雄豪洒脱、恣肆汪洋的浪漫主义精神，曾经哺育了中国古代许多诗人，如屈原、李白、苏轼、辛弃疾等豪放派诗人，都从庄子那里汲取了丰富的营养，成就了中国文学的浪漫主义流派。

二、齐物论（选）

【原文】

南郭子綦隐机而坐，仰天而嘘，荅焉似丧其耦。[1]颜成子游[2]立侍乎前，曰："何居[3]乎？形固可使如槁木，而心固可使如死灰乎？[4]今之隐机者，非昔之隐机者也？"[5]子綦曰："偃，不亦善乎而问之也[6]！今者吾丧我[7]，汝知之乎？女闻人籁而未闻地籁，女闻地籁而未闻天籁夫！"[8]

【注释】

[1]南郭子……似丧其耦：南郭子綦（qí），楚昭王的庶弟，曾任楚庄王的司马，因居于南郭，故称南郭子綦。《徐无鬼》作"南伯子綦"。《人间世》亦有"南伯子綦游乎商之丘"的记载。隐，凭依，倚靠。机，通"几"，案。嘘，吐气。荅（tà）焉，相忘貌，木然无神的样子。耦，通"偶"，一作"偶"，指与精神相对偶的肉体。此言进入了忘我的境界。"似丧其耦"即《田子方》中所说的"遗物离人而立于独"。俞云："偶当读为寓，寄也。即下文所谓'吾丧我'也。"

[2]颜成子游：人名，南伯的学生，姓颜，名偃，字子游，谥号成，故称颜成子游。王先谦案："徐无鬼篇作'颜成子入见'。"

[3]何居（jī）：居，语气助词。《诗·邶风·柏舟》："日居月诸，胡迭而微？"《左传·襄公二十三年》："谁居？其孟椒乎？"《礼记·檀弓上》："何居？我未之前闻也。"郑玄注："居读为姬姓之姬，齐鲁之间语助也。"清·胡鸣玉《订讹杂录·何居谁居》："何居，音基。语助也。"

[4]形固可……如死灰乎：形如槁木，躯体像枯干的树木，即《达生》中所说："吾身处也，若橛株枸；吾执臂也，若槁木之枝。"《文子·道原》篇引老子曰："形若槁木，心若死灰。"《知北游》篇："形若槁骸，心若死灰。"心如死灰，精神像熄灭的灰烬，即《应帝王》列子所说："子之先生死矣，弗活矣，不以旬数矣！吾见怪焉，见湿灰焉。"

[5]今之……隐机者也："今之隐机者"与"昔之隐机者"，同样是南郭子綦。此言南郭子綦昔日隐机而坐，未尽其玄妙；今日隐机而坐，寂然无情。故颜成子游发此惊异之问。

[6]不亦善乎而问之也：而，通"尔"，你。"不亦善乎而问之也"为主谓倒装，

意谓"你问的太好了！"

[7]吾丧我：即《逍遥游》中"无己"的观点，意指唯有丧我，才能超然于物外，从而万物方可齐一。郭象注："吾丧我，我自忘矣；我自忘矣，天下有何物足识哉！故都忘外内，然后超然俱得。"

[8]女闻人籁……天籁夫：籁，箫。人籁是人吹竹管发出的声响；地籁是风吹洞穴发出的声响；天籁是自然界的声响，如风声、鸟声、流水声等。人籁出于人为，地籁、天籁出于自然。郭象注："籁，箫也。夫箫管参差，宫商异律，故有短长高下万殊之声。声虽万殊，而所禀之度一也，然则优劣无所错其间矣。况之风物，异音同是，而咸自取焉，则天地之籁见矣。"

【原文】

子游曰："敢问其方？"子綦曰："夫大块噫气[1]，其名为风。是唯无作，作则万窍怒呺。[2]而独不闻之翏翏[3]乎？山林之畏佳，大木百围之窍穴，似鼻，似口，似耳，似枅，似圈，似臼，似洼者，似污者[4]；激者、謞者、叱者、吸者、叫者、譹者、宎者、咬者[5]，前者唱于而随者唱喁[6]。泠风则小和，飘风则大和，厉风济则众窍为虚。[7]而独不见之调调之刁刁[8]乎？"

【注释】

[1]大块噫气：大块，指大地；噫气，犹嘘，吹气。郭象注："大块者，无物也。夫噫气者，岂有物哉？气块然而自噫耳。物之生也，莫不块然而自生，则块然之体大矣，故遂以大块为名。"

[2]是唯无作……怒呺：是唯不作，除非不作，不作则已。呺，同"号"，呼啸，吼叫。万窍怒呺，暗指百家争鸣。

[3]翏（liù）翏：长风声。

[4]山林之畏佳……污者：畏佳（cuī），通"崔嵬"，又作"崔嵬"，指高大、高耸的样子。围，两手合抱的范围。窍，细孔。穴，大孔。似鼻，以下举窍穴的形状，取之人身的有鼻、口、耳，取之器物的有枅、圈、臼，取之于地势的有洼、污，取之于水火的有激、謞，取之于人畜的有叱、吸、叫、譹，取之于杂音的有宎、咬。枅（jī）：房柱上的横木，即樽护、斗拱。《淮南子·主术训》有"短者以为朱儒枅户。"一说木制酒器。圈，阑圈。洼，大而深的洼地。污，小而浅的池塘，泥坑。

[5]激者謞者……咬者：激，水击之声，大水湍流冲激的声音。謞（xiāo）：同"熇"，大火燃烧的声音。一作箭飞之声。叱（chì），呵叱，发怒时的出气声。吸，吸气之声。譹，同"号"，嚎哭之声。宎（yǎo），沉吟之声。咬（jiāo），哀切之声。宣颖云："激如水激声，謞如箭去声；叱出而声粗，吸入而声细；叫高而声扬，号下而声浊；宎深而声留，咬鸣而声清。皆状窍声。"

[6]前者唱……随者唱喁：于、喁（yú）皆相随应之声。

[7]泠风则……众窍为虚：泠（líng）风，小风，微风。飘风，大风，疾风。《老子》说："飘风不终朝，暴雨不终日。"厉风，烈风。济，停止，风过。虚，没有声音。

[8] 调调之刁刁：调调、刁刁，林木枝叶摇曳的样子。郭象注："调调、刁刁，皆动摇貌。"

【原文】

子游曰："地籁则众窍是已，人籁则比竹是已，敢问天籁[1]。"子綦曰："夫吹万不同，而使其自已也，咸其自取，怒者其谁邪[2]！"

【注释】

[1] 地籁则众窍……天籁：比竹，竹管并列在一起而制作的乐器，即排箫。成玄英说："地籁则窍穴之徒，人籁则箫管之类，并皆眼见，此则可知。惟天籁深玄，卒难顿悟。"陈鼓应说："地籁是指风吹各种窍孔所发出的声音，天籁是指各物因其各己的自然状态而自鸣。可见三籁并无不同，它们都是天地间自然的音响。"

[2] 夫吹万……其谁邪：吹万不同，风吹万窍而声各不同。自已，洞穴的声音自行停止，天籁是无作无止的，能从无作无止处着眼，天籁不在地籁之外，也不在人籁之外。怒者其谁也，反诘子游，让他自己领会天籁的旨趣。怒，奋起。如《逍遥游》中的"怒而飞"和《外物》中的"草木怒生"，皆指天机自动。宣颖云："待风鸣者地籁，而风之使窍自鸣者，即天籁也。"王先谦案："此文以吹引言。风所吹万有不同，而使之鸣者，仍使其自止也。且每窍各成一声，是鸣者仍皆其自取也。然则万窍怒喝，有使之怒者，而怒者果谁邪！悟其为谁，则众声之鸣皆不能无所待而成形者，更可知矣，又何所谓得丧乎！'怒者其谁'，使人言下自领，下文所谓'真君'也。"郭象注："夫天籁者，岂复别有一物哉？即众窍比竹之属，接乎有生之类，会而共成一天耳。无既无矣，则不能生有；有之未生，又不能为生。然则生生者谁哉？块然而自生耳。自生耳，非我生也。我既不能生物，物亦不能生我，则我自然矣。自己而然，则谓之天然。天然耳，非为也，故以天言之。"

【原文】

大知闲闲，小知间间[1]；大言炎炎，小言詹詹[2]。其寐也魂交，其觉也形开[3]；与接为构，日以心斗。缦者，窖者，密者。[4]小恐惴惴，大恐缦缦。[5]其发若机栝，其司是非之谓也；其留如诅盟，其守胜之谓也[6]；其杀若秋冬，以言其日消也；其溺之所为之，不可使复之也[7]；其厌也如缄，以言其老洫也[8]；近死之心，莫使复阳[9]也。喜怒哀乐，虑叹变慹[10]，姚佚启态[11]；乐出虚，蒸成菌[12]。日夜相代[13]乎前，而莫知其所萌[14]。已乎，已乎！旦暮得此，其所由以生乎！[15]

【注释】

[1] 大知闲闲……间间：知，智力、智慧、智能；闲闲，广博之貌；间间，精细之貌。此句言智能之差异。即《逍遥游》所言"小知不及大知"。

[2] 大言炎炎……詹詹：大言炎炎，此言大言论道，壮怀激烈；小言詹詹，此言浅薄小言，喋喋不休。此句言言语之异。王夫之在"大知闲闲，小知间间；大言炎炎，小言詹詹"句下解道："非知则言不足以繁，知有小大，而言亦随之。"由此可见，他

把"言"视为对"知"的表述，"言"随"知"而有异。"大言"对"大知"，"小言"对"小知"。

〔3〕其寐……也形开：其寐也魂交，梦寐之中梦绕魂牵；其觉也形开，梦醒之后神不守合。此句言寤寐之异。不论是睡着做梦，还是醒着做事，心神片刻都不得安宁，一直在与外界进行交锋。

〔4〕缦者窖者密者：缦者，像用帷幕遮起来的样子；窖（jiào）者，像地窖深不见底的样子；密者，像深山密林的样子。此言世人或遮遮掩掩，或深藏不露，不同的心思不得而知。

〔5〕小恐惴惴……缦缦：小恐惴惴，言惴惴不安、提心吊胆的样子；大恐缦缦，言惊恐万状、茫然若失的样子。

〔6〕其发若……之谓也：机，弩的发射器；栝，箭尾部扣弦的部位。发若机栝，指速度之快如射箭一般。司，同"伺"，窥伺，侦候，探察。留，止，守，与"发"互为对文，即持言不发，留守于心；诅盟，誓约；守胜，以守取胜，后发制人。郭象注："留不发，若诅盟然，守己以胜人。此语、默之异。"

〔7〕其杀若……复之也：杀（shài），衰微，凋零，衰退；消，消铄，消弱；溺，沉溺；复，复返，恢复。

〔8〕其厌也……老洫也：厌（yā），通"压"，闭藏；缄，封闭；洫（xù），深。宣颖云："厌然闭藏。缄，秘固。洫，深也。老而愈深。"

〔9〕复阳：恢复生机。

〔10〕虑叹变慹：虑，忧虑多思；叹，感叹多悲；变，反复多变；慹（zhé），不动。宣颖云："虑多思，叹多悲，变多反复，慹多怖。"

〔11〕姚佚启态：姚，轻捷，轻浮；佚，通"逸"，安逸，放纵；启，放荡，通达；态，矜持，作态。成玄英云："姚则轻浮躁动，佚则奢华纵放，启则情欲开张，态则娇淫妖冶。""虑叹变慹"和"姚佚启态"都是形容人的各种情态。

〔12〕乐出虚蒸成菌：乐出虚，乐声从空虚的箫管中发出；蒸成菌，地气上蒸使菌类生长出来。郭象注："无声而有声"，"无形而有形，皆气所使"。刘武补正此句说："如乐之出于虚而无形，如气之蒸成菌而无根。"

〔13〕日夜相代：日夜更替。

〔14〕萌：始生，萌生。

〔15〕旦暮得此……以生乎：旦暮，即日夜。此言从日夜相代得到的这个道理，大概就是万物所以产生的根由了。郭象注："既无可推求，不如其已乎。然俯仰旦暮间，自悟真理。此者，生之根也。"郭象注："此盖事变之异也。自此以上，略举天籁之无方；自此以下，明无方之自然也。物各自然，不知所以然而然。""日夜相代，代故以新也。夫天地万物，变化日新，与时俱往，何物萌之哉？自然而然耳。""言其自生。"

【原文】

非彼无我，非我无所取。[1]是亦近矣，而不知其所为使。[2]若有真宰，而特不得其朕。[3]可行已信，而不见其形，有情而无形。[4]百骸，九窍，六藏，赅而存焉，吾谁与为亲？汝皆说之乎？其有私焉？[5]如是皆有为臣妾乎？其臣妾不足以相治乎？[6]其递相为君臣乎？其有真君[7]存焉？如求得其情与不得，无益损乎其真[8]。一受其成形，不忘以待尽。[9]与物相刃相靡[10]，其行进如驰，而莫之能止，不亦悲乎！终身役役而不见其成功，苶然疲役而不知其所归，可不哀邪！[11]人谓之不死，奚益！其形化，其心与之然，可不谓大哀乎？人之生也，固若是芒[12]乎？其我独芒，而人亦有不芒者乎？

【注释】

［1］非彼无我……无所取：言彼我之间的对立统一关系。郭象注："彼，自然也。自然生我，我自然生。故自然者，即我之自然，岂远之哉！"

［2］是亦近……所为使：是，指对"非彼无我，非我无所取"的认识。所为使，使然之根源。此句言能够认识到相互依存和对立统一的关系是近乎道的，但不知其使之这样的根源。郭象注："凡物云云，皆自尔耳，非相为使也，故任之而理自至矣。"

［3］若有真宰……得其朕：真宰，真正的主宰；特，独，但；朕，征兆，迹象。郭象注："万物万情，趣合不同，若有真宰使之然也。起索真宰之朕迹，而亦终不得，则明物皆自然，无使物然也。"

［4］可行己信……而无形：信，本真，即《老子》所说的"其精甚真，其中有信"；情，信，实。此句言可以按照自身的本真行事，而这种本真却是"不见其形，有情而无形"。

［5］百骸九窍……有私焉：百骸，指人的各种骨骼或全身。九窍，指眼、耳、鼻等人体器官的九个孔穴。《周礼·天官·疾医》："两之以九窍之变。"注："阳窍七，阴窍二。"六藏，"藏"是"脏"之古字。赅，兼备，具备。说，通"悦"，喜欢，喜悦。有私，有所偏爱。此句言身体的各个部分都齐备地存在于我，我跟哪一部分更亲近呢？你是都喜欢，还是有所偏私呢？

［6］如是皆有……相治乎：臣妾，喻附属关系；相治，相互支配。郭象注："夫臣妾但各当其分耳，未为不足以相治也。相治者，若手足耳目，四肢百体，各有所司而更相御用也。夫时之所贤者为君，才不应世者为臣。若天之自高，地之自卑，首自在上，足自居下，岂有递哉！虽无错于当而必自当也。"

［7］真君：即"真宰"。

［8］益损乎其真：益损，增减；真，本然真性。

［9］一受其成形……待尽：一，一旦；待尽，等待死亡。郭象注此句云："言性各有分，故知者守知以待终，而愚者抱愚以至死，岂有能中易其性者也！"

［10］与物相刃相靡：相刃，比喻矛盾；靡，通"磨"。此句即前文所言"与物相接，日以心斗"。

［11］终身役役……哀邪：役役，劳苦不息貌，奔忙不休貌；苶（nié）然，疲惫貌；疲役，疲于所役；所归，归宿，目的。郭象注："夫物情无极，知足者鲜。故得此不止，复逐于彼。皆疲役终身，未厌其志，死而后已。故其成功者无时可见也。凡物各

以所好役其形骸，至于疲困茶然。不知所以好此之归趣云何也！"

[12] 芒：通"茫"，愚昧无知。

【原文】

夫随其成心[1] 而师之，谁独且无师[2] 乎？奚必知代[3] 而心自取者[4] 有之？愚者与有焉。未成乎心而有是非，是今日适越而昔至也。[5] 是以无有为有。无有为有[6]，虽有神禹，且不能知[7]，吾独且奈何哉！

【注释】

[1] 成心：偏见，主观成见。

[2] 师：取法，效法。

[3] 代：事理的更替变化。

[4] 心自取者：有见识者或有心得者。

[5] 未成乎心……昔至也：未成乎心，未形成的主观成见。今日适越而昔至，此处援引惠施的"今日适越而昔来"之说，说明是非与主观成见的关系。适，到。

[6] 无有为有：有生于无，以无为有。

[7] 不能知：无法理解。

【选注】

1. 林云铭说："文之意中出意，言外立言，层层相生，段段回顾，倏而羊肠鸟道，倏而迭嶂重峦。世儒见之，每不得其肯綮，辄废阁不敢复道，此犹可恕；乃敢率臆曲解，割裂支离，俾千古奇文，埋没尘土。呜呼，庄叟当日下笔落想时，原不许此辈轻易读得也，又何怪焉！"

2. 宣颖说："写地籁忽而杂奏，忽而寂收，乃只是风作风济之故。以闻起，以见收，不是置闻说见，止是写闻忽化为乌有，借眼色为耳根衬尾，妙笔妙笔！初读之，拉杂崩腾，如万马奔趋，洪涛汹涌；既读之，希微杳冥，如秋空夜静，四顾悄然。写天籁，更不须另说，只就地籁上提醒一笔，便陡地窅然。"

3. 屈复说："通篇大势，前半顺提，中间总锁，后半倒应，千变万化，一线穿来，如常山之蛇，击首尾应，击尾首应，击中则首尾皆应也。"

4. 林希逸说："物论者，人物之论也，犹言'众论'也。齐者，一也，欲合众论而为一也。战国之事，学问不同，更相是非，故庄子以为，不若是非两忘，而归之自然，此其立名之意也。"

5. 释德清说："物论者，乃古今人物众口之辩论也。盖言世无真知大觉之大圣，而诸子各以小知小见为自是，都是自执一己之我见，故各以己得为必是。既一人以己为是，则天下人人皆非，竟无一人之真是者。大者则从儒墨两家相非，下则诸子众口，各以己是而互相非，则终竟无一人可正齐之者。故物论之难齐也久矣，皆不自明之过也。今庄子意，若齐物之论，须是大觉真人出世，忘我忘人，以真知真悟，了无人我之分，相忘于大道。如此，则物论不必要齐而是非自泯，了无人我是非之相，此齐物之大旨也。"

6.胡文豹说:"物论,谓众论也;齐者,所以一之也。夫道何往而不存?恶乎有显晦?隐于小成者,荣华之言也,此之谓物论。战国时,学术庞杂,人执一见,家创一说,庄子以为不若两忘而化其道也。"

7.王先谦说:"天下之物之言,皆可齐一视之,不必致辩,守道而已。苏舆云:'天下之至纷,莫如物论。是非太明,足以累心。故视天下之言,如天籁之旋怒旋已,如觳音之自然,而一无与于我。然后忘彼是,浑成毁,平尊隶,均物我,外形骸,遗生死,求其真宰,照以本明,游心于无穷。皆庄生最微之思理。'然其为书,辩多而情激,岂真忘是非者哉?不过空存其理而已。"

【讨论】

对《齐物论》篇名的理解,就存在"'齐物'论"与"齐'物论'"的分歧。《玉海》卷六十二于本句下注云:"《庄子》内篇《齐物论》第二。"《补注》:"纪云:'物论二字相连,此以为论,似误。'钱辛楣同年(案:钱说见《十驾斋养新录》卷十九)引王伯厚云:'《庄子·齐物论》非欲齐物也,盖谓物论之难齐也。'邵子(诗)'齐物到头争',恐误。按左思《魏都赋》:'万物可齐于一朝。'刘渊林注:'庄子有《齐物》之论。'刘琨《答卢谌书》:'远慕老庄之齐物。'《文心雕龙·论说》篇:'庄周齐物,以论为名。'是六朝人已误以齐物二字连读。详案《庄子·齐物论》郭象注:'夫自是而非彼,美己而恶人,物莫不皆然,是非虽异,而彼我均也。'正是齐物之意。六朝自有此读,故邵子宗之。其《观物外篇》云:'庄子《齐物》,未免乎较量。'亦读与诗同,非误也。文达、少唐,似皆未得其旨。"刘渊林注:"庄子有齐物之论。"王应麟《困学纪闻》:"庄子《齐物论》,非欲齐物也,盖谓物论之难齐也。"王先谦《庄子集解》:"天下之物、之言,皆可齐一视之,不必致辩,守道而已。"释德清说:"物论者,乃古今人物众口之辩论也。"(《庄子内篇》)

《齐物论》表现了庄子哲学的又一重要思想。庄子认为,一切都是相对的。他说:"物无非彼,物无非是。""彼出于是,是亦因彼。""是亦彼也,彼亦是也。"对立的双方诸如生死、贵贱、荣辱、成毁、大小、寿夭、然不然、可不可等等,都是"齐一"而无差别的。"天地与我并生,万物与我为一""彼亦一是非,此亦一是非"。庄子创立这一"相对主义"学说给人们认识事物提供了奇异的视角和方法,含有丰富的辩证思想,给人们观察自然和社会的许多现象提供了理论根据。事实证明,历史上许多自然和社会问题,正是按照庄子的此种"相对主义"学说在演变着。庄子甚至提出齐生死、等万物的妙论。所谓"万物一府,生死同状"。庄子的此种观点,从表面上看显然是奇谈怪论,但骨子里却表现了他超脱旷达的思想。

三、胠箧

【原文】

将为胠箧探囊发匮[1]之盗而为守备[2],则必摄缄縢,固扃鐍[3],此世俗之所谓知也。然而巨盗至,则负匮揭箧担囊而趋[4],唯恐缄縢扃鐍之不固也。

然则乡^[5]之所谓知者，不乃为大盗积^[6]者也？

【注释】

[1] 胠箧探囊发匮：胠（qū），腋下肋上部分。此作动词用，从侧面撬开之意。箧（qiè）为小箱子。胠箧即是撬箱子。探囊，把手伸进袋子里窃取财物，匮（guì），同"柜"，发匮即打开柜子。此三者皆指偷窃行为。

[2] 为守备：预先为之做好防备。

[3] 摄缄縢（téng）固扃鐍（jiōngjué）：摄，收束，扎紧；缄、縢，均指绳索；扃，门闩；鐍，锁钮。

[4] 负匮揭箧……而趋：负，背着；揭，举，持；趋，快步疾走。

[5] 乡：通"向"，从前，前面。

[6] 积：储备。

【原文】

故尝试论之：世俗之所谓知者，有不为大盗积者乎？所谓圣者，有不为大盗守者乎？何以知其然邪？昔者齐国邻邑相望，鸡犬之音相闻，罔罟之所布，耒耨之所刺^[1]，方二千余里。阖四竟之内，所以立宗庙社稷，治邑屋州闾乡曲者，曷尝不法圣人哉^[2]！然而田成子^[3]一旦杀齐君而盗其国，所盗者岂独其国邪？并与其圣知之法而盗之，故田成子有乎盗贼之名，而身处尧舜之安。小国不敢非，大国不敢诛，十二世有齐国^[4]。则是不乃窃齐国并与其圣知之法以守其盗贼之身乎？

【注释】

[1] 罔罟（gǔ）之所布……所刺：罔罟，古时渔猎所用的工具。耒（lěi），犁；耨（nòu），锄头。刺，指用耒耨耕地锄草。耒耨之所刺，指可以耕作的土地。

[2] 阖四竟……法圣人哉：竟，同"境"。阖四竟之内，犹言全国。宗庙，古代天子、诸侯、大夫、士祭祀祖宗的处所。社稷，祭祀土地和五谷之神的场所。宗庙社稷为一个国家的代称。治，治理，管理。邑屋州闾乡曲，为当时行政区划单位，有以户口计算划分的，有以土地计算划分的，各国的情况不同，又时有变化，确切情况已难以确知，只能概而论之。据成玄英疏引《司马法》曰："六尺为步，步百为亩，亩百为夫，夫三为屋，屋三为井，井四为邑。"则屋邑等是按土地划分的。又说："五家为比，五比为闾，五闾为族，五族为党，五党为州，五州为乡。"郑玄说："二十五家为闾，二千五百家为州，万二千五百家为乡也。"则闾州乡是按户口计算划分的。

[3] 田成子：又称田常、陈恒，本为陈国人，其七世祖敬仲为陈国贵族，其祖陈完因陈国内乱而奔齐，为齐国大夫，食采于田，故以田为氏。鲁哀公十四年（前481年），田成子杀齐简公，立简公之弟骜为齐侯，是为平公，割安平至琅琊一带地区而自为封邑，从此操纵齐国大权，齐侯不过是个傀儡，名存实亡。后其曾孙太公和更迁康公于海上而自立为齐侯。

[4] 小国不敢……有齐国：非，指责，非难；诛，征讨，征伐。十二世有齐国：

田恒于公元前481年篡齐，还保留齐侯的名号，五代以后至田和，把齐康公流放到海岛，自立为齐侯，姜氏之齐国至此灭亡。自陈完奔齐到田成子专齐政，凡七世；田成子至齐宣王，又历六世，共计十三世。由于庄子与齐宣王同时，故除齐宣王之世，共十二世，二百六十余年。

【原文】

尝试论之：世俗之所谓至知[1]者，有不为大盗积者乎？所谓至圣[2]者，有不为大盗守者乎？何以知其然邪？昔者龙逢斩，比干剖，苌弘胣，子胥靡[3]，故四子之贤而身不免乎戮。故跖[4]之徒问跖曰："盗亦有道乎？"跖曰："何适而无有道邪？夫妄意室中之藏，圣也[5]；入先，勇也；出后，义也；知可否，知也；分均，仁也。五者不备而能成大盗者，天下未之有也。"由是观之，善人不得圣人之道不立，跖不得圣人之道不行。天下之善人少而不善人多，则圣人之利天下也少而害天下也多。故曰，唇竭则齿寒[6]，鲁酒薄而邯郸围[7]，圣人生而大盗起。掊击[8]圣人，纵舍[9]盗贼，而天下始治矣。

【注释】

[1] 至知：最具智慧者。

[2] 至圣：最为聪明者。

[3] 龙逢斩……子胥靡：龙逢，关龙逢，夏桀之贤臣，为桀所杀。比干，殷纣王之叔父，为少师之官，因多次劝谏纣王，被剖心而死。苌弘，春秋末年周灵王之贤臣，在周王室派系之争中遭谗被逐，自刳而死。胣（chǐ），剖腹挖出内脏，或指车裂之刑。子胥，伍员，字子胥，佐吴国创业之臣，因劝谏吴王拒绝越国求和并停止出兵伐齐，不被吴王听从，反遭夫差疏远，后吴王听信谗言，赐剑令其自杀，死后抛尸江中，任其自行糜烂。靡，通"糜"。

[4] 跖：展雄，春秋末期的鲁国西北部柳下屯（今濮阳柳屯）人，领导了九千人的奴隶大起义，史称柳下跖、盗跖。

[5] 何适而无……圣也：何适，何往，哪里；妄意，凭空推断，度量猜测；圣，聪明。

[6] 唇竭则齿寒：王先谦引俞注云："此竭字当读为'竭其尾'之竭。《说文》豕下云：'竭其尾，故谓之豕。'唇竭，谓反举其唇以向上。"

[7] 鲁酒薄而邯郸围：据古注有两种说法。一是《音义》注曰："楚宣王朝诸侯，鲁恭公后到而酒薄，宣王怒。恭公曰：我，周公之后，勋在王室，送酒已失礼，方责其薄，毋乃太甚。遂不辞而还。宣王乃发兵与齐攻鲁。梁惠王常欲击赵而畏楚，楚以鲁为事，故梁得围邯郸。"唐朝人陆德明《经典释文》所载与此相同。二是王先谦引释文："许慎注淮南云：'楚会诸侯，鲁、赵俱献酒于楚王，鲁酒薄而赵酒厚。楚之主酒吏求酒于赵，赵不与，吏怒，乃以赵厚酒易鲁薄酒，奏之。楚王以赵酒薄，故围邯郸也。'"

[8] 掊（pǒu）击：打破，打倒。

[9] 纵合：放掉，不加拘禁制裁。

【原文】

夫川竭而谷虚，丘夷而渊实。[1]圣人已死，则大盗不起，天下平而无故[2]矣！圣人不死，大盗不止。虽重圣人[3]而治天下，则是重利[4]盗跖也。为之斗斛[5]以量之，则并与斗斛而窃之；为之权衡[6]以称之，则并与权衡而窃之；为之符玺[7]以信之，则并与符玺而窃之；为之仁义以矫[8]之，则并与仁义而窃之。何以知其然邪？彼窃钩[9]者诛，窃国者为诸侯，诸侯之门而仁义存焉，则是非窃仁义圣知邪？故逐于大盗，揭诸侯，窃仁义并斗斛权衡符玺之利者，虽有轩冕之赏弗能劝，斧钺之威弗能禁[10]。此重利盗跖而使不可禁者，是乃圣人之过也。

【注释】

［1］夫川竭……而渊实：川竭而谷虚，山间河流干涸，溪谷也随之变得空虚。夷，平；渊，深潭。

［2］无故：太平无事。

［3］重圣人：看重圣人，重用圣人。

［4］重利：厚利。

［5］斗斛：量具，十斗为斛。

［6］权衡：测重量的工具，即秤，权为秤锤，衡为秤杆。

［7］符玺：符，古代君主传达命令或调兵遣将的凭证，用金玉木竹制成，分为两片，双方各执一片，合起来以验证真伪，如虎符、兵符之类。玺，印。秦以前为通称，官民之印皆可称玺，秦以后专指帝王之印，以玉制成，为国家最高权力的象征。

［8］矫：矫正。

［9］钩：腰带环，比喻不值钱的小物件。

［10］故逐于……弗能禁：逐：追随。揭：举，抬高。轩：古代一种前顶较高而有帷幕的车子，供大夫以上资格的官员乘尘。冕：古代帝王、诸侯、卿大夫所戴之礼帽，后来专指王冠。劝：劝止。钺：大斧。古时处死犯人，多用斧钺砍头。斧钺之威，就是用杀头来威慑。

【原文】

故曰："鱼不可脱于渊，国之利器不可以示人。[1]"彼圣人者，天下之利器也，非所以明天下也。故绝圣弃知[2]，大盗乃止；擿[3]玉毁珠，小盗不起；焚符破玺，而民朴鄙[4]；掊斗折衡，而民不争；殚残[5]天下之圣法，而民始可与论议；擢乱六律，铄绝竽瑟，塞瞽旷之耳，而天下始人含其聪矣[6]；灭文章，散五采，胶离朱之目，而天下始人含其明矣[7]。毁绝钩绳[8]而弃规矩，攦工倕[9]之指，而天下始人有其巧矣。故曰"大巧若拙[10]"。削曾、史之行，钳杨、墨之口，攘弃仁义，而天下之德始玄同矣。[11]彼人含其明，则天下不铄[12]矣；人含其聪，则天下不累[13]矣；人含其知，则天下不惑矣；人含其德，则天下不僻[14]矣。彼曾、史、杨、墨、师旷、工倕、离朱，皆外立其德而以爝乱天下者也[15]，法[16]之所无用也。

【注释】

[1]鱼不可……以示人：语出《老子》三十六章。不可以示人，不能拿出来给人看。

[2]绝圣弃知：语见《老子》十九章。圣，聪明；知，智慧。彻底摒弃一切聪明智慧，使人返璞归真，回复到物我同一的混沌状态。

[3]擿（zhì）：同"掷"，投掷，抛弃。

[4]朴鄙：朴，淳朴无欲；鄙，浑然无知。

[5]殚（dān）残：殚，尽；残，毁坏。

[6]擢（zhuó）乱六律……其聪矣：擢，搅乱也。铄绝，烧断，销毁。竽瑟，皆为古代乐器。竽为簧管乐器，形与笙相近，但较大，管数亦较多。1972年长沙马王堆汉墓中发现的竽有二十二管，分前后两排，此种乐器战国前盛行于民间。瑟为拨弦乐器，似琴而无徽位，多为二十五根弦，也有二十七根弦的。瞽旷，师旷，春秋时晋平公乐师，精通音律，因目盲，故称瞽旷。而听觉十分灵敏，能辨别五音六律。含，怀而不露，隐藏在内。聪，听觉敏锐。

[7]灭文章……含其明矣：文章，错综华美的色彩、花纹。胶，黏合。离朱，又名离娄，一位古代视力极好的人，传说他能于百步之外辨清秋毫之末。明，视觉敏锐。

[8]钩绳：古代木工用以画曲线和直线的工具。

[9]攦（lì）工倕：攦，折断。工倕，相传为尧时的能工巧匠，名倕。

[10]大巧若拙：语出《老子》四十五章。王弼注："大巧，因自然以成器，不造为异端，故若拙也。"最大的巧是顺任自然，不假人为。

[11]削曾史……始玄同矣：削，除去；曾，指曾参，孔子弟子，以孝著称；史，指史鰌，春秋时卫灵公之臣，以忠直见称。削曾史之行，即废除忠孝品行的尊贵地位。钳，闭；杨，指杨朱；墨，指墨翟。杨墨皆为战国时能言善辩的思想家。攘弃，排除，舍弃。玄同，道家所追求的与大道同一的神秘境界；也就是抛弃一切文化知识、道德礼法、工艺技巧，泯灭物我差别，回归到与自然一体的境界。成玄英云："物不丧真，人皆自得，率性全理，故与玄道混同。"

[12]铄：通"烁"，闪烁，引申为炫耀之意。

[13]累：忧患。

[14]僻：邪僻，邪恶。

[15]彼曾史……天下者也：爝（yuè），火光。爝乱，以其光耀使人迷乱。此句言皆炫其德于外，而如火光乱飞一样扰乱天下。

[16]法：指曾、史、杨、墨、师旷、离朱、工倕等所创立之法则、规矩之类。

【原文】

子独不知至德之世[1]乎？昔者容成氏、大庭氏、伯皇氏、中央氏、栗陆氏、骊氏、轩辕氏、赫胥氏、尊卢氏、祝融氏、伏羲氏、神农氏，当是时也，民结绳[2]而用之，甘其食，美其服，乐其俗，安其居，邻国相望，鸡狗之音相闻，民至老死而不相往来。若此之时，则至治已。今遂至使民延颈举踵[3]，曰"某所有贤者"，赢粮而趣之[4]，则内弃其亲而外去其主之事[5]，足迹接乎诸侯之境，车轨结事[6]乎千里之外。则是上好知之过也。

【注释】

[1] 至德之世：道德境界最为理想的时代。下文所言十二氏为传说中的古帝王，也就是氏族首领。其中轩辕氏、祝融氏、伏羲氏、神农氏见诸他书，其余八人均不可考，其中或有源于已佚之古籍，或为庄子所虚拟。

[2] 结绳：用绳子打结来记事的方法。相传远古时期没有文字，人们用此法记事。其下一段引自《老子》八十章，个别文字有出入。

[3] 延颈举踵：伸长脖子，踮起脚跟。形容焦急企盼的样子。

[4] 赢（yíng）粮而趣之：赢粮，带足路上用的食粮。《荀子·议兵》："赢三日之粮，日中而趋百里。"杨琼注："赢，负担也。"趣，同"趋"。

[5] 内弃其亲……主之事：言内弃其孝亲之事，外弃其忠君之事。

[6] 结：交错也。

【原文】

上诚好知而无道，则天下大乱矣。何以知其然邪？夫弓弩毕弋机变[1]之知多，则鸟乱于上矣；钩饵罔罟罾笱[2]之知多，则鱼乱于水矣；削格罗落罝罘[3]之知多，则兽乱于泽矣；知诈渐毒、颉滑坚白、解垢同异之变多，则俗惑于辩矣[4]。故天下每每大乱，罪在于好知。故天下皆知求其所不知而莫知求其所已知者，皆知非其所不善而莫知非其所已善者，是以大乱。[5]故上悖日月之明，下烁山川之精，中堕四时之施，惴耎之虫，肖翘之物，莫不失其性。[6]甚矣，夫好知之乱天下也！自三代以下者是已！舍夫种种之民而悦夫役役之佞[7]，释夫恬淡无为而悦夫啍啍[8]之意，啍啍已乱天下矣！

【注释】

[1] 弓弩（nǔ）毕弋机变：弩，一种装有机关可以连续发射箭矢的弓；毕，古代用于猎取马兽的长柄网；弋，系有细线的箭，射出后还能牵回来；机变，变诈。

[2] 罔罟罾（zēng）笱（gǒu）：罔，同"网"；罟：网的总名；罾，用木棍或竹竿作支架的网；笱，用树条或竹条编成的鱼篓，口大颈窄，入口留下倒须，放在流水口，鱼虾顺水进入而被捕获。

[3] 削格罗落罝罘（jūfú）：格，长木棍。削格，用竹竿或木棍制成的栅栏。罗，捕鸟网；落，通"络"。罗落，兽网。罝罘，泛指捕兽网。

[4] 知诈渐毒……于辩矣：谓诳骗欺诈、奸黠狡猾、坚白之论、诡曲之辞、同异之辩的智巧多了，就造成了世风之混乱。郭庆藩云："荀子非相篇'知而险'，议兵篇

'是渐之也'，正论篇'上凶险则下渐诈矣'。'知诈渐毒'四字义同，皆谓欺诈也。释文：'颉滑，不正之语。解垢，诡曲之辞。'"

[5] 故天下……是以大乱：按庄子的看法，知与不知、善与恶、是与非等，都是主观意向，没有客观标准，因而都可混而为一，不加区分。如果执着己见，以此非彼，便会造成无穷的纷争，引起天下大乱。

[6] 故上悖（bèi）……不失其性：悖，遮蔽。烁，熔化，销毁。山川之精，指山川自然的精气灵性。堕，通"隳"，破坏。施，运行。四时之施，四季的正常运行。惴耎（ruǎn），小虫蠕动爬行的样子。肖翘之物。细小的飞虫。

[7] 种种之民……之佞：种种，淳厚朴实貌。王先谦集解引李颐曰："种种，谨悫貌。"役役，劳苦不息貌。佞，巧也，才也，指巧言谄媚之人。

[8] 啍啍：通"谆谆"，指繁琐的说教。郭云："啍啍，以己诲人也。"

【选注】

1.《庄子·天下》："谬悠之说，荒唐之言，无端崖之辞。""以天下为沉浊，不可与庄语，以卮言为曼衍，以重言为真，以寓言为广。"

2. 朱熹说："庄子当时也无人宗之，他只在僻处自说。"

3. 司马迁说："其学无所不窥，然其要本归于老子之言。故其著书十余万言，大抵率寓言也。作《渔父》《盗跖》《胠箧》，以诋訾孔子之徒，以明老子之术。"

4. 陆西星说："夫圣人以圣知仁义治天下，而天下复窃圣人之圣知仁义以济其私，则圣人之治法，适足以为大盗媒，故绝圣弃知，绝仁弃义，而天下治矣。篇中屡用'故曰'，可见段段议论皆《道德经》之疏义。拘儒读之，未免骇汗。然意却精到，不可不深思也。"

5. 潭元春说："老庄言圣人不死，大盗不止，儒究吐舌曰：'嘻，其甚矣！'然网网罟一设，致使深者不深，幽者不幽，禽鱼众生，乱上乱下乱泽，惊悸痛楚，飞走不得自由，如人生乱世，兵刃攒矗，我为圣人，众生何须我圣人邪？世众生，不向庖牺索命，反尊为圣人，亦理外法外之事也。"

6. 马其昶说："此篇愤战国之世假窃仁义为私利以祸天下者，词益激宕不平。杨士奇曰：庄子知口而言，粗而实精，矫偏而论，正而若反。读者须大其胸襟，空其我相，不得以习见参之。"

7. 成玄英《庄子注疏·序》："内则谈于理本，外则语其事迹。事虽彰著，非理不通；理既幽微，非事莫属。欲先明妙理，故前标内篇。内篇理深，故每于文外别立题目，《逍遥》《齐物》之类是也。自外篇以去，则取篇首二字为其题目，《骈拇》《马蹄》之类是也。""内篇明于理本，外篇语其事迹，杂篇杂明于理事。内篇虽明理本，不无事迹；外篇虽明事迹，甚有妙理，但立教分篇，据多论耳。"

【讨论】

《胠箧》的核心思想在于着意发挥老子"绝圣弃知"之旨。一方面竭力抨击所谓圣人的"仁义"，一方面倡导抛弃一切智慧，使社会回到原始状态中去。宣扬"绝圣弃知"的思想和返归原始的政治主张，就是本篇的中心。文章认为圣、智之法，不足以防患止乱，而适足以成为大盗的凭依，如田成子"窃齐国并与其圣知之法"，即最雄辩地说明了这个问题。圣人创设礼法，本为防盗制贼，却反为盗贼所窃，用为护身名器，而危害民众。主张抛弃圣智礼法，以免为大盗所利用。庄子的理想境界是绝智弃圣，纯任天性，顺应自然，返璞归真。没有哪一个哲人比庄子更洞透人生，庄子无为的本质是为了保持本真的天性，他认为这才是最大的幸福，人间的至乐。一切人类罪恶来源于心智的开发，社会进步给人类带来的是自然真性的沦丧。可见，作者抨击圣、智，而向往自由平等的"小国寡民"的原始社会，尽管其中含有消极思想，但主要还是表现其对当时黑暗的社会政治、虚伪的道德标准，及"窃钩者诛，窃国者为诸侯"的丑恶现实的深刻认识和极端憎恶。文章以箧、囊、匮喻天下、国家，以缄、縢、扃、鐍喻圣、智之法，又以盗贼负匮、揭箧、担囊而趋，喻田成子一类窃国并与其圣、智之法，雄辩滔滔，一气直下，兴尽而后已，真有长江大河一泻千里之势。

庄子才气纵横，汪洋恣肆，随兴所至，嬉笑怒骂。他那寓庄于谐以文学笔法喻道的妙文，任性挥洒，常使我们如堕雾中。老子的博大，庄子有之；老子之精深，庄子忘之。庄子之玄妙，老子有之，庄子之谐谑，老子阙如。诚如章学诚在《文史通义》中所说："庄、列之寓言也，则触蛮可以立国，蕉鹿可以听讼"，皆"深于比兴，即其深于取象者也"。在《庄子》一书中，这种寓言的成分最多，但是《庄子》中的寓言大多"皆空语无事实"（司马迁语），而且庄子对于这些"无事实"之语，还往往辅以细致生动的描写，使之不仅有情节，还有语言、有形象、有情感。正是这些天马行空、看似虚妄的想象、虚构与描写，使《庄子》一书在哲学的成分以外，带上了奇幻斑斓的文学色彩。

第四讲　儒家经典

　　儒家作为先秦诸子中的一派，为春秋时的孔子所创立。汉代以来，不少人推断儒家的历史起源，意见不一。儒家之所以为"儒"家，当然与"儒"相关，且后于"儒"的出现，但如果仅仅考察"儒"字的源流与它所指代的某一职业（如史官、司徒、术士等），就很难把问题说清楚。因为，作为一个学派，儒学的产生从根本上说是从思想史脉络中衍化出来的。所以，考察它的起源，就需要了解夏商周三代文化的传承与发展。这个问题就比较复杂了，此处只是提供一个引子而已，故不再赘言。

　　孔子兴办私学，广纳门徒，创立了儒家学派。孔子死后，其弟子及再传弟子从不同的角度继承发挥他的思想，形成了不同的学派。依韩非子所说，孔子死后，儒分为八，包括子张之儒、子思之儒、颜氏之儒、孟氏之儒、漆雕氏之儒、仲良氏之儒、乐正氏之儒、孙氏之儒。其中，孟氏之儒指以孟子为代表的一派，子思之儒指以孔子之孙孔伋（子思）为代表的一派，且两派有渊源，相传孟子曾受业于子思的门人，所以后人亦将子思、孟轲为代表的一派称为思孟学派，而这也是儒家中对后世影响最大的派别。孟子以"学孔子"为志，对孔子思想进行了阐发，影响颇大，所以后人多将孔孟合称，而孔孟之道亦由此被视为儒家的代名词。若想对孔孟思想作一了解，最可靠、最直接的途径就是阅读《论语》《孟子》。

　　《论语》由孔子的弟子和再传弟子辑录而成，它以语录体和对话文体为主，以言简意赅、含蓄隽永的语言记录了孔子及其弟子的言行，集中表现了孔子的政治主张、伦理思想、道德观念及教育原则等。孔子思想泽被后世，北宋赵普甚至有"半部《论语》治天下"之说。《论语》成书于战国初期。因秦始皇焚书坑儒，到西汉时期仅有口头传授的《鲁论语》20篇、《齐论语》22篇，以及从孔子住宅夹壁中发现的《古论语》21篇。西汉末年，张禹精治《论语》，并根据《鲁论语》，参照《齐论语》，另成一论，称为《张侯论》。东汉末年，郑玄以《张侯论》为依据，参考《齐论语》《古论语》，作《论语注》，是为今本《论语》。

　　《齐论语》《古论语》不久亡佚。现存《论语》20篇。《论语》的注释很多，其中主要有何晏的《论语集解》和邢昺的疏（十三经注疏本）；南宋朱熹（朱子）把《论语》与《礼记》中的《大学》《中庸》及《孟子》合编在一起，并加以注解，合称《四书集注》，其中关于《论语》的部分是《论语集注》；清代刘宝楠总结了前人注释《论语》的成果，编撰成《论语正义》。今人杨伯峻著的《论语译注》、钱穆的《论语新解》也都有一定的参考价值。

　　《孟子》多半是孟子的弟子公孙丑、万章等追述孟子的言行写成的。孟子是儒家最重要的代表人物之一，但其地位在宋代以前并不是很高。自中唐时的韩愈著《原道》，把孟子列为先秦儒家中唯一继承孔子"道统"的人物开始，出现了一个孟子的"升格运动"，孟子其人其书的地位逐渐上升。宋神宗熙宁四年（1071年），《孟子》由子部升上经部，并首次被列入科举考试科目之中。元丰六年（1083年），孟子首次被官方追封为"邹国公"，翌年被批准配享孔庙。朱熹又把《孟子》合编为"四书"中之一部，其实际地位更在"五经"之上。元朝至顺元年（1330年），孟子被加封为"亚圣公"，以后就称为"亚圣"，地位仅次于孔子。关于《孟子》的注释，主要有汉代赵岐的注、宋代孙奭的疏（十三经注疏本），宋代朱熹的《孟子集注》（《四书集注》本），清代焦循的《孟子正义》。今人杨伯峻著的《孟子译注》，可供初学者参考。

《论语》选读

一、论学

【原文】

子[1]曰："学而时习之，不亦说[2]乎？有朋[3]自远方来，不亦乐乎？人不知而不愠[4]，不亦君子乎？"（《论语·学而》）

【注释】

[1]子：古代对有学问、有德行之人的尊称。在《论语》中，"子曰"的"子"均指孔子，意同"先生"。

[2]说（yuè）：此字的音、义均与"悦"相同，高兴、愉快之意。

[3]朋：志同道合的人。也有人认为，这里的"朋"指"弟子"，所谓"同门曰朋"，可备一说。

[4]愠（yùn）：怨恨，抱怨。

【选注】

1. 朱熹《论语集注》："愚谓及人而乐者顺而易，不知而愠者逆而难，故惟成德者能之。然德之所以成，亦曰学之正、习之熟、说之深，而不已焉耳。"

2. 刘宝楠《论语正义》："此文时习是成己，朋来是成物。但成物亦由成己，既以验己之功修，又以得教学相长之益，人才造就之多，所以乐也。孟子以得天下英才而教育之为乐，亦此意。"

【讨论】

孔子一生重教、重学，尤其关注教人以为人之道，具体而言就是培育"君子"的理想人格。《学而》作为《论语》之首篇，自是开宗明义，由此可见《论语》之编者的知心、用心。所以，就每一个有心的读者而言，读《论语》亦要时时体察此中真意，在个人之为学与为人的实践中不断地反求诸己。读书既是为学，亦是为人，正如钱穆所说，"孔子论学，范围虽广，然必兼心地修养与人格完成之两义"。很多人表面上对于《学而》这一章耳熟能详，但个中真味是否都能有切己之感受？恐怕很难这么说。由此，读者或学人若能切实践履钱先生之言，端正为学之态度，其对于《论语》的识见自能不断提升，从而避免蹈入"熟知而非真知"之牢笼。不惟读此章如此，读《论语》如此，凡欲成人（一个真正的人），无论为学还是为人，皆应秉持此种态度与精神。

【原文】

子曰："自行束脩[1]以上，吾未尝无诲[2]焉。"（《论语·述而》）

子以四教：文、行、忠、信[3]。（《论语·述而》）

德行：颜渊、闵子骞、冉伯牛、仲弓。言语：宰我、子贡。政事：冉有、季路。文学：子游、子夏。（《论语·先进》）

【注释】

[1]束脩：脩，指干肉，束脩就是十条干肉。

[2]诲：教诲。

[3]四教：朱子《论语集注》："文谓先王之遗文；行谓德行，在心为德，施之为行；中心无隐谓之忠；人言不欺谓之信。"

【选注】

1.《论语注疏》："此章言己诲人不倦也。束脩，礼之薄者。言人能奉礼，自行束脩以上而来学者，则吾未曾不诲焉，皆教诲之也。"

2.《论语集注》："脩，脯也。十脡为束。古者相见，必执贽以为礼，束脩其至薄者。盖人之有生，同具此理，故圣人之于人，无不欲其入于善。但不知来学，则无往教之礼，故苟以礼来，则无不有以教之也。"

【讨论】

春秋时，官学的垄断被打破，私学开始出现，而孔子本人就是一个力倡私学的先行者。由上述引文可知，在教学对象上，孔子广收门徒，有教无类；在教学内容上，孔子主张以文、行、忠、信等四方面来教育弟子；在教学方法上，孔子又能针对每个弟子的不同情况，因材施教，因而在德行、言语、政事、文学等不同学科上都有出类拔萃的人才涌现出来。相传孔子有弟子三千，贤者七十二人。孔子对后世的影响颇大，后人尊称之为至圣先师、万世师表。时至今日，官方或民间仍以祭孔仪式来表达对这位先师的思慕之情。

【原文】

子谓颜渊曰："用之则行，舍之则藏，唯我与尔有是夫。"子路曰："子行三军[1]，则谁与[2]？"子曰："暴虎冯河[3]，死而无悔者，吾不与也。必也临事而惧，好谋而成者也。"（《论语·述而》）

宰予昼寝[4]。子曰："朽木不可雕也，粪土之墙不可杇[5]也。于予与何诛[6]？"（《论语·公冶长》）

冉求曰："非不说[7]子之道，力不足也。"子曰："力不足者，中道而废[8]。今女画[9]。"（《论语·雍也》）

【注释】

［1］三军：当时的一军为一万两千五百人。这里泛指军队。

［2］谁与：即"与谁"，与谁同往。

［3］暴虎冯河：暴虎，空手搏虎；冯河，徒步过河。

［4］昼寝：白天睡觉。

［5］杇：泥工抹墙的工具，这里做动词用。

［6］何诛：还有什么可责备的呢？

［7］说：通"悦"，爱好。

［8］中道而废：半途而废。

［9］画：画地自限。

【选注】

1.《论语注疏》："子路见孔子独美颜渊，以己有勇，故发此问曰：'若子行三军之事，为三军之将，则当谁与同？'子路意其与己也。'子曰：暴虎冯河，死而无悔者，吾不与也'者，空手搏虎为暴虎，无舟渡河为冯河，言人若暴虎冯河，轻死而不追悔者，吾不与之同也。子路之勇若此，故孔子抑之也。'必也临事而惧，好谋而成者也'者，此又言行三军所与之人，必须临事而能戒惧，好谋而有成功者，吾则与之行三军之事也，所以诱子路使慎其勇也。"

2.《论语集注》："谢氏曰：'圣人于行藏之间，无意无必。其行非贪位，其藏非独善也。若有欲心，则不用而求行，舍之而不藏矣，是以惟颜子为可以与于此。子路虽非有欲心者，然未能无固必也，至以行三军为问，则其论益卑矣。夫子之言，盖因其失而救之。夫不谋无成，不惧必败，小事尚然，而况于行三军乎？'"

【讨论】

孔子教育弟子能够因材施教、因势利导，这里选取的几个例子就是他随机点化弟子的几个典型。比如子路好勇，并颇以好勇为乐。有一次他问孔子：君子是尚勇的吧？孔子自然晓得子路的言外之意，所以他故意没有正面回答子路的这个问题，而是趁此点拨子路应该如何才是真正的勇，其言是："君子义以为上，君子有勇而无义为乱，小人有勇而无义为盗。"其实，子路是孔子颇为欣赏的弟子之一，但孔子对之爱而不溺，《论语》中几次提到孔子对子路过勇的批评即可见一斑。

【原文】

子曰："学而不思则罔[1]，思而不学则殆[2]。"（《论语·为政》）

子曰："吾尝终日不食，终夜不寝，以思，无益，不如学也。"（《论语·卫灵公》）

子曰："不愤[3]不启，不悱[4]不发，举一隅[5]不以三隅反[6]，则不复[7]也。"（《论语·述而》）

子谓子贡曰："女与回也孰愈[8]？"对曰："赐也何敢望回。回也闻一以知十，赐也闻一以知二。"子曰："弗如也，吾与[9]女弗如也。"（《论语·公冶长》）

【注释】

[1] 罔：迷茫，受欺骗。

[2] 殆：危险、疑惑，或精神疲惫。

[3] 愤：心求通而未得之意。

[4] 悱：口欲言而未能之貌。

[5] 隅：朱子《集注》云："物之有四隅者，举一可知其三。"

[6] 反：同"返"，回答。

[7] 复：再讲。

[8] 愈：胜过。

[9] 与：和；一说为"赞同"。

【选注】

1.《论语注疏》："'学而不思则罔'者，言为学之法。既从师学，则自思其余蕴。若虽从师学，而不寻思其义，则罔然无所得也。'思而不学则殆'者，言但自寻思，而不往从师学，终卒不得其义，则徒使人精神疲劳倦殆。"

2.《论语集注》："不求诸心，故昏而无得。不习其事，故危而不安。程子曰：博学、审问、慎思、明辨、笃行五者，废其一，非学也。"

【讨论】

孔子重视启发式教育，鼓励学生独立思考。学与思，犹如鸟之双翼、车之两轮，合之则两益，离之则两伤。故而，在学习过程中，学者应该充分发挥主动性，协调好学与思的关系，力争做到举一反三、闻一知十。由此，学习方能受益，方能成为乐趣。颜回学、思双修，亦能以学为乐，故能安贫乐道，受到孔子及孔门其他弟子的极高赞誉。

【原文】

子曰："君子食无求饱，居无求安，敏于事而慎于言，就有道[1]而正焉，可谓好学也已。"（《论语·学而》）

子曰："君子谋道不谋食。耕者，馁[2]在其中矣；学也，禄在其中矣。君子忧道不忧贫。"（《论语·卫灵公》）

子曰："古之学者为己，今之学者为人。"（《论语·宪问》）

子夏曰："仕而优则学，学而优则仕。"（《论语·子张》）

子夏曰："博学而笃志，切问而近思，仁在其中矣。"（《论语·子张》）

【注释】

[1] 就有道：就，请求；有道，有道德之人。

[2] 馁：饥饿。

【选注】

1.《论语正义》："此章言君子当安贫力学也。"

2.《论语集注》："尹氏曰：君子之学，能是四者，可谓笃志力行者矣。然不取正于有道，未免有差，如杨墨学仁义而差者也，其流至于无父无君，谓之好学可乎？"

【讨论】

学习并非仅指两耳不闻窗外事，一心只读圣贤书；其实，人生何者而非学？学无止境，亦无固定之对象，故俗语有云："活到老，学到老。"若能抱有谦虚好学之态度与精神，则无往而不有得。在孔子看来，学并不是为稻粱谋、为利禄计，而是为了通达仁道（"仁在其中"），从而成就君子大业，所以欲为君子，则必然不会谋食、忧贫，而只会一心笃志于谋道、忧道。孔子说学是为己而非为人，亦是此意。换句话说，学为仁、学为君子，本身就是目的，而不是手段，功名富贵不过是学习的副产品，此之谓"学也，禄在其中""学而优则仕"。

【原文】

子曰："志于道，据[1]于德，依[2]于仁，游于艺[3]。"（《论语·述而》）

子曰："兴[4]于诗，立于礼，成于乐。"（《论语·泰伯》）

陈亢[5]问于伯鱼[6]曰："子亦有异闻乎？"对曰："未也。尝独立，鲤趋而过庭。曰：'学诗乎？'对曰：'未也。''不学诗，无以言。'鲤退而学诗。他日，又独立，鲤趋而过庭。曰：'学礼乎？'对曰：'未也。''不学礼，无以立。'鲤退而学礼。闻斯二者。"陈亢退而喜曰："问一得三：闻诗，闻礼，又闻君子之远其子也。"（《论语·季氏》）

【注释】

[1]据：执守，秉持。

[2]依：依傍，不违背。

[3]游于艺：朱子《论语集注》云："游者，玩物适情之谓。"艺，六艺，具体指礼、乐、射、御、书、数。

[4]兴：兴起。

[5]陈亢：陈子禽，一说是孔子的弟子，一说是孔子的徒孙（子贡的弟子）。

[6]伯鱼：孔鲤，孔子之子。

【选注】

1.《论语注疏》："此章孔子言己志慕、据杖、依倚、游习者，道德仁艺也。"

2.《论语集注》："此章言人之为学当如是也。盖学莫先于立志，志道，则心存于正而不他；据德，则道得于心而不失；依仁，则德性常用而物欲不行；游艺，则小物不遗而动息有养。学者于此，有以不失其先后之序、轻重之伦焉，则本末兼该，内外交养，日用之间，无少间隙，而涵泳从容，忽不自知其入于圣贤之域矣。"

【讨论】

此处所引的前面两章，表明修身治学的秩序。在第一章中，以立志求道发其端，以据守仁德践其行，以优游于六艺来涵养德行。在第二章中，则以学诗发其性情，以学礼立其规模，以成于乐来形容其气象。此二章相得益彰，不可强分彼此。第三章通过孔子与其子孔鲤的对话，进一步印证了第二章所说的诗、礼对于为学的重要性。不过，这里的为学秩序也不可固执，如依照钱穆的看法，若是小学，则从游艺至于志道；若是大学，则从志道至于游艺。颜渊称孔子循循然善诱人，所以对于上述为学之秩序不可做刻板理解。

二、论仁

【原文】

子贡曰："如有博施于民，而能济众，何如？可谓仁乎？"子曰："何事于仁，[1]必也圣乎！尧舜其犹病[2]诸！夫仁者，己欲立而立人，己欲达而达人。能近取譬[3]，可谓仁之方也已。"（《论语·雍也》）

颜渊问仁。子曰："克己复礼为仁[4]。一日克己复礼，天下归仁焉。为仁由己，而由人乎哉？"颜渊曰："请问其目[5]。"子曰："非礼勿视，非礼勿听，非礼勿言，非礼勿动。"颜渊曰："回虽不敏，请事[6]斯语矣。"（《论语·颜渊》）

子路问君子。子曰："修己以敬。"曰："如斯而已乎？"曰："修己以安人。"曰："如斯而已乎？"曰："修己以安百姓。修己以安百姓，尧舜其犹病诸？"（《论语·宪问》）

【注释】

[1]何事于仁：宋儒朱熹（通称朱子）《论语集注》云："言此何止于仁。"

[2]病：《广雅·释诂》："病，难。"

[3]能近取譬：近，自身周围；譬，譬喻。

[4]克己复礼为仁：克，约束、抑制；复，践行。《左传·昭公十二年》引仲尼曰："古也有志：克己复礼，仁也。"可见，"克己复礼为仁"乃是孔子采用前人的话，并于此处赋予了新意。

[5]目：条目。

[6]事：从事。

【选注】

《论语集注》："程子曰：医书以手足痿痹为不仁，此言最善明状。仁者以天地万物为一体，莫非己也。认得为己，何所不至；若不属己，自与己不相干。如手足之不仁，气已不贯，皆不属己。故博施济众，乃圣人之功用。仁至难言，故止曰：'己欲立而立人，己欲达而达人。能近取譬，可谓仁之方也已。'欲令如是观仁，可以得仁之体。"

【讨论】

"仁"是孔子思想的核心，但它究竟何指，在不同的语境中，孔子给出了不同的解答。这里选取的前两章，乃是孔子对其弟子中的两大高足（子贡、颜渊）的回应，比较具有代表性。不过，孔子并不是给"仁"下定义，不是说"仁是……"之类的，而是集中解释如何为仁或行仁，简言之，为仁的方法是怎样的，此即所谓"仁之方"或为仁的"目"。践履仁义的出发点只能是"我"（己），"为仁由己"说的就是要从自己着手，推己及人，具体而言就是"己欲立而立人，己欲达而达人"。但立己、达己如何操作才能实现呢？孔子给出了具体的条目，这就是"非礼勿视，非礼勿听，非礼勿言，非礼勿动"。而所谓"修己以敬",就是要努力使自己的视、听、言、动合乎礼节,如此方能通达仁境,从而才能够立人、达人(安人、安百姓)。

【原文】

子曰:"仁远乎哉?我欲仁,斯仁至矣。"(《论语·述而》)

曾子曰:"士[1]不可以不弘毅[2],任重而道远。仁以为己任,不亦重乎?死而后已,不亦远乎?"(《论语·泰伯》)

【注释】

[1]士:这里指读书人。

[2]弘毅:朱熹在其《论语集注》中有云:"弘,宽广也;毅,强忍也。"章太炎在《广论语骈枝》中则认为,弘相当于现在的强,弘毅就是强毅。

【选注】

1.《论语注疏》:"此章言仁道不远,行之即是,故曰仁道岂远乎哉,我欲行仁,即斯仁至矣,是不远也。"

2.《论语正义》:"此求仁得仁之旨。《孟子·尽心》云:求则得之,舍则失之,是求有益于得也,求在我者也。"

【讨论】

所谓行仁的远近,其实乃是就为仁之难易而言的。一方面,为仁是近的、容易的。在日用伦常中,对于践仁而言,很多人并非不能而是不为,并习惯于在己身之外寻找不愿为仁的借口。孔子明知问题的症结所在,所以才有"我欲仁,斯仁至"及"一日克己复礼,天下归仁"的观点。如果与上面刚刚讲过的"仁之方"相比较,孔子仍是强调为仁的自我承担性,这里有着每一个人反求诸己的不能推脱的责任意识,所以孔子又评判说:"君子求诸己,小人求诸人。"但是,另一方面,为仁又是远的、艰辛的。因为践仁是一项长久的事业,孔子提倡的是"君子无终食之间违仁",不能今日如此,明日则否,三天打鱼、两天晒网是不行的。正如毛泽东所说,一个人做一件好事并不难,难的是一辈子做好事。孔子盛赞颜回"其心三月不违仁",贤德如颜回况且只是三月不违仁,其他人就可想而知了,由此亦可见为仁之不易,故而孔子的另一学生曾子才慨叹"任重而道远"啊!

【原文】

子曰:"里[1]仁为美。择不处[2]仁,焉得知[3]!"(《论语·里仁》)

子曰:"德不孤[4],必有邻[5]。"(《论语·里仁》)

子贡问为仁。子曰:"工欲善其事,必先利其器。居是邦也,事其大夫之贤者,友其士之仁者。"(《论语·卫灵公》)

司马牛忧曰:"人皆有兄弟,我独亡。"子夏曰:"商闻之矣,死生有命,富贵在天。君子敬而无失,与人恭而有礼,四海之内,皆兄弟也。君子何患乎无兄弟也。"(《论语·颜渊》)

【注释】

[1] 里：作动词用，居住。

[2] 处（chǔ）：居住。

[3] 知：同"智"，明智。

[4] 孤：孤单。

[5] 邻：邻居，转义为伙伴。

【选注】

1.《论语集注》："里有仁厚之俗为美。择里而不居于是焉，则失其是非之本心，而不得为知矣。"

2.《论语正义》："里者，仁之所居。居于仁者之里，是为美。求居而不处仁者之里，不得为有知。"

【讨论】

仁德之人，必有感召人的力量，能使近者悦、远者来。这种道德的垂范作用与感召力量，一向被主张以人文化成天下的儒家所推崇。而儒家之所以提倡德治、德政，正是由此引发。相应地，儒家讲修齐治平，就是从每一个人（我或己）的修身讲起，家、国、天下的治理不过是小我或一己之推扩而已，其中的道理都是相通的。古语有云：一屋不扫，何以扫天下。这也说明了一个人努力提高自身修养的重要性。此外，既然德行能够感召人，则四海之内皆能吸引志同道合之人而亲如兄弟，故而一个孤单之人不应以无兄弟为忧，而应以自己不是君子为耻。这几章可与上面几章交互参照，其深意更易领会。

【原文】

樊迟[1]问仁。子曰："爱人。"问知。子曰："知人。"樊迟不达，子曰："举直错诸枉，能使枉者直。"[2]樊迟退，见子夏曰："乡[3]也吾见于夫子而问知，子曰：举直错诸枉，能使枉者直。何谓也？"子夏曰："富哉言乎！舜有天下，选于众，举皋陶[4]，不仁者远矣。汤有天下，选于众，举伊尹[5]，不仁者远矣。"（《论语·颜渊》）

哀公[6]问曰："何为则民服？"孔子对曰："举直错诸枉，则民服；举枉错诸直，则民不服。"（《论语·为政》）

【注释】

[1] 樊迟：孔子学生，名须，字子迟。

[2] 举直错……枉者直：直，正直之人；枉：邪枉之人；错：通"措"，放置。

[3] 乡：刚才。

[4] 皋陶：舜的臣子。

[5] 伊尹：汤的辅相。

[6] 哀公：鲁国国君，姓姬，名蒋。"哀"是其死后的谥号。

【选注】

1.《论语注疏》："此章明仁、知也。'樊迟问仁，子曰爱人'者，言泛爱济众是仁道也。"

2.《论语正义》："《大戴礼·王言篇》：孔子曰：仁者莫大于爱人，知者莫大于知贤。《荀子·子道篇》：子贡对夫子问曰：知者知人，仁者爱人。是爱人、知人为仁知之大用。"

【讨论】

仁者爱人，智者知人。但这不唯就个人之修养而言，亦是对治国而言。儒家向以己、家、国、天下为一体，其间道理实则相通。如《大学》讲修齐治平，其实乃是就一己而推扩至家、国、天下。尤其需要注意者，仁、智并非二分，而是有着紧密关联。孔子讲"唯仁者能好人，能恶人"正是此理，好、恶是仁，却体现着一个人的智知。为仁或践仁，不可盲目（否则会好心办坏事），亦要审时度势，故而孔子从不将仁说死，而是灵活发挥，此之谓无可无不可。孟子盛赞孔子是"圣之时者"，岂是虚言？但需要注意的是，灵活不是不讲原则，"举直错诸枉，能使枉者直"，如何举措自可灵活掌握，但孰为直、孰为枉却有其相对固定之原则。

【原文】

子曰："巧言令色[1]，鲜矣仁[2]。"（《论语·学而》）

司马牛[3]问仁。子曰："仁者，其言也讱[4]。"曰："其言也讱，斯谓之仁已乎？"

子曰："为之难，言之，得无讱乎？"（《论语·颜渊》）

子曰："古者言之不出，耻躬之不逮[5]也。"（《论语·里仁》）

子曰："君子欲讷[6]于言而敏于行。"（《论语·里仁》）

【注释】

[1] 巧言令色：巧言，花言巧语；令色，面貌伪善。

[2] 鲜矣仁：即"仁鲜矣"，比喻缺少仁德。

[3] 司马牛：孔子的弟子，多言而躁。

[4] 讱：迟钝。

[5] 耻躬之不逮：耻，此处是意动用法，以为可耻；躬，自己；逮，赶上、做到。

[6] 讷（nè）：言语迟钝，喻指慎言。

【选注】

1.《论语注疏》："此章论仁者必直言正色。其若巧好其言语，令善其颜色，欲令人说爱之者，少能有仁也。"

2.《论语集注》："好其言，善其色，致饰于外，务以悦人，则人欲肆而本心之德亡矣。圣人辞不迫切，专言鲜，则绝无可知，学者所当深戒也。程子曰：'知巧言令色之非仁，则知仁矣。'"

【讨论】

这一组选段主要论述了言行的关系。在孔子看来，言需顾行，而行亦需顾言，也就是说言行要尽量一致。言行不一的人，是不足以成为君子的。言由口出，此极易为之，不过是动动嘴皮子而已；但行需要具体的举措，故而不易为之。所以，言行不相顾的情形在日常生活中是时有发生的。孔子极其重视言行问题，在与鲁定公的对话中（《论语·子路》），他甚至有一言兴邦、一言丧邦的警言。孔子之后，中国古代哲人尤其是宋儒，多有探讨言行或知行之关系的观点，而知难行易、知行合一等观念亦由此影响颇大。

【原文】

子曰："人而不仁，如礼何[1]！人而不仁，如乐何！"（《论语·八佾》）

子曰："礼云礼云，玉帛云乎哉？[2]乐云乐云，钟鼓云乎哉？"（《论语·阳货》）

【注释】

[1]如礼何：怎么来对待礼呢？

[2]礼云……玉帛云乎哉：礼云，所谓礼；玉帛云乎，说的难道是玉帛吗？

【选注】

1.《论语注疏》："此章言礼乐资仁而行也。'人而不仁，如礼何？人而不仁，如乐何'者，如，奈也。言人而不仁，奈此礼乐何？谓必不能行礼乐也。"

2.《论语集注》："游氏曰：'人而不仁，则人心亡矣，其如礼乐何哉？言虽欲用之，而礼乐不为之用也。'程子曰：'仁者天下之正理。失正理，则无序而不和。'李氏曰：'礼乐待人而后行，苟非其人，则虽玉帛交错，钟鼓铿锵，亦将如之何哉？'然记者序此于八佾雍彻之后，疑其为僭礼乐者发也。"

【讨论】

在孔子那里，仁与礼乐的关系是一个复杂而重大的问题，至今对于孔子思想的核心究竟是仁还是礼仍旧有争论。从这里选取的两段文字可以看出，礼乐背后的仁才是孔子真正的基础性观念。礼乐不是玉帛或钟鼓这些外在形式，虽然这些形式并非不重要，但孔子看重的乃是这些形式背后的内容。不错，春秋时期，礼崩乐坏，所以孔子一向主张恢复周礼为己任，但礼乐之为礼乐并不在于具体的形式，如果内心不诚敬，则形式只能是形式，所以孔子说："居上不宽，为礼不敬，临丧不哀。吾何以观之哉！"又说："今之孝者，是谓能养，至于犬马，皆能有养，不敬，何以别乎？"由此而言，上述有关孔子的思想核心究竟为何的争论可以休矣。

三、论君子

【原文】

子曰："富与贵，是人之所欲也，不以其道得之，不处也。贫与贱，是人之所恶也，不以其道得之，不去[1]也。君子去仁，恶乎[2]成名？君子无终食之

间[3]违仁，造次[4]必于是，颠沛[5]必于是。"（《论语·里仁》）

子夏曰："百工居肆[6]以成其事，君子学以致[7]其道。"（《论语·子张》）

【注释】

[1] 去：摆脱，消除。

[2] 恶（wū）乎：哪儿，何处。

[3] 终食之间：一顿饭的时间，比喻时间短促。

[4] 造次：仓促，匆忙。

[5] 颠沛：流离，不稳定。

[6] 肆：工场。

[7] 致：达成，获得。

【选注】

1.《论语注疏》："'君子去仁，恶乎成名'者，恶乎，犹于何也。言人欲为君子，唯行仁道乃得君子之名。若违去仁道，则于何得成名为君子乎？言去仁则不得成名为君子也。'君子无终食之间违仁'者，言仁不可斯须去身，故君子无食顷违去仁道也。'造次必于是，颠沛必于是'者，造次，急遽也；颠沛，偃仆也。言君子之人，虽身有急遽、偃仆之时，而必守于是仁道而不违去也。"

2.《论语集注》："盖君子之不去乎仁如此，不但富贵、贫贱、取舍之间而已也。言君子为仁，自富贵、贫贱、取舍之间，以至于终食、造次、颠沛之顷，无时无处而不用其力也。然取舍之分明，然后存养之功密；存养之功密，则其取舍之分益明矣。"

【讨论】

君子何谓？或者说，君子何以成就自身？孔子说，君子以仁成名，亦即遵从仁道才是立志成为君子之人的不二选择。而君子所学之道，也正是仁道。所以，对于以君子为志向的人，对于富贵、贫贱，应该视其是否合乎仁道，合则行之，不合则止。但如前文所讲，为仁或行仁是一件任重而道远的事情，所以，若想实现以仁成名的君子之理想，必然也不是一件轻而易举之事。"君子无终食之间违仁"，说的正是君子的不易，但这恰恰也说明了君子之为君子的可贵、可敬之处。

【原文】

子曰："君子道者三，我无能焉。仁者不忧，知者不惑，勇者不惧。"子贡曰："夫子自道也。"（《论语·宪问》）

司马牛问君子。子曰："君子不忧不惧。"曰："不忧不惧，斯谓之君子已乎？"子曰："内省不疚[1]，夫何忧何惧？"（《论语·颜渊》）

【注释】

[1] 内省不疚：反省自己而不感到愧疚。

【选注】

1.《论语注疏》："此章论君子之道。'子曰：君子道者三，我无能焉'者，言君子之道有三，我皆不能也。'仁者不忧，知者不惑，勇者不惧'者，此其三也。仁者乐天知命，内省不疚，故不忧也。知者明于事，故不惑。勇者折冲御侮，故不惧。夫子言我皆不能此三者。'子贡曰：夫子自道也'者，子贡言夫子实有仁、知及勇，而谦称我无，故曰夫子自道说也。"

2.《论语正义》："自道者，言夫子身能备道也。《孟子》引子贡语，以夫子仁且知为既圣，皆所谓知足知圣也。"

【讨论】

君子应该具备仁、知、勇三德，有仁而无知、勇，则不能审时度势行仁，亦无勇气去为仁，此仁就不是真仁；反之，有知、有勇而无仁，则容易堕落、为恶。所以，仁、知、勇三者必须兼而有之，方能成就君子事业。贤德如孔子况且不敢自称其具备此三德，亦可见成就君子之不易得也。可不慎乎？

【原文】

子曰："君子不器[1]。"（《论语·为政》）

子曰："君子之于天下也，无适[2]也，无莫[3]也，义之与比[4]。"（《论语·里仁》）

子绝四：毋意，毋必，毋固，毋我[5]。（《论语·子罕》）

【注释】

[1] 不器：器，器皿、器具，各适其用而不能相通，这里借指专限于一才一艺的专门人才或特定人才。与此相应，"不器"则借喻多才多艺的通才。

[2] 适：与"莫"对，一指专主，一指无所敌。两意皆可通。

[3] 莫：与"适"对，一指不可或不肯，与专主对；一通"慕"，爱慕，与敌对。

[4] 比：靠近，顺从。

[5] 子绝四……毋固毋我：绝四，杜绝四种毛病；毋，不要；意，同"臆"，猜测；必，必定；固，固执；我，自以为是。

【选注】

1.《论语注疏》："此章明君子之德也。器者，物象之名。形器既成，各周其用。若舟楫以济川，车舆以行陆，反之则不能。君子之德，则不如器物，各守一用，言见几而作，无所不施也。"

2.《论语集注》："器者，各适其用而不能相通。成德之士，体无不具，故用无不周，非特为一才一艺而已。"

【讨论】

君子应该是一个怎样的人？孔子从一个特定的角度给予了解读。在日常生活中，人们往往局限于所学，"蔽于一曲，而暗于大理"，不能活学活用、旁通博引，做了井底之蛙而不自知，此诚可哀也。在孔子看来，一个人要想成为君子，就不能为其所学所阈，而应能博采众长，故而孔夫子又有"三人行，必有我师"之慨。《易传·系辞上》有"阴阳不测之谓神"，"不测"就是"不器"，亦即难以用固定的标准或尺度去衡量。试想，对于阴阳我们怎能做僵化的把握呢？同理，《孙子兵法·虚实》有"兵无常势，水无常形，能因敌变化而取胜者，谓之神"的说法，其意与"不器"亦相通。君子之"无适""无莫"，其实就是指无可无不可、无为而无不为，其中亦饱含"不器"之意。不过，这并不意味着君子可以放浪形骸、无拘无束，而是要持守仁义的原则（"义与之比"），一如孔子所谓"从心所欲不逾矩"，虽然是从心所欲，但并不是无法无天。与此相应，一个人要想成为君子，要想"不器"，要想"无适""无莫"，就要像孔子那样杜绝"意""必""固""我"之类的毛病，努力做到随顺自然、泰然处之。

【原文】

子曰："君子周而不比[1]，小人比而不周。"（《论语·为政》）

子曰："君子怀德，小人怀土。君子怀刑，小人怀惠。[2]"（《论语·里仁》）

子曰："君子喻[3]于义，小人喻于利。"（《论语·里仁》）

子曰："君子坦荡荡，小人长戚戚。[4]"（《论语·述而》）

子曰："君子成人之美，不成人之恶。小人反是。"（《论语·颜渊》）

子曰："君子和而不同，小人同而不和。[5]"（《论语·子路》）

【注释】

[1]周而不比：周，忠信，指以当时的道义团结人；比，阿党，指以暂时的利益结党营私。

[2]君子怀德……怀惠：德，道德；土，乡土，田宅；刑，法度；惠，恩惠。

[3]喻：明白，知晓。

[4]君子坦荡荡……戚戚：坦荡荡，心地坦荡；长戚戚，心地经常患得患失。朱子《论语集注》引程颐之说："君子循理，故常舒泰；小人役于物，故多忧戚。"

[5]君子……同而不和：和而不同，调和而不苟同；同而不和，苟同而不调和。

【选注】

1.《论语注疏》："此章明君子、小人德行不同之事。忠信为周，阿党为比。言君子常行忠信，而不私相阿党，小人则反是。"

2.《论语集注》："君子小人所为不同，如阴阳昼夜，每每相反。然究其所以分，则在公私之际，毫厘之差耳。故圣人于周比、合同、骄泰之属，常对举而互言之，欲学者察乎两间，而审其取舍之几也。"

【讨论】

在《论语》中，君子与小人的对举是个非常典型的现象，突出地表现为对君子的弘扬与对小人的批判。这里列举的几章，从不同方面来描述君子与小人的生存样态，从而使二者的不同形象生动地、饱满地展现出来。需要提醒的是，孔子在《论语》中虽然高调宣扬圣人，但其更为看重君子的可实现性、可成就性，所以如何成为君子才是孔子真正关注的核心问题。

【原文】

子曰："君子不重则不威[1]，学则不固[2]。主忠信，无友不如己者，过[3]则勿惮[4]改。"（《论语·学而》）

子曰："过而不改，是谓过矣。"（《论语·卫灵公》）

子曰："君子而不仁者有矣夫，未有小人而仁者也。"（《论语·宪问》）

子贡曰："君子之过也，如日月之食[5]焉。过也，人皆见之；更也，人皆仰之。"（《论语·子张》）

子夏曰："大德不逾闲[6]，小德出入[7]，可也。"（《论语·子张》）

【注释】

[1] 不重则不威：重，庄重；威，威严。

[2] 固：稳固。

[3] 过：过错。

[4] 惮：害怕。

[5] 日月之食：日蚀、月蚀。

[6] 大德不逾闲：大德，大的操行；逾闲，越过界限。

[7] 小德出入：小德，德行之小节；出入，即与小节有所出入。

【选注】

1.《论语注疏》："此章勉人为君子也。"

2.《论语集注》："自治不勇，则恶日长，故有过则当速改，不可畏难而苟安也。程子曰：'学问之道无他也，知其不善，则速改以从善而已。'程子曰：'君子自修之道当如是也。'游氏曰：'君子之道，以威重为质，而学以成之。学之道，必以忠信为主，而以胜己者辅之。然或吝于改过，则终无以入德，而贤者亦未必乐告以善道，故以过勿惮改终焉。'"

【讨论】

君子会不会有过或犯错？会的。成就君子是一项任重而道远的事业，不是今日一旦达成君子，即可一劳永逸地成为君子而不堕落，而是时时提防，所以孔门高足曾子要每日三省其身，以免犯错。不过，问题是，正所谓人非圣贤，孰能无过？圣人固能随心所欲不逾矩，但圣人总是难以企及，故而虽贤德如颜回也不过是三月不违仁而已。在现实生活中，与圣人之高蹈相比，君子更有达成之可能性。然而在此过程中，君子则难免偶有出于无心之不仁，然君子之为君子，就在于他敢于直面错误、勇于改正，此与小人之文过饰非（如子夏说："小人之过也必文。"）大有不同。所以，孔子才说过而能改则不为过，过而不改则实为真过。对此，学人不可不尤加注意。此外，子夏所说的小德可有所出入，并不是鼓励完全地不拘小节或抓大放小，因为小德只是相对于大德而言，并不意味着可以忽视小德。日常生活中难免有不慎而有小德之失，但大德之失却应尽量避免。

四、论政

【原文】

子曰："为政以德，譬如北辰[1]，居其所，而众星共[2]之。"（《论语·为政》）

　　季康子[3]问政于孔子曰："如杀无道，以就有道，何如？"孔子对曰："子为政，焉用杀。子欲善，而民善矣。君子之德风，小人之德草，草上[4]之风，必偃[5]。"(《论语·颜渊》)

　　子曰："无为而治者，其舜也与？夫何为哉。恭己正南面而已矣。"(《论语·卫灵公》)

【注释】

　[1] 北辰：北极星。

　[2] 共：同"拱"，拱卫、环绕。

　[3] 季康子：季孙肥，鲁哀公时的正卿，当时政治上最有权力之人。

　[4] 上：通"尚"，意指加上、遇上。

　[5] 偃：仆倒。

【选注】

1.《论语注疏》："此章言为政之要。'为政以德'者，言为政之善，莫若以德。德者，得也。物得以生，谓之德。淳德不散，无为化清，则政善矣。'譬如北辰，居其所而众星共之'者，譬，况也。北极谓之北辰。北辰常居其所而不移，故众星共尊之，以况人君为政以德，无为清静，亦众人共尊之也。"

2.《论语集注》："共，音拱，亦作拱。政之为言正也，所以正人之不正也。德之为言得也，得于心而不失也。北辰，北极，天之枢也。居其所，不动也。共，向也，言众星四面旋绕而归向之也。为政以德，则无为而天下归之，其象如此。程子曰：'为政以德，然后无为。'范氏曰：'为政以德，则不动而化、不言而信、无为而成。所守者至简而能御繁，所处者至静而能制动，所务者至寡而能服众。'"

【讨论】

　　孔子提倡德治，此亦为儒家之一贯主张。儒家主张化成天下，实际就是德化天下。但何谓德治或德化呢？德治或德化，其实就是利用道德的感召力量，使远则来、近则安，一如北极星居中而众星环绕之，又如草随风向而动。此处，值得思考的问题是，儒家的无为而治与道家的无为而治有何异同？

【原文】

　　子曰："道[1]之以政，齐之以刑，民免而无耻；道之以德，齐之以礼，有耻且格[2]。"(《论语·为政》)

　　叶公[3]语孔子曰："吾党[4]有直躬者，其父攘[5]羊，而子证[6]之。"孔子曰："吾党之直者异于是[7]，父为子隐，子为父隐，直在其中矣。"(《论语·子路》)

【注释】

　[1] 道：同"导"，治理。

　[2] 格：这个字在此处有"来""至""正"等解，皆可通。今人杨伯峻将之释为

"人心归服"，亦可备为一说。

　　［3］叶（shè）公：据记载，此人名叫沈诸梁，楚国叶地（今河南叶县以南）的长官。

　　［4］党：乡党。

　　［5］攘：偷。

　　［6］证：告发。

　　［7］是：此，指儿子告发父亲偷羊那种情况。

【选注】

　　1.《论语注疏》："此章言为政以德之效也。'道之以政'者，政，谓法教；道，谓化诱。言化诱于民，以法制教命也。'齐之以刑'者，齐，谓齐整；刑，谓刑罚。言道之以政而民不服者，则齐整之以刑罚也。'民免而无耻'者，免，苟免也。言君上化民，不以德而以法制刑罚，则民皆巧诈苟免，而心无愧耻也。'道之以德，齐之以礼，有耻且格'者，德，谓道德；格，正也。言君上化民，必以道德。民或未从化，则制礼以齐整，使民知有礼则安，失礼则耻。如此则民有愧耻而不犯礼，且能自修而归正也。"

　　2.《论语集注》："愚谓政者，为治之具。刑者，辅治之法。德礼则所以出治之本，而德又礼之本也。此其相为终始，虽不可以偏废，然政刑能使民远罪而已，德礼之效，则有以使民日迁善而不自知。故治民者不可徒恃其末，又当深探其本也。"

【讨论】

　　无论对于民众还是官员，如何作为才算是好的或有效的治理？是用政、刑，还是用德、礼？一个主要的标准，就是看这种治理是源于自律还是他律。孔子主张德化与礼治，就是因为这种治理能够顺应人心、人性，从而能够感化人，起到移风易俗之功效。

　　儒家倡导人文化成，因而其德治之政治主张即是势所必至，亦是理所固然。依此而言，在面对父亲偷羊，儿子如何作为才算是"直"这样一个问题时，与叶公不同，孔子必然会作出截然相反的回答。时至今日，这虽然仍旧是个颇有争议的问题，但依据孔子与儒家的一贯主张而言，孔子的解答似乎不难理解。父亲偷羊而儿子告发，乃是出于刑、政之外在教导；父亲偷羊而儿子为其隐瞒，则是出于德、礼之内在情感（德、礼虽是外在规范，但却源自人的本真情感）。其实，在古代乃至近现代的法律体系中，都曾有亲属相隐或亲亲相隐之权利规定。

【原文】

　　齐景公问政于孔子。孔子对曰："君君[1]，臣臣，父父，子子。"公曰："善哉！信如君不君，臣不臣，父不父，子不子，虽有粟，吾得而食诸？"（《论语·颜渊》）

　　子路曰："卫君[2]待子而为政，子将奚先[3]？"子曰："必也正名[4]乎。"子路曰："有是哉，子之迂也。奚其正？"子曰："野哉由也。君子于其所不知，盖阙[5]如也。名不正则言不顺，言不顺则事不成，事不成则礼乐不兴，礼乐不兴则刑罚不中，刑罚不中则民无所错手足。故君子名之必可言也，言之必可行

也。君子于其言，无所苟而已矣。"(《论语·子路》)

季康子问政于孔子。孔子对曰："政者，正也。子帅以正，孰敢不正。"(《论语·颜渊》)

【注释】

[1] 君君：君要像个君，后一"君"字做动词用。下文的臣臣、父父、子子与此同。

[2] 卫君：卫出公，名辄，卫灵公之孙。

[3] 奚先：以何者为先，即先干什么。

[4] 正名：古人对此的解释不一，今采"匡正名分"之意。

[5] 阙：同"缺"，存疑的意思。

【选注】

1.《论语注疏》："此章明治国之政也。'齐景公问政于孔子'者，齐君景公问为国之政于夫子也。'孔子对曰：君君，臣臣，父父，子子'者，言政者正也，若君不失君道，乃至子不失子道，尊卑有序，上下不失，而后国家正也。当此之时，陈桓为齐大夫以制齐国，君不君，臣不臣，父不父，子不子，故孔子以此对之。"

2.《论语集注》："此人道之大经，政事之根本也。"

【讨论】

所谓"君君，臣臣，父父，子子"，即是"正名"之事也。倘若君不像君，则君道废；臣不像臣，则臣道亦不存。而父子之道亦同于此。道或规则遭到了破坏，就没有既定的秩序可资遵循，民众就必然手足无措了。从这个意义上讲，"政者，正也"，所以，孔子认为为政必以正名为先务。这里需要思考的是如何正名？亦即正名的准则是什么呢？仔细想想孔子的政治设计，当不难明白个中消息。

五、孔子之形象

【原文】

子曰："吾十有[1]五而志于学，三十而立[2]，四十而不惑，五十而知天命[3]，六十而耳顺[4]，七十而从心所欲不逾矩[5]。"(《论语·为政》)

子曰："十室之邑[6]，必有忠信如丘者焉，不如丘之好学也。"(《论语·公冶长》)

子曰："默而识[7]之，学而不厌[8]，诲人不倦，何有于我[9]哉！"(《论语·述而》)

【注释】

[1] 有：同"又"。

[2] 立：自立。

[3] 天命：天道，指人生一切当然之道义。

［4］耳顺：郑玄曰："耳闻其言而知其微旨"；一说对任何话都不介意。

［5］矩：法度。

［6］十室之邑：只有十户人家的城邑，比喻人少。

［7］识（zhì）：记住。

［8］厌：满足。

［9］何有于我：于我何有，我做到了哪些。

【选注】

1.《论语注疏》："此章明夫子隐圣同凡，所以劝人也。"

2.《论语集注》："程子曰：'孔子自言其进德之序如此者，圣人未必然，但为学者立法，使之盈科而后进，成章而后达耳。'"

【讨论】

究竟如何为学？孔子以身作则，并自叙其进学修德之进程，以便为弟子提供借鉴。孔子好学，亦善于为学、授学，故能以先觉导后觉，终能有弟子三千、贤者七二，从而创立了源远流长的儒家学派。

【原文】

子在齐闻《韶》，三月不知肉味。曰："不图为乐之至于斯也。"（《论语·述而》）

子谓《韶》："尽美矣，又尽善也。"谓《武》："尽美矣，未尽善也。"（《论语·八佾》）

子曰："吾自卫反鲁，然后乐正，《雅》《颂》各得其所。"（《论语·子罕》）

子曰："《关雎》，乐而不淫，哀而不伤。"（《论语·八佾》）

子与人歌而善，必使反之［1］，而后和之［2］。（《论语·述而》）

【注释】

［1］反之：重唱一遍。

［2］和之：唱和。

【选注】

1.《论语注疏》："此章孔子美《韶》乐也。'子在齐闻《韶》，三月不知肉味'者，《韶》，舜乐名。孔子在齐，闻习《韶》乐之盛美，故三月忽忘于肉味而不知也。'曰：不图为乐之至于斯也'者，图，谋度也；为，作也；斯，此也，谓此齐也。言我不意度作《韶》乐乃至于此齐也。"

2.《论语集注》："不知肉味，盖心一于是而不及乎他也。曰：不意舜之作乐至于如此之美，则有以极其情文之备，而不觉其叹息之深也，盖非圣人不足以及此。范氏曰：'《韶》尽美又尽善，乐之无以加此也。故学之三月，不知肉味，而叹美之如此。诚之至，感之深也。'"

【讨论】

孔子好学、博学，这里就表现出了孔子对乐的爱好与擅长。其实，礼乐作为教化或化成天下的手段，必然受到孔子的重视。所以，无论是教授礼乐、修订礼乐，还是与人唱和，都不能仅仅视为孔子对音乐的个体感受或个别事件，更应当注意体察其中的微言大义。

【原文】

太宰[1]问于子贡曰："夫子圣者与？何其多能也。"子贡曰："固天纵之将圣，又多能也。"子闻之，曰："太宰知我乎？吾少也贱，故多能鄙事[2]。君子多乎哉？不多也。"（《论语·子罕》）

子曰："赐[3]也，女[4]以予为多学而识[5]之者与？"对曰："然。非与？"曰："非也。予一以贯之[6]。"（《论语·卫灵公》）

子曰："参[7]乎，吾道一以贯之。"曾子曰："唯。"子出，门人问曰："何谓也？"曾子曰："夫子之道，忠恕[8]而已矣。"（《论语·里仁》）

子贡问曰："有一言而可以终身行之者乎？"子曰："其恕乎！己所不欲，勿施于人。"（《论语·卫灵公》）

【注释】

[1] 太宰：官名，相当于后代的宰相。

[2] 鄙事：平常的、鄙贱的技艺。

[3] 赐：子贡。

[4] 女：同"汝"，你。

[5] 识：记住。

[6] 一以贯之：指孔子学说的统一或贯通。

[7] 参：曾参，即曾子。

[8] 忠恕：忠，指"己欲立而立人，己欲达而达人"；恕，指"己所不欲，勿施于人"。

【选注】

1.《论语注疏》："此章论孔子多小艺也。'大宰问于子贡曰：夫子圣者与？何其多能也'者，大宰，大夫官名。大宰之意，以为圣人当务大忽小，今夫子既曰圣者与，又何其多能小艺乎？以为疑，故问于子贡也。'子贡曰：固天纵之将圣，又多能也'者，将，大也。言天固纵大圣之德，又使多能也。'子闻之曰：大宰知我乎'者，孔子闻大宰疑己多能非圣，故云：知我乎。谦谦之意也。"

"'吾少也贱，故多能鄙事'者，又说以多能之由也。言我自小贫贱，常自执事，故多能为鄙人之事也。'君子多乎哉，不多也'者，又言圣人君子当多能乎哉？言君子固不当多能也。今己多能，则为非圣，所以为谦谦也。"

【讨论】

孔子博学，但学又有所专，所以他说自己为学是有一以贯之之道的，这个道就是仁。这里给出的是"忠恕"，其实，如果联系到前面我们曾经讲过的，可知忠恕乃是为仁之方法。由此，所谓忠恕之道不过就是仁道的另类表达而已。说白了，仁道或忠恕之道就是推己及人、将心比心，而所谓"己欲立而立人，己欲达而达人"与"己所不欲，勿施于人"，不过是分别从正反面来说明这同一个道理而已。

【原文】

子曰："述而不作[1]，信而好古，窃[2]比于我老彭[3]。"（《论语·述而》）

子曰："甚矣，吾衰也久矣！吾不复梦见周公[4]。"（《论语·述而》）

子曰："大哉，尧[5]之为君也。巍巍乎，唯天为大，唯尧则之。荡荡乎，民无能名焉。巍巍乎，其有成功也。焕乎，其有文章[6]。"（《论语·泰伯》）

子曰："周监于二代。[7]郁郁乎[8]文[9]哉，吾从周。"（《论语·八佾》）

【注释】

[1]述而不作：述，陈述已有之学说；作，创作。

[2]窃：私下。

[3]老彭：所指不一，一说是老子与彭祖的合称；一说是殷商时代的彭祖，好述古事。

[4]周公：姬旦，周文王的儿子，武王的弟弟，相传曾制礼作乐，为孔子所极为尊重的古人之一。

[5]尧：古代有贤德的帝王，传位于舜，亦为孔子所极为尊敬。

[6]文章：指礼仪制度。

[7]周监于二代：监，通"鉴"，借鉴；二代，夏、商两朝。

[8]郁郁乎：繁茂的样子。

[9]文：指典章制度。

【选注】

1.《论语集注》："孔子删诗书，定礼乐，赞周易，修春秋，皆传先王之旧，而未尝有所作也，故其自言如此。盖不惟不敢当作者之圣，而亦不敢显然自附于古之贤人；盖其德愈盛而心愈下，不自知其辞之谦也。然当是时，作者略备，夫子盖集群圣之大成而折衷之。其事虽述，而功则倍于作矣，此又不可不知也。"

2.《论语注疏》："此章记仲尼著述之谦也。作者之谓圣，述者之谓明。老彭，殷贤大夫也。老彭于时，但述修先王之道而不自制作，笃信而好古事。孔子言，今我亦尔，故云比老彭。犹不敢显言，故云窃。"

【讨论】

孔子好古、崇古，在他看来，尧、舜、文、武、周公等古代圣贤代表着良好的政治与德行，故而也希望通过述而不作（其实是以述为作）的方式使古代文明薪尽火传。所以，面对春秋时期的礼崩乐坏、战乱频仍，孔子迫切倡导有所损益（有取舍）地恢复古代礼制。相传周公制礼作乐，所以孔子对周公的仰慕之情自是不言而喻。

【原文】

子温而厉，威而不猛，恭而安。（《论语·述而》）

子之燕居[1]，申申如也，夭夭如也[2]。（《论语·述而》）

孔子于乡党[3]，恂恂[4]如也，似不能言者。其在宗庙朝廷，便便[5]言。唯谨[6]尔。（《论语·乡党》）

入公门，鞠躬如也，如不容。[7]立不中门，行不履阈。[8]过位，色勃如也，足躩如也[9]，其言似不足者。摄齐[10]升堂，鞠躬如也，屏气似不息者。出，降一等，逞颜色，怡怡如也。[11]没阶，趋进，翼如也。[12]复其位，踧踖如也。[13]（《论语·乡党》）

【注释】

［1］燕居：闲暇无事之时。

［2］申申如也……如也：申申，其容舒也；夭夭，其色愉也。

［3］乡党：钱穆《论语新解》云："孔子生陬邑之昌平乡，后迁曲阜之阙里，亦称阙党。此称乡党，应兼两地言。

［4］恂（xún）恂：恭顺温和。

［5］便便：辩也。

［6］谨：谨慎。

［7］入公门……如不容：公门，朝堂的门；鞠躬如，恭敬貌；如不容，好像无容身之处。

［8］立不中门……履阈：中门，门的中间；履阈（yù），踩门槛。

［9］过位……足躩如也：位，君王之座位；色勃如也，面色庄重的样子；足躩如也，快步走的样子。

［10］摄齐（zī）：提起衣服的下摆。

［11］出降一等……怡如也：降一等，走下一级台阶；逞颜色，放松神态；怡怡，和颜悦色。

［12］没阶趋进翼如也：没阶，走下台阶；翼如，如鸟儿展翅。

［13］复其位踧踖如也：复其位，回到自己的位置；踧踖（cùjí），恭敬而内心不安之貌。

【选注】

1.《论语注疏》："此章说孔子体貌也。言孔子体貌温和而能严正，俨然人望而畏之而无刚暴，虽为恭孙而能安泰，此皆与常度相反。若《皋陶谟》之九德也。他人不能，唯孔子能然，故记之也。"

2.《论语集注》："厉，严肃也。人之德性本无不备，而气质所赋，鲜有不偏，惟圣人全体浑然，阴阳合德，故其中和之气见于容貌之间者如此。门人熟察而详记之，亦可见其用心之密矣。抑非知足以知圣人而善言德行者不能也，故程子以为曾子之言。学者所宜反复而玩心也。"

【讨论】

这里选取的几段文字，主要表明了孔子在日常生活中与在朝堂上的言行，生动展现了孔子严守礼乐的具体形象。关于这点，读者可细读《论语·乡党》，其间的描述更是细致入微，此不多言。

【原文】

颜渊喟然[1]叹曰："仰之弥高，钻之弥坚，瞻之在前，忽焉在后[2]。夫子循循然善诱人，博我以文，约我以礼。欲罢不能，既竭吾才，如有所立卓[3]尔。虽欲从之，末由也已。"（《论语·子罕》）

叔孙武叔[4]语大夫于朝曰："子贡贤于仲尼。"子服景伯以告子贡，子贡曰："譬之宫墙。赐之墙也及肩，窥见室家之好。夫子之墙数仞，不得其门而入，不见宗庙之美，百官之富。得其门者或寡矣。夫子[5]之云，不亦宜乎[6]！"（《论语·子张》）

【注释】

[1]喟然：感叹状。

[2]瞻之在前，忽焉在后：形容孔子学问及人品之高深。

[3]卓：朱子《论语集注》："卓，立貌。"

[4]叔孙武叔：鲁国大夫，名州仇。

[5]夫子：指叔孙武叔。

[6]不亦宜乎：不也是很自然吗？

【选注】

1.《论语注疏》："此章美夫子之道也。"

2.《论语集注》："程子曰：'此颜子所以为深知孔子而善学之者也。'胡氏曰：'无上事而喟然叹，此颜子学既有得，故述其先难之故、后得之由，而归功于圣人也。高坚前后，语道体也。仰钻瞻忽，未领其要也。惟夫子循循善诱，先博我以文，使我知古今，达事变；然后约我以礼，使我尊所闻，行所知。如行者之赴家，食者之求饱，是以欲罢而不能，尽心尽力，不少休废。然后见夫子所立之卓然，虽欲从之，末由也已。是盖不怠所从，必欲至乎卓立之地也。抑斯叹也，其在请事斯语之后，三月不违之时乎？'"

【讨论】

《论语》本身并不仅仅是对孔子言行的记录而已，其间饱含着孔子及其弟子所向往的为人、为学、为政等所应遵循的理想化原则。在弟子们的眼中，孔子更是这些理想化原则的集大成者或化身，所以，孔子在众弟子那里的威望极高。而弟子们整理编撰《论语》，本身就不可避免地对孔子进行了一种理想化的解读，这种解读对塑造孔子之形象的意义不言而喻。由于《论语》又是后人理解孔子的最值得信赖的第一手资料，所以，孔子的形象逐渐被定格为中华民族的文化标杆，受到后人的顶礼膜拜。

六、其他

【原文】

子曰："饭疏食，饮水[1]，曲肱[2]而枕之，乐亦在其中矣。不义而富且贵，于我如浮云。"（《论语·述而》）

子曰："贤哉，回[3]也！一箪[4]食，一瓢饮，在陋巷，人不堪其忧，回也不改其乐。贤哉，回也！"（《论语·雍也》）

叶公问孔子于子路，子路不对。子曰："女奚[5]不曰：其为人也，发愤忘食，乐以忘忧，不知老之将至云尔。"（《论语·述而》）

【注释】

[1]饭疏食饮水：疏食，粗粮或糙米；水，古人常以"汤"与"水"对，汤指热水，水则指凉水。

[2]肱（gōng）：手臂。

[3]回：颜回。

[4]箪（dān）：古代盛饭的竹器，圆形。

[5]奚：为何。

【选注】

1.《论语注疏》："此章记孔子乐道而贱不义也。"

2.《论语集注》："程子曰：非乐疏食饮水也，虽疏食饮水，不能改其乐也。不义之富贵，视之轻如浮云然。"

【讨论】

孔子、颜回究竟因何而乐，又是为何而乐？宋儒多有探讨"孔颜乐处"所乐何事之教，其中深意值得回味。孔、颜一生难能富贵，不过，他们却能不以贫为忧，此即所谓安贫乐道，因为在孔子看来，一个真正的君子应该"谋道不谋食""忧道不忧贫"。与之相反，一个人若有志于求道，却处处以衣食为念，那么，就不能将之引为同道中人。

故而孔子又说："士志于道，而耻恶衣恶食者，未足与议也。"不过，需要注意的是，孔颜乐处是安贫而非乐贫，也就是说并非以贫为乐，因为孔子只是反对不合乎仁义的富贵（所谓"不义而福且贵，于我如浮云"）。但是，如果所得到的富贵合乎仁义，则可安于富贵。而这也就意味着，对于外在的生活条件，君子应该采取顺其自然之态度，以便将更多的精力放在求取大道上。

【原文】

有子[1]曰："礼之用，和[2]为贵。先王之道，斯为美。小大由之，有所不行；知和而和，不以礼节之，亦不可行也。"（《论语·学而》）

【注释】

[1]有子：孔子的学生，因其貌似孔子，故而在孔子死后，一度受到孔门弟子的尊重。

[2]和：和谐，得当。

【选注】

1.《论语注疏》："此章言礼乐为用相须乃美。"

2.《论语集注》："程子曰：'礼胜则离，故礼之用和为贵。先王之道以斯为美，而小大由之。乐胜则流，故有所不行者，知和而和，不以礼节之，亦不可行。'范氏曰：

'凡礼之体主于敬，而其用则以和为贵。敬者，礼之所以立也；和者，乐之所由生也。若有子可谓达礼乐之本矣。'愚谓严而泰，和而节，此理之自然，礼之全体也。毫厘有差，则失其中正，而各倚于一偏，其不可行均矣。"

【讨论】

中国向有礼仪之邦的美称，其源头可上溯至西周的礼乐文明。相传西周时的周公制礼作乐，从而实现天下大治。至春秋时，礼崩乐坏，孔子鉴此而盛赞先王之道，有所谓"郁郁乎文哉，吾从周"的志向。在封建制度下，礼主分，也就是区分尊卑秩序；但礼之用，却是为了上下和谐。不过，需要注意的是，"和"亦有度、有节，不是要人去和稀泥、去做和事佬（此即有子批评的"知和而和"），而是要有礼的节制才行。

【原文】

孔子曰："益者三友，损者三友。[1] 友直，友谅[2]，友多闻，益矣。友便辟，友善柔，友便佞[3]，损矣。"（《论语·季氏》）

曾子曰："君子以文会友，以友辅仁[4]。"（《论语·颜渊》）

【注释】

[1] 益者三友……三友：益者三友，三种朋友有益；损者三友，三种朋友有害。

[2] 友直友谅：直，正直；谅，诚实。

[3] 友便辟……友便佞：便辟，谄媚奉承；善柔，心口不一；便佞，圆滑善辩。

[4] 辅仁：辅助培养仁德。

【选注】

1.《论语集注》："友直，则闻其过。友谅，则进于诚。友多闻，则进于明。便辟，谓习于威仪而不直。善柔，谓工于媚悦而不谅。便佞，谓习于口语，而无闻见之实。三者损益，正相反也。尹氏曰：'自天子至于庶人，未有不须友以成者。而其损益有如是者，可不谨哉？'"

2.《论语注疏》："此章戒人择友也。'益者三友，损者三友'者，以人为友，损益于己，其类各三也。'友直，友谅，友多闻，益矣'者，直谓正直，谅谓诚信，多闻谓博学。以此三种之人为友，则有益于己也。'友便辟，友善柔，友便佞，损矣'者，便辟，巧辟人之所忌，以求容媚者也。善柔，谓面柔，和颜悦色以诱人者也。便，辨也，谓佞而复辨。以此三种之人为友，则有损于己也。"

【讨论】

这里选取的两段，旨在说明如何交友的问题。不过，首先要明白何谓"友"。汉儒郑玄注《周礼》曰"同志曰友"，也就是说，"友"指那些有共同志向的人，而不是通常所谓的酒肉朋友。所以，交友就需要慎重。俗语有云：物以类聚，人以群分。既然友指那些具有共同志向或目标的人，己与友在一起必然更容易达成目标，实现志向。所谓"以友辅仁"，就表明友是能够助己成人（仁）之人；与此同时，友亦能从我这里得到帮助。简言之，这里的"辅"暗含着为仁的互动性，而不是单向性的。

《孟子》选读

一、论性善

【原文】

滕文公为世子[1]，将之[2]楚，过宋而见孟子。孟子道[3]性善，言必称尧舜。(《孟子·滕文公上》)

【注释】

[1] 世子：即太子。"世"和"太"古音相同，常通用。

[2] 之：去。

[3] 道：讲论。

【选注】

1.《孟子注疏》："世子，诸侯嫡子之称也，言滕文公为世子之时，往楚国，而在宋国过，见孟子。孟子乃与世子文公道其人性皆有善，但当行之而已；凡有言，则必以尧舜为言，盖尧舜古之受禅之帝，其治国所行之事，皆为后世所法，故言必尧舜之事，言于世子文公，以其欲勉世子文公也。文公者，后谥世子为文公也。"

2.《孟子集注》："性者，人所禀于天以生之理也，浑然至善，未尝有恶。人与尧舜初无少异，但众人汩于私欲而失之，尧舜则无私欲之蔽，而能充其性尔。故孟子与世子言，每道性善，而必称尧舜以实之。欲其知仁义不假外求，圣人可学而至，而不懈于用力也。门人不能悉记其辞，而撮其大旨如此。"

【讨论】

"性善"的正式说法，最早就见于此处。"道性善""称尧舜"可谓是孟子思想中的两条纲，前者致力于宣扬性善（人性本善），后者则偏重于仁政（王道政治），但二者又是紧密联系在一起的。如孟子所谓"先王有不忍人之心，斯有不忍人之政矣"，就是说明"不忍人之心"乃是"不忍人之政"的基础。换句话说，善性是善政的基础。其实，当时诸子游说诸侯，其目的主要就是宣扬自己的政治学说和治国方案，而孟子之所以说性善，正是为其仁政主张寻找合法性，如孟子"道性善"，其目的乃是为了"称尧舜"。注意，孔子虽然主张仁政或德治，但他并没有探究这一主张的合法性问题。鉴于此，以"学孔子"为志向的孟子致力于完善这种政治学说，从而使之更具说服力。

【原文】

公都子[1]曰："告子[2]曰：'性无善无不善也。'或曰：'性可以为善，可以为不善；是故文、武兴，则民好善；幽、厉兴，则民好暴。[3]'或曰：'有性善，有性不善；是故以尧为君而有象[4]；以瞽瞍[5]为父而有舜；以纣为兄之子，且以为君，而有微子启、王子比干。'今曰'性善'，然则彼皆非与？"孟子曰："乃若其情[6]，则可以为善矣，乃所谓善也。若夫为不善，非才[7]之罪也。恻隐之心，人皆有之；羞恶之心，人皆有之；恭敬之心，人皆有之；是非之心，人皆有之。恻隐之心，仁也；羞恶之心，义也；恭敬之心，礼也；是非之心，智也。仁、义、礼、智，非由外铄[8]我也，我固有之也，弗思耳矣。故曰：求则得之，舍则失之。或相倍蓰[9]而无算者，不能尽其才者也。"（《孟子·告子上》）

【注释】

[1]公都子：孟子的学生。

[2]告子：墨子的学生。

[3]文武兴……则民好暴：文、武，周文王、周武王；幽、厉，周幽王、周厉王。

[4]象：舜的异母弟，品行不善.

[5]瞽瞍（gǔsǒu）：舜的父亲，品行不善。

[6]乃若其情：乃若，发语词，相当于"至于"；情，天生的性情。

[7]才：天生的资质。

[8]铄：授予。

[9]蓰（xǐ）：五倍。

【选注】

《孟子注疏》："此章指言天之生人，皆有善性，引而趋之，善恶异衢，高下自悬，贤愚舛殊，寻其本者，乃能一诸。孟子言人之乃顺其情，则皆可以为善矣，是所谓性善也。若夫人为不善者，非天之降才尔殊也，其所以为不善者，乃自汩丧之耳，故言非廪天才之罪也。且情、性、才三者，合而言之，则一物耳；分而言之，则有三名，故曰性，曰情，曰才。盖人之性，本则善之，而欲为善者，非性也，以其情然也；情之能为善者，非情然也，以其才也。是则性之动则为情，而情者未尝不好善而恶恶者也，其不欲为善者乎？而才者乃性之用也，而才者上有以达乎天，下有以达乎地，中有以贯乎人，其有不能为善者乎？此孟子所以曰：'乃若其情，则可以为善矣，乃所谓善也。若夫为不善，非才之罪也。'盖以恻隐、羞恶、恭敬、是非之心，人皆有是心也，人能顺此而为之，是谓仁、义、礼、智也，仁、义、礼、智即善也。然而仁、义、礼、智之善，非自外销铄我而亡之也，我有生之初固有之也，但人不思而求之耳，故曰求则得而存，舍而弗求则亡之矣。然人所以有善有恶，其善恶相去之远，或相倍蓰，或至于不可计其多少，如此之绝远者，是不能自尽其性才者也。言才无有不能为善者矣，但不能尽其才而为之耳。"

【讨论】

孟子提出性善，而其学生公都子在此引述了三种人性论（性无善恶；性可善可恶；性有善有恶）以与孟子展开探讨。孟子借此正面阐述了自己关于人性本善的看法。孟子认为，人性生而有"四心"（仁、义、礼、智），只要人尽其才，就可以培养出完全的德性。相反，若一个人的德性不健全，这并不是他本性不具备"四心"，而只是他不能尽其才罢了。此即所谓"求则得之，舍则失之"。当然，孟子此论的先验论色彩很浓厚，仅代表一家之言而已。至于人性本善还是本恶，抑或有善有恶等问题，历来争论不休。

【原文】

孟子曰："人皆有不忍人之心。先王有不忍人之心，斯有不忍人之政矣。以不忍人之心，行不忍人之政，治天下可运之掌上。所以谓人皆有不忍人之心者，今人乍见孺子[1]将入于井，皆有怵惕恻隐[2]之心，非所以内交[3]于孺子之父母也，非所以要[4]誉于乡党朋友也，非恶其声而然也。由是观之，无恻隐之心，非人也；无羞恶之心，非人也；无辞让之心，非人也；无是非之心，非人也。恻隐之心，仁之端[5]也；羞恶之心，义之端也；辞让之心，礼之端也；是非之心，智之端也。人之有是四端也，犹其有四体也。有是四端而自谓不能者，自贼者也。谓其君不能者，贼其君者也。凡有四端于我者，知皆扩而充之矣。若火之始然[6]，泉之始达[7]。苟能充之，足以保四海；苟不充之，不足以事父母。"（《孟子·公孙丑上》）

【注释】

［1］乍见孺子：乍，突然；孺子，小孩。

［2］怵惕恻隐：朱熹《集注》云："怵惕，惊动貌。恻，伤之切也；隐，痛之深也，此即所谓不忍人之心也。"

［3］内交：内同"纳"，结交、拉关系之意。

［4］要：通"邀"，谋求。

［5］端：发端。

［6］然：同"燃"。

［7］达：通，此指泉水流出去。

【选注】

1.《孟子集注》："四端在我，随处发见。知皆即此推广，而充满其本然之量，则其日新又新，将有不能自已者矣。能由此而遂充之，则四海虽远，亦吾度内，无难保者；不能充之，则虽事之至近而不能矣。此章所论人之性情，心之体用，本然全具，而各有条理如此。学者于此，反求默识而扩充之，则天之所以与我者，可以无不尽矣。程子曰：'人皆有是心，惟君子为能扩而充之。不能然者，皆自弃也。然其充与不充，亦在我而已矣。'又曰：'四端不言信者，既有诚心为四端，则信在其中矣。'"

2.《孟子正义》："孟子道性善，谓人之性皆善，禽兽之性则不善也。禽兽之性不善，故无此四者。禽兽无此四者，以其非人之心也。若为人之心，无论贤愚，则皆有之矣。"

【讨论】

仁政或善政乃是由仁心或善性而来，这是孟子的一贯主张。孟子进一步提出了颇具影响的"四端"说，以为其性善论的基础。人生而有四端，扩充之就可以使之成熟，从而成就完备的善性。人之不善，不是因为发端上不具备，而是因为本性遭到了遮蔽或伤害。孟子的这一主张，被后世儒家尤其是宋儒所尊奉并广为发扬。需要注意的是，孟子的这种先验性质的论断建立在他对经验事实（"孺子入井"）的观察之上，但从经验到先验的这种过渡是否合理却是一个值得深思的问题。

【原文】

孟子曰："口之于味也，目之于色也，耳之于声也，鼻之于臭[1]也，四肢之于安佚也，性也，有命焉，君子不谓性也。仁之于父子也，义之于君臣也，礼之于宾主也，知之于贤者也，圣人之于天道也，命也，有性焉，君子不谓命也。"（《孟子·尽心下》）

孟子曰："口之于味也，有同嗜焉；耳之于声也，有同听焉；目之于色也，有同美焉。至于心，独无所同然乎？心之所同然者，何也？谓理也，义也，圣人先得我心之所同然耳。故理义之悦我心，犹刍豢[2]之悦我口。"（《孟子·告子上》）

【注释】

[1] 臭：同"嗅"，气味。

[2] 刍豢（chúhuàn）：概指牲畜。

【选注】

《孟子注疏》："此章指言尊德乐道，不任佚性，治性勤礼，不专委命。君子所能，小人所病。究言其事，以劝戒也。'孟子曰'至'君子不谓性也'者，孟子言人口之于美味，目之于好色，耳之于五声，鼻之于芬芳，四肢之于安佚无事以劳之，凡此五者，皆人性所欲也。然而得居于此乐者，以其有命存焉。君子以为有命，在所不求，而不可以幸得也，是所以不谓之性也。'仁之于父子也'至'君子不谓命也'者，孟子又言仁以恩爱施之于父子，义以义理施之于君臣，礼以礼敬施之于宾主，知以明智施之于贤者，而具四端，圣人兼统四体而与于天道以王天下者也，凡此五者，皆归之于命也。然而有是五者，皆禀乎天性也，以其有性存焉。君子以为有性，在所可求，而不可不勉也，是所以不谓之命也。孟子言之，所以分别凡人、君子，以劝戒时人。"

【讨论】

孟子认为，就人性而言，圣人与凡人同心（"心之所同然"），其区别乃在于圣人能持守此本性或本心，而凡人则容易迷失本性。口、耳、鼻属于身，故人生而有同嗜、同听、同美之欲，此即所谓"食色，性也"；但孟子同时指出，这些欲望能否实现，具体要看一个人的命运如何，所以不能苛求，故而君子并不将之称为天性的必然。与此不同，四心（仁、义、礼、智）乃人性固有，虽然其实现与否属于命运，但亦有天性的必然，所以君子努力顺从本性，争取实现对四心的扩充。孟子此段内涵丰富，其中对于身与心、命与性之关系的探讨，在宋儒那里演变为探究人心与道心、理与欲之关系等核心问题。

【原文】

孟子曰："仁，人心也；义，人路也。舍其路而弗由，放其心而不知求，哀哉。人有鸡犬放，则知求之，有放心而不知求。学问之道无他，求其放心而已矣。"（《孟子·告子上》）

孟子曰："牛山[1]之木尝美矣，以其郊[2]于大国也，斧斤伐之，可以为美乎？是其日夜之所息，雨露之所润，非无萌蘖[3]之生焉，牛羊又从而牧之，是以若彼濯濯[4]也。人见其濯濯也，以为未尝有材焉，此岂山之性也哉？虽存乎人者，岂无仁义之心哉。其所以放其良心者，亦犹斧斤之于木也。旦旦而伐之，可以为美乎？其日夜之所息，平旦之气[5]，其好恶与人相近也者几希，则其旦昼之所为，有梏[6]亡之矣。梏之反复，则其夜气不足以存，夜气不足以存，则其违禽兽不远矣。人见其为禽兽也，而以为未尝有才焉，是岂人之情也哉？故苟得其养，无物不长，苟失其养，无物不消。孔子曰：操[7]则存，舍则亡，出入无时，莫知其乡[8]。其惟心之谓与！"（《孟子·告子上》）

【注释】

[1] 牛山：山名，在今山东临淄之南，位于当时齐国的东南部。

[2] 郊：意为临近大都邑。

[3] 萌蘖（niè）：朱熹《集注》云："萌，芽也。蘖，芽之旁出者也。"

[4] 濯（zhuó）濯：赵岐注云："无草木之貌。"

[5] 平旦之气：朱熹《集注》云："谓未与物接之时，清明之气也。"

[6] 梏（gù）：古代拘在罪人两手的刑具，转义为束缚。

[7] 操：拿起来。

[8] 乡：同"向"。

【选注】

1.《孟子注疏》："此章指言由路求心，为得其本，追逐鸡狗，务其末也。学以求之详矣。"

2.《孟子集注》："学问之事，固非一端，然其道则在于求其放心而已。盖能如是则志气清明，义理昭著，而可以上达；不然则昏昧放逸，虽曰从事于学，而终不能有所发明矣。故程子曰：'圣贤千言万语，只是欲人将已放之心约之，使反复入身来，自能寻向上去，下学而上达也。'此乃孟子开示切要之言，程子又发明之，曲尽其指，学者宜服膺而勿失也。"

【讨论】

人生而有四端或四心，但并不是每个人都能成为君子或圣人，这是为什么呢？孟子认为，这主要是因为人们"放其良心"或"放心"的缘故，其实也就是本性的迷失问题。由此而言，求学或求为君子与圣人，根本的任务就是把迷失的本性找回来，并注意对之进行培养、扩充，否则有再次迷失的危险。所以，孟子才说"学问之道无他，求其放心而已矣"。"求其放心"，把为学的方向从书本转移到了内心，但并不是不要书本，其实，读书亦是为了求放心，也就是说向外做功夫之目的仍旧是指向内心的完善。

【原文】

公都子问曰："钧[1]是人也，或为大人，或为小人，何也？"孟子曰："从其大体为大人，从其小体为小人。"曰："钧是人也，或从其大体，或从其小体，何也？"曰："耳目之官[2]不思而蔽于物，物交物[3]，则引之而已矣。心之官则思，思则得之[4]，不思则不得也。此天之所与我者，先立乎其大者[5]，则其小者弗能夺也。此为大人而已矣。"（《孟子·告子上》）

孟子曰："人之所以异于禽兽者几希[6]，庶民去之，君子存之。舜明于庶物[7]，察于人伦，由仁义行，非行仁义也。"（《孟子·离娄下》）

孟子曰："大人者，不失其赤子之心[8]者也。"（《孟子·离娄下》）

【注释】

[1]钧：同"均"。

[2]官：犹今言五官之"官"。

[3]物交物：朱熹《集注》认为此处之两"物"，一指外物，一指"耳目之官"。后者之所以亦称"物"，是因其"既不能思而蔽于外物，则亦一物而已"。

[4]思则得之："之"泛指思索后的心得，依孟子意，当指人的善性。

[5]大者：赵岐注云："大者谓生而有善性也，小者情欲也，善胜恶则恶不能夺。"

[6]几希：泛指很少的意思。

[7]庶物：与庶民的含义相近，指万物。

[8]不失其赤子之心：赵岐注云："少小之心专一未变化，人能不失其赤子时心，则为贞正大人也。"

【选注】

1.《论语集注》："耳司听，目司视，各有所职而不能思，是以蔽于外物。既不能思而蔽于外物，则亦一物而已。又以外物交于此物，其引之而去不难矣。心则能思，而以思为职。凡事物之来，心得其职，则得其理，而物不能蔽；失其职，则不得其理，而物来蔽之。此三者，皆天之所以与我者，而心为大。若能有以立之，则事无不思，而耳目之欲不能夺之矣，此所以为大人也。"

2.《论语正义》："孟子称耳目为官，亦称心为官，盖心虽能统耳目，而各有所司，心不能代耳司听、代目司视，犹耳目能听能视而不能思。耳目不能思，须受治于心之思；心不能司听司视，而非心之思，则视听不能不蔽于物。"

【讨论】

人的本性不能实现出来，主要是因为有耳目之欲，此即物欲。所以，孟子也讲"养心莫善于寡欲"。如何寡欲呢？寡欲固然有种种节制之手段，但根本仍在于要明白有比物欲之满足更值得追求的"大体"在也，此即人的善性之实现。"赤子之心"人皆有之，只是大人能固守而不失，小人则常常被物欲蒙蔽而失去罢了。但孟子强调说，人之异于禽兽者，就在于人有善性，所以迷失了善性的小人或庶民应该努力求其放心才是，否则人何以为人呢？

【原文】

孟子曰："人之所不学而能者，其良能也，所不虑而知者，其良知也。孩提之童[1]，无不知爱其亲者，及其长也，无不知敬其兄也。亲亲，仁也，敬长，

义也。无他，达之天下也。"（《孟子·尽心上》）

孟子曰："广土众民，君子欲之，所乐不存焉。中天下而立，定四海之民，君子乐之，所性不存焉。君子所性，虽大行[2]不加焉，虽穷居不损焉。分[3]定故也。君子所性，仁、义、礼、智根于心，其生色也，睟然[4]见于面，盎[5]于背，施于四体[6]，四体不言而喻。"（《孟子·尽心上》）

孟子曰："尽其心者，知其性也，知其性，则知天矣。存其心[7]，养其性[8]，所以事天也。夭寿不贰[9]，修身以俟之，所以立命也。"（《孟子·尽心上》）

孟子曰："求则得之，舍则失之，是求有益于得也，求在我者也。求之有道，得之有命，是求无益于得也，求在外者也。"（《孟子·尽心上》）

孟子曰："万物皆备于我[10]矣。反身而诚[11]，乐莫大焉。强恕而行[12]，求仁莫近焉。"（《孟子·尽心上》）

【注释】

［1］孩提之童：赵岐注云："二三岁之间在襁褓，知咳笑、可提抱者也。"

［2］大行：与"穷居"对文，赵岐注云："谓行政于天下。"

［3］分：朱熹《集注》云："所得于天之全体，故不以穷达而有异。"

［4］睟（cuì）然：朱熹《集注》云："清和润泽之貌。"

［5］盎：显现。

［6］施于四体：朱熹《集注》云："谓见于动作、威仪之间也。"

［7］存其心：朱熹《集注》云："存，谓操而不舍。"

［8］养其性：朱熹《集注》云："养，谓顺而不害。"

［9］不贰：赵岐注云："虽见前人或夭或寿，终无二心改易其道。"

［10］万物皆备于我：朱熹《集注》云："此言理之本然也，大则君臣父子，小则事物细微，无一不具于性分之内也。"

［11］反身而诚：朱熹《集注》云："言反诸身而所备之理皆如好好色、恶恶臭之实然，则其行之不待勉强而无不利矣，其为乐孰大于是。"

［12］强恕而行：强，勉强也；恕，推己及人。

【选注】

1.《论语注疏》："孟子言人之所以不学而性自能，是谓良能者也；所以不待思虑而自然知者，是谓良知者也。孩提襁褓之童子，无有不知爱其父母，及其长大，无不知钦顺其兄，是则厚爱其亲，钦顺其兄，是仁义也，仁义即良知良能者也。"

2.《论语集注》："良者，本然之善也。程子曰：'良知良能，皆无所由；乃出于天，不系于人。'"

【讨论】

所谓良知、良能，无非是说"仁、义、礼、智根于心"罢了。一个人不能成为君子或大人，不是因为他不具备这些天性的条件，而是因为他根本就不去作为。换句话说，不是不能，而是不为。"我"是出发点，一如孔子所谓"为仁由己"，这里的尽心而能知性、知天，求在我，反身而诚，其实都将一个人的功夫或作为指向一己之内心，此即所谓求放心。

二、论仁政

【原文】

梁惠王[1]曰："晋国，天下莫强焉，[2]叟之所知也。及寡人之身，东败于齐[3]，长子死焉；西丧地于秦七百里[4]；南辱于楚[5]。寡人耻之，愿比死者一洒之[6]，如之何则可？"孟子对曰："地方百里而可以王[7]。王如施仁政于民，省刑罚，薄税敛，深耕易耨[8]。壮者以暇日，修其孝悌忠信，入以事其父兄，出以事其长上。可使制[9]梃以挞秦楚之坚甲利兵矣。彼夺其民时，使不得耕耨以养其父母，父母冻饿，兄弟妻子[10]离散，彼陷溺[11]其民。王往而征之，夫谁与王敌？故曰：'仁者无敌。'王请勿疑。"（《孟子·梁惠王上》）

【注释】

[1]梁惠王：即魏惠王，名罃（yīng），前369—前319年在位，惠是他死后的谥号。前362年，魏国将都城从安邑（今山西夏县西北）迁到大梁（今河南开封），因而其也被称为梁。

[2]晋国天下莫强焉：朱熹《集注》云："魏本晋大夫魏斯，与韩氏、赵氏共分晋地，号曰三晋，故惠王犹自称晋国。"魏在战国初年曾因革新变法而称强一时，故此处谓"天下莫强焉"。莫强，犹言没有强过它的。

[3]东败于齐：魏惠王三十年，魏发兵攻韩，韩向齐国求救。齐派田忌、孙膑率军攻魏救韩，两军在马陵（今河南范县西南）交战，魏军中计大败，将军庞涓自杀，统帅太子申被俘。魏国从此一蹶不振。

[4]西丧地于秦七百里：马陵之战后，魏国遭到齐、秦、赵三国的围攻，魏国在向秦国反攻时被商鞅统领的秦军打得大败，将军公子卬被俘。后来又多次败于秦国，魏国被迫割地求和，黄河天险尽入秦国之手，魏国在西部完全失去了进攻能力。

[5]南辱于楚：梁惠王后元十二年，楚国为了迫使魏国倒向它，插手魏国的王位继承，在襄陵打败魏军，夺取了魏国的八座城邑。

[6]比死者一洒之："洒"通"洗"，指欲为死者雪耻。

[7]地方百里而可以王：指古代的周文王以小国灭殷夺取天下。

[8]易耨（nòu）：指清除杂草。

[9]制：通"掣"，焦循《正义》云："谓可使提掣木梃，以挞其坚甲利兵。"

[10]妻子：妻与子。

[11]陷溺：暴虐。

【选注】

1.《论语集注》:"'仁者无敌',盖古语也。百里可王,以此而已。恐王疑其迂阔,故勉使勿疑也。孔氏曰:'惠王之志在于报怨,孟子以论在于救民。所谓惟天吏则可以伐之,盖孟子之本意。'"

2.《论语注疏》:"梁惠王言晋国逮及寡人之身,东则见败于齐而杀死其长子,西又丧去其地于秦七百里,南又常受辱于楚。寡人心甚愧耻之,今愿近死不惜命者一洗除之,当如之何谋则可以洗除此耻?孟子请惠王行此仁政,而往正其罪而无敌,如所谓仁者无敌是也,遂请之行而无更迟疑也。"

【讨论】

梁惠王力图一雪国耻,但孟子提出的方案并不是以暴制暴、完全借助武力来解决问题。在孟子看来,人心之向背决定战事之走向,如果君王实行仁政,必然会使得人心归附,战事之胜利自可唾手而得,以至于他最后甚至搬出古语"仁者无敌"来为其仁政主张提供有效性或实用性的说明。

【原文】

孟子曰:"人不足与适[1]也,政不足与间[2]也。惟大人为能格[3]君心之非。君仁莫不仁,君义莫不义,君正莫不正。一正君而国定矣。"(《孟子·离娄上》)

孟子曰:"人有恒言[4],皆曰天下国家。天下之本在国,国之本在家,家之本在身。"(《孟子·离娄上》)

【注释】

[1]适:同"谪",批评、指责。

[2]间:赵岐注云:"非也。"

[3]格:纠正。

[4]有恒言:有句常说的话。

【选注】

《论语集注》:"惟有大人之德,则能格其君心之不正以归于正,而国无不治矣。大人者,大德之人,正己而物正者也。程子曰:'天下之治乱,系乎人君之仁与不仁耳。心之非,即害于政,不待乎发之于外也。昔者孟子三见齐王而不言事,门人疑之。孟子曰:我先攻其邪心,心既正,而后天下之事可从而理也。夫政事之失,用人之非,知者能更之,直者能谏之。然非心存焉,则事事而更之,后复有其事,将不胜其更矣;人人而去之,后复用其人,将不胜其去矣。是以辅相之职,必在乎格君心之非,然后无所不正;而欲格君心之非者,非有大人之德,则亦莫之能也。'"

【讨论】

仁政具体如何实施,可能有不同的方案,但君王的范导作用绝对不可忽视,此之谓"一正君而国定"。孔子评价舜的"垂拱而天下治",提出"为政以德""君子之德风"等主张,均可与此相参。

【原文】

孟子告齐宣王曰："君之视臣如手足，则臣视君如腹心。君之视臣如犬马，则臣视君如国人[1]。君之视臣如土芥，则臣视君如寇仇。"王曰："礼为旧君有服[2]，何如斯可为服矣？"曰："谏行言听，膏泽[3]下于民，有故而去，则君使人导之出疆，又先于其所往。去三年不反，然后收其田里[4]。此之谓三有礼焉。如此则为之服矣。今也为臣，谏则不行，言则不听，膏泽不下于民，有故而去，则君搏执[5]之，又极[6]之于其所往。去之日，遂收其田里。此之谓寇仇。寇仇何服之有？"（《孟子·离娄下》）

齐宣王问曰："汤放桀[7]，武王伐纣，有诸？"孟子对曰："于传有之。"曰："臣弑其君[8]可乎？"曰："贼[9]仁者谓之贼，贼义者谓之残，残贼之人，谓之一夫[10]。闻诛[11]一夫纣矣，未闻弑君也。"（《孟子·梁惠王下》）

孟子曰："民为贵，社稷次之，君为轻。是故得乎丘民[12]而为天子，得乎天子为诸侯，得乎诸侯为大夫。"（《孟子·尽心下》）

【注释】

[1] 国人：朱熹《集注》云："国人，犹言路人，言无怨无德也。"

[2] 服：丧服。《仪礼·丧服》云："以道去君而未绝者，服齐衰三月。"

[3] 膏泽：即恩惠。

[4] 收其田里：田里指禄田和居宅。朱熹《集注》云："三年而后收其田禄里居，前此犹望其归也。"

[5] 搏执：搜捕。

[6] 极：朱熹《集注》云："极，穷也，穷之于其所往之国。"

[7] 汤放桀：放，流放；桀，夏的末代君主。据《史记·夏本纪》所记，夏代末年，"汤修德，诸侯皆归汤，汤遂率兵以伐夏桀。桀走鸣条，遂放而死"。《书·仲虺之诰》云："成汤放桀于南巢。"

[8] 臣弑其君：相对于桀、纣来说，汤、武是诸侯，所以宣王称他们的行为是臣弑君。

[9] 贼：伤害、毁弃。

[10] 一夫：朱熹《集注》云："言众叛亲离，不复以为君也，《书》曰'独夫纣'。"

[11] 诛：指合乎正义地讨伐。

[12] 丘民：焦循《孟子正义》云："丘民犹言邑民、乡民、国民也。"

【选注】

1.《论语注疏》："此章指言君臣之道，以义为表，以恩为里，表里相应，犹若影响。旧君之服，盖有所兴，讽谕宣王，劝以仁也。"

2.《论语集注》："杨氏曰：'君臣以义合者也。故孟子为齐王深言报施之道，使知为君者不可不以礼遇其臣耳。若君子之自处，则岂处其薄乎？孟子曰：王庶几改之，予日望之。君子之言盖如此。'"

【讨论】

君臣、君民关系如何处理，孟子这里给出了纲领性的主张。尤其值得注意的是，孟子这里的主张与后世所宣扬的愚忠大为不同，他甚至对于汤放桀、武王伐纣等臣下对君王的反动事件，亦是不苟同于"臣弑其君"的评价。对于君民关系，有些人认为孟子旨在提倡民主之类的精神，这就不太恰当了。我们应该看到孟子的出发点仍旧是解决如何得民心的问题，因为国以民为本，民心之向背直接关乎国家的存亡，而所谓仁政，说白了，其实就是得民心之政。

【原文】

庄暴[1]见孟子曰："暴见于王[2]，王语暴以好乐，暴未有以对也。"曰："好乐何如[3]？"孟子曰："王之好乐甚，则齐国其庶几[4]乎！"他日见于王曰："王尝语庄子以好乐，有诸？"王变乎色[5]曰："寡人非能好先王之乐也，直[6]好世俗之乐耳。"曰："王之好乐甚，则齐国其庶几乎！今之乐，犹古之乐也。"曰："可得闻与？"曰："独乐乐[7]，与人乐乐，孰乐？"曰："不若与人。"曰："与少乐乐，与众乐乐，孰乐？"曰："不若与众。""臣请为王言乐。今王鼓乐于此，百姓闻王钟鼓之声，管龠[8]之音，举疾首蹙頞[9]而相告曰：'吾王之好鼓乐，夫何使我至于此极[10]也？父子不相见，兄弟妻子离散。'今王田猎[11]于此，百姓闻王车马之音，见羽旄[12]之美，举疾首蹙頞而相告曰：'吾王之好田猎，夫何使我至于此极也？父子不相见，兄弟妻子离散。'此无他，不与民同乐也。今王鼓乐于此，百姓闻王钟鼓之声，管龠之音，举欣欣然有喜色而相告曰：'吾王庶几无疾病与，何以能鼓乐也？'今王田猎于此，百姓闻王车马之音，见羽旄之美，举欣欣然有喜色而相告曰：'吾王庶几无疾病与，何以能田猎也？'此无他，与民同乐也。今王与百姓同乐，则王矣。"（《孟子·梁惠王下》）

【注释】

[1]庄暴：齐国大臣。

[2]见于王：被齐宣王召见。

[3]好乐何如：这句话也是庄暴说的。

[4]庶几：差不多。

[5]变乎色：改变了脸色。

[6]直：不过、仅仅。

[7]独乐乐：独自一人娱乐的快乐。前一个"乐（yào）"作动词用。

[8]管龠（yuè）：赵岐注云："管，笙；龠，箫。"

[9]举疾首蹙頞：举，都；疾首蹙頞，忧愁状。

[10]极：朱熹《集注》云："穷也。"

[11]田猎：在野外打猎，乃是一项带有军事训练性质的活动。

［12］羽旄（máo）：即旗帜，这里指仪仗。

【选注】

1.《论语注疏》："此章言人君田猎以时，钟鼓有节，发政行仁，民乐其事，则王道之阶，在于此矣。故曰天时不如地利，地利不如人和矣，与民同乐也。"

2.《论语集注》："范氏曰：'战国之时，民穷财尽，人君独以南面之乐自奉其身。孟子切于救民，故因齐王之好乐，开导其善心，深劝其与民同乐，而谓今乐犹古乐。其实今乐古乐，何可同也？但与民同乐之意，则无古今之异耳。若必欲以礼乐治天下，当如孔子之言，必用韶舞，必放郑声。盖孔子之言，为邦之正道；孟子之言，救时之急务，所以不同。'"

【讨论】

与民同乐，也是仁政的一个具体举措。孟子通过齐王好乐这一由头，因势利导，力劝齐王实行与民同乐，而不是一上来就批评齐王爱好俗乐如何有害，由此亦可见孟子好辩之才。仁政只能由上而下地实施，所以君王的好乐对于民众是具有风向标作用的，而反观民众对于君王之好乐的态度，亦可见民众对于时政之态度。

【原文】

孟子曰："以力假仁［1］者霸，霸必有大国。以德行仁者王，王不待大。汤以七十里，文王以百里［2］。以力服人者，非心服也，力不赡［3］也。以德服人者，中心悦而诚服也。如七十子［4］之服孔子也。《诗》云：自西自东，自南自北，无思不服。此之谓也。"［5］（《孟子·公孙丑上》）

【注释】

［1］以力假仁：朱熹《集注》云："力谓土地、甲兵之力。假仁者，本无是心而借其事以为功者也。"

［2］文王以百里：其实文王之国不止百里，孟子乃是为了突显仁政的重要性。

［3］赡：足够。

［4］七十子：相传孔子有三千弟子，其中"身通六艺者七十有二人"，通称"七十子"。

［5］诗云……此之谓也：此处援引的是《诗·大雅·文王有声》，一首歌颂周文王的诗歌。

【选注】

1.《论语注疏》："此章指言王者任德，霸者兼力，力服心服，优劣不同，故曰远人不服，修文德以怀之。"

2.《论语集注》："王霸之心，诚伪不同。故人所以应之者，其不同亦如此。邹氏曰：'以力服人者，有意于服人，而人不敢不服；以德服人者，无意于服人，而人不能不服。从古以来，论王霸者多矣，未有若此章之深切而着明也。'"

【讨论】

王霸之辩是春秋战国时期的一个比较重要的话题。孟子宣扬仁政，对王霸问题的探讨自是尊王而贱霸。在孟子看来，王霸的一个根本区别就是使力（以力服人）与使德（以德服人）的问题。

【原文】

孟子曰："天时不如地利，地利不如人和。三里之城，七里之郭[1]，环而攻之而不胜。夫环而攻之，必有得天时者矣，然而不胜者，是天时不如地利也。城非不高也，池[2]非不深也，兵革[3]非不坚利也，米粟非不多也，委而去之[4]，是地利不如人和也。故曰域[5]民不以封疆之界，固国不以山溪之险，威天下不以兵革之利，得道者多助，失道者寡助。寡助之至，亲戚畔[6]之；多助之至，天下顺之。以天下之所顺，攻亲戚之所畔，故君子有不战，战必胜矣。"（《孟子·公孙丑下》）

【注释】

［1］七里之郭：郭是指外城；三里、七里，喻指城郭之小。

［2］池：护城河。

［3］革：此指甲胄。

［4］委而去之：朱熹《集注》云："委，弃也。言不得民心，民不为守也。"

［5］域：界限。

［6］亲戚畔：亲戚，指内外亲属。《礼记·曲礼》孔疏云："亲指族内，戚指族外。"畔，通"叛"。

【选注】

1.《论语注疏》："此章言民和为贵，贵于天地，故曰得乎丘民为天子也。"

2.《论语正义》："《尉缭子·战威篇》云：'故曰天时不如地利，地利不如人和，圣人所贵，人事而已。'又《武议篇》引此二句，亦断之曰古之圣人，谨人事而已。翟氏灏《考异》云：'尉缭与孟子同时，两述斯言，皆以圣人称之。'《荀子·王霸篇》亦云：'上不失天时，下不失地利，中得人和。'斯言也，孟子之前，应见古别典。"

【讨论】

天时、地利、人和，三者孰轻孰重？孟子认为，人和至关重要。是否实行仁政，关系到是否能够得到民心的问题。所谓"得道者"即是得到民心或人和者，而失道者即失去民心或人和者，多助与寡助之不同也就显而易见了。

三、义利之辨

【原文】

孟子曰："鸡鸣而起，孳孳[1]为善者，舜之徒也。鸡鸣而起，孳孳为利者，跖[2]之徒也。欲知舜与跖之分，无他，利与善之间也。"（《孟子·尽心上》）

【注释】

［1］孳（zī）孳：勤勉之意。

［2］跖（zhí）：盗跖，春秋时有名的大盗。

【选注】

1.《论语注疏》:"此章指言好善从舜,好利从跖,明明求之,常若不足,君子、小人,各一趣也。"

2.《论语集注》:"程子曰:'言间者,谓相去不远,所争毫末耳。善与利,公私而已矣。才出于善,便以利言也。'杨氏曰:'舜跖之相去远矣,而其分,乃在利善之间而已,是岂可以不谨?然讲之不熟,见之不明,未有不以利为义者,又学者所当深察也。'或问:'鸡鸣而起,若未接物,如何为善?'程子曰:'只主于敬,便是为善。'"

【讨论】

舜为圣人,跖为大盗,其间的区别在于求利与求善(求义)的不同。求利者,必受利益牵引而无处不讲利,乃至陷入其中不能自拔;求善或求义者,日行善事而不苟,故能日新其德,最终成为圣人。此中深意,不可不慎思之。

【原文】

孟子见梁惠王,王曰:"叟[1],不远千里而来,亦将有以利吾国乎?"孟子对曰:"王,何必曰利,亦有仁义而已矣。王曰何以利吾国,大夫曰何以利吾家,士庶人曰何以利吾身,上下交征[2]利而国危矣。万乘之国[3],弑其君者,必千乘之家[4];千乘之国,弑其君者,必百乘之家。万取千焉,千取百焉,不为不多矣。苟为后义而先利,不夺不餍[5]。未有仁而遗其亲者也,未有义而后[6]其君者也。王亦曰仁义而已矣,何必曰利!"(《孟子·梁惠王上》)

孟子曰:"今之事君者皆曰:'我能为君辟土地,充府库。'今之所谓良臣,古之所谓民贼也。君不乡道,不志于仁,而求富之,是富桀也。'我能为君约与国,战必克之。'今之所谓良臣,古之所谓民贼也。君不乡道,不志于仁,而求为之强战,是辅桀也。由今之道,无变今之俗,虽与之天下,不能一朝居也。"(《孟子·告子下》)

【注释】

[1]叟:对老人的尊称。

[2]交征:朱熹《集注》云:"征,取也。上取乎下,下取乎上,故曰交征。"

[3]万乘(shèng)之国:具有万乘兵车的国家。据当时的说法,天子地方千里,能拥有万乘兵车;诸侯地方百里,只能拥有兵车千乘。因此,"万乘之国"是天子的代称,但那时称为"七雄"的诸侯大国都已自称为王,所以时人就用此词指称强国。

[4]千乘之家:此处的家指有封邑采地的公卿大夫。

[5]餍(yàn):满足。

[6]后:朱熹《集注》云:"不急也。"

【选注】

1.《论语注疏》:"此章言治国之道,当以仁义为名,然后上下和亲,君臣集穆,天经地义,不易之道,故以建篇立始也。"

2.《论语集注》：“此章言仁义根于人心之固有，天理之公也。利心生于物我之相形，人欲之私也。循天理，则不求利而自无不利；循人欲，则求利未得而害已随之。所谓毫厘之差，千里之缪。此孟子之书所以造端托始之深意，学者所宜精察而明辨也。太史公曰：‘余读孟子书至梁惠王问何以利吾国，未尝不废书而叹也。曰：嗟乎！利诚乱之始也。夫子罕言利，常防其源也。故曰：放于利而行，多怨。自天子以至于庶人，好利之弊，何以异哉？’程子曰：‘君子未尝不欲利，但专以利为心则有害。惟仁义则不求利而未尝不利也。当是之时，天下之人惟利是求，而不复知有仁义。故孟子言仁义而不言利，所以拔本塞源而救其弊，此圣贤之心也。’”

【讨论】

孟子将义利之辨从政治的角度予以分析。在他看来，仁政应以仁义为先，而不能事事、时时惟利是求，否则臣民就会交相争利，而国家必然陷入混乱。春秋战国时期，诸子游说诸侯往往以利劝说，而孟子却晓以大义，其间虽难免有迂阔之处，但他先义而后利的主张却颇能引人深思。

【原文】

孟子曰：“鱼，我所欲也，熊掌，亦我所欲也，二者不可得兼，舍鱼而取熊掌者也。生，亦我所欲也，义，亦我所欲也，二者不可得兼，舍生而取义者也。生亦我所欲，所欲有甚于生者，故不为苟得也。死亦我所恶，所恶有甚于死者，故患有所不避也。如使人之所欲莫甚于生，则凡可以得生者何不用也。使人之所恶莫甚于死，则凡可以避患者何不为也。由是则生而有不用也，由是则可以避患而不为也。是故所欲有甚于生者，所恶有甚于死者。非独贤者有是心也，人皆有之，贤者能勿丧耳。一箪食，一豆[1]羹，得之则生，弗得则死，呼尔[2]而与之，行道之人[3]弗受，蹴[4]尔而与之，乞人不屑也。万钟则不辨礼义而受之，万钟于我何加焉。为宫室之美，妻妾之奉，所识穷乏者得我与？乡[5]为身死而不受，今为宫室之美为之，乡为身死而不受，今为妻妾之奉为之，乡为身死而不受，今为所识穷乏者得我而为之，是亦不可以已乎。此之谓失其本心。”（《孟子·告子上》）

【注释】

[1] 豆：古代一种盛食物的器具。

[2] 呼尔：呵叱。

[3] 行道之人：路上的行人。

[4] 蹴：朱熹《集注》云：“践踏也。”

[5] 乡：同“向”，以往。

【选注】

《论语注疏》：“此章指言舍生取义，义之大者也，箪食、万钟，用有轻重，纵彼纳此，盖违其本，凡人皆然，君子则否，所以殊也。鱼所以喻生也，熊蹯所以喻义，故曰生亦我所欲也，义亦我所欲也，然而生与义二者亦不可兼得之，但舍生而取义也。以其义又有胜于生也。如勇士不忘丧其元，志士不忘在沟壑，有杀身以成仁，是皆以义有胜于死也，是舍生而取义也。然而生亦为我心之所欲，其以所欲有甚于生者，故不为苟得也；死亦为我心之所恶疾者，其以所恶有甚于死者，故患祸有所不逃避也。如令人之所欲者无有甚于生，则凡可以得生者，何不用而行之也；令人之恶者无有甚于死者，则凡可以避患者，何不择而为之也。盖可以得生，可以避患者，皆是不义也。故不为苟得，故患有所不避也者，是皆有义也。由此言之，则生而有不用也，是不苟生也；则可以避患而有不为也，是不苟为恶以避患也。如此，故所欲有甚于生，所恶者有甚于死，非独贤者有此心也，人皆有此心也，但贤人能常存之而勿丧亡之耳。盖所欲有甚于生者，是义也；所恶有甚于死者，是不义也。"

【讨论】

孔子讲杀身成仁，孟子讲舍生取义，此间道理一也。所谓"失其本心"，一如前面所讲的"放其良心"，均是由于被物欲或外利所遮蔽，以至于迷失了本性。为了求放心，必须深明大义，如此方能从名利中脱身出来。

【原文】

王子垫[1]问曰："士何事？"孟子曰："尚志。"曰："何谓尚志？"曰："仁义而已矣。杀一无罪，非仁也。非其有而取之，非义也。居恶在[2]，仁是也。路恶在，义是也。居仁由义，大人之事备矣。"（《孟子·尽心上》）

孟子曰："大人者，言不必信，行不必果，惟义所在。"（《孟子·离娄下》）

孟子曰："人皆有所不忍，达之于其所忍，仁也。人皆有所不为，达之于其所为，义也。人能充无欲害人之心，而仁不可胜用也。人能充无欲穿窬[3]之心，而义不可胜用也。人能充无受尔汝[4]之实，无所往而不为义也。士未可以言而言，是以言餂[5]之也；可以言而不言，是以不言餂之也，是皆穿窬之类也。"（《孟子·尽心下》）

【注释】

[1]王子垫：齐王子，名垫也。

[2]恶在：在哪里。

[3]穿窬（yú）：犹言穿穴逾墙。

[4]尔汝：朱熹《集注》云："人所轻贱之称。"

[5]餂（tiǎn）：同"舔"。

【选注】

1.《论语注疏》："此章指言人当尚志，志于善也，善之所由，仁与义也。欲使王子无过差者也。"

2.《论语集注》："非仁非义之事，虽小不为；而所居所由，无不在于仁义，此士所以尚其志也。大人，谓公、卿、大夫。言士虽未得大人之位，而其志如此，则大人之事体用已全。若小人之事，则固非所当为也。"

【讨论】

居仁由义，方能成就大人之理想；"穿窬之类"实际就是利禄之徒。大人与"穿窬之类"的区别，就是前面所讲的舜与盗跖之不同，亦即求义与求利的不同。此处孟子所讲的"惟义所在"，与孔子讲的"义之与比"，都是力主把义作为君子处世的一个基本的准则，可见孔孟对义的重视。

【原文】

孟子曰："杨子[1]取为我，拔一毛而利天下，不为也。墨子[2]兼爱，摩顶放踵[3]，利天下，为之。子莫[4]执中。执中为近之，执中无权[5]，犹执一也。所恶执一者，为其贼[6]道也，举一而废百也。"(《孟子·尽心上》)

孟子曰："逃墨必归于杨，逃杨必归于儒。归，斯受之而已矣。今之与杨墨辩者，如追放豚，既入其苙[7]，又从而招之[8]。"(《孟子·尽心下》)

【注释】

[1] 杨子：杨朱，魏国人，战国初著名思想家。相传他反对儒、墨，主张贵生、重己。

[2] 墨子：墨翟，春秋末年著名思想家，墨家学说创始人。

[3] 摩顶放踵（zhǒng）：顶指头颅，踵指脚跟。

[4] 子莫：赵岐注云："鲁之贤人也。"

[5] 权：权变。

[6] 贼：害。

[7] 苙（lì）：圈养牲畜的栏。

[8] 招之：朱熹《集注》云："羁其足也。言彼既来归，而又追咎其既往之失也。"

【选注】

1.《论语注疏》："此章杨、墨放荡，子莫执一，圣人量时，不取此术，孔子行止，唯义所在。"

2.《论语集注》："为我害仁，兼爱害义，执中者害于时中，皆举一而废百者也。此章言道之所贵者中，中之所贵者权。杨氏曰：'禹稷三过其门而不入，苟不当其可，则与墨子无异。颜子在陋巷，不改其乐，苟不当其可，则与杨氏无异。子莫执为我兼爱之中而无权，乡邻有斗而不知闭户，同室有斗而不知救之，是亦犹执一耳，故孟子以为贼道。禹、稷、颜回，易地则皆然，以其有权也；不然，则是亦杨墨而已矣。'"

【讨论】

杨朱主张为我，实际是利我；墨子主张兼爱，实际是利他。但在孟子看来，此二者皆以利字当头，有悖于仁义。所以，孟子对于杨、墨的批评是十分严厉的，甚至说"杨氏为我，是无君也；墨氏兼爱，是无父也。无父无君，是禽兽也"。与杨、墨相比，子莫强调执中，但孟子认为，子莫不能以义作为准则，而是为了执中而执中，因而也是不对的。

四、孟子之形象

【原文】

孟子曰："君子之泽，五世而斩[1]；小人之泽，五世而斩。予未得为孔子徒也，予私淑诸人[2]也。"（《孟子·离娄下》）

（孟子）曰："不同道。非其君不事，非其民不使，治则进，乱则退，伯夷[3]也。何事非君，何事非民，治亦进，乱亦进，伊尹[4]也。可以仕则仕，可以止则止，可以久则久，可以速则速，孔子也。皆古圣人也，吾未能有行焉。乃所愿，则学孔子也。"（《孟子·公孙丑上》）

孟子曰："伯夷，圣之清[5]者也。伊尹，圣之任[6]者也。柳下惠[7]，圣之和[8]者也。孔子，圣之时[9]者也。孔子之谓集大成[10]。"（《孟子·万章下》）

【注释】

[1]君子之泽……而斩：泽，朱熹《集注》云："犹言流风余韵也。"世，《集注》云："父子相继为二世，三十年亦为一世。"斩，断绝之意。

[2]私淑诸人：朱熹《集注》云："人，谓子思之徒也"；"孟子言予虽未得亲受业于孔子之门，然圣人之泽尚存，犹有能传其学者，故我得闻孔子之道于人，而私窃以善其身，盖推尊孔子而自谦之辞也。"

[3]伯夷：商末孤竹国君的儿子，因与弟弟叔齐相互谦让君位而双双逃奔周国。后因周武王出兵讨伐商朝，他们力劝无效后，便隐居到首阳山，"义不食周粟"而饿死。

[4]伊尹：商初大臣，名伊，尹是官名。他曾辅佐成汤灭夏和巩固商初的统治，是古代有名的贤臣。

[5]清：清高。

[6]任：负责任。

[7]柳下惠：鲁国大夫，本名展获，字禽，因他的食邑在柳下，谥号为惠，所以人们称之为柳下惠。

[8]和：随和。

[9]时：识时务。

[10]集大成：古称乐曲一终为一成。朱熹《集注》云："此言孔子集三圣之事而为一大圣之事，犹作乐者集众音之小成而为一大成也。"

【选注】

1.《论语注疏》："此章指言五世一体，上下通流，君子小人，斩各有时，企以高山，跌以陷污，是以君子恨不及乎仲尼也。孟子恨以不及仲尼也。"

2.《论语集注》："自孔子卒至孟子游梁时，方百四十余年，而孟子已老。然则孟子之生，去孔子未百年也。故孟子言虽未得亲受业于孔子之门，然圣人之泽尚存，犹有能传其学者。故我得闻孔子之道于人，而私窃以善其身，盖推尊孔子而自谦之辞也。此又承上三章，历叙舜禹，至于周孔，而以是终之。其辞虽谦，然其所以自任之重，亦有不得而辞者矣。"

【讨论】

孟子认为，孔子是圣人，甚至有"自生民以来，未有盛于孔子也"的极高评价。所以，孟子以孔子后学自居，并自觉地发挥孔子的学说，而孔孟之道后来亦常被视为儒家之道的代名词。

【原文】

孟子曰："说大人[1]，则藐之，勿视其巍巍然。堂高[2]数仞，榱题[3]数尺，我得志弗为也。食前方丈[4]，侍妾数百人，我得志弗为也。般乐饮酒[5]，驱骋田猎，后车千乘，我得志弗为也。在彼者皆我所不为也，在我者皆古之制也。吾何畏彼哉？"（《孟子·尽心下》）

【注释】

[1] 说大人：向显贵们进言。

[2] 堂高：焦循《正义》云："经传称堂高者，皆指堂阶而言。"

[3] 榱（cuī）题：赵岐注云："榱之抵檐处为榱题，覆以瓦，雨水自此下溜。"

[4] 食前方丈：喻饮食丰饶。

[5] 般乐饮酒：尽情作乐而饮酒。

【选注】

1.《论语注疏》："此章指言富贵而骄，自遗咎也，茅茨采橼，圣尧表也。以贱说贵，惧有荡心，心谓彼陋，以宁我神，故以所不为为之宝玩也。"

2.《论语集注》："此皆其所谓巍巍然者，我虽得志，有所不为，而所守者皆古圣贤之法，则彼之巍巍者，何足道哉！杨氏曰：'孟子此章，以己之长，方人之短，犹有此等气象，在孔子则无此矣。'"

【讨论】

正所谓"无欲则刚"，孟子之所以能傲世公卿，正因其能够不以物喜、不为利动。一如孔子，孟子亦以古道为志，并以维护尧舜之道的当仁不让者自居，故其心中有浩然正气长存，自然也就有了这种无所畏惧之态度。

【原文】

孟子曰："教亦多术[1]矣。予[2]不屑之教诲也者，是亦教诲之而已矣。"（《孟子·告子下》）

孟子曰："君子之所以教者五：有如时雨化之者，有成德者，有达财[3]者，有答问者，有私淑艾[4]者。此五者，君子之所以教也。"（《孟子·尽心上》）

【注释】

[1] 术：方法。

[2] 予：我。

[3] 财：同"材"。

[4] 私淑艾：艾，治也。朱熹《集注》云："人或不能及门受业，但闻君子之道于

人而窃以善治其身，是亦君子之教诲之所及。"

【选注】

《论语注疏》："此章指言学而见贱，耻之大者，激而厉之，能者以改，教诲之方，或折或引，同归殊途，成之而已。孟子言教人之道，非特一术耳，以其多有也。我之所以于不洁人之行而不教之者，此亦我有以教之也。以其使彼感激自勉修为之而已，是以亦为教诲之者也。盖谓教亦多术者，有君子之五教，或三隅不反，则不复也；或叩两端而竭；于鄙夫或渎则不告；或谓子之归求有余师；或为挟贵而不答：是教之多术矣。"

【讨论】

孔子提倡有教无类，其教术更是循循诱人。孟子教人亦能因势利导、随缘而教，如前面针对梁惠王好乐所做的引申发挥，即可见一斑。此处，孟子似乎提出了另一种教育类型。其实也不尽然。这里的所谓教术或许更能体现孟子不羁之个性的一面，而并不像《论语注疏》所解释的那么平和吧。从孟子所列举的君子用以教育的五种方式来看，这种不平之气还是有的。试想，孔子不也说"朽木不可雕"的话吗？

【原文】

孟子去齐，充虞[1]路问[2]曰："夫子若有不豫色[3]然。前日虞闻诸夫子曰：君子不怨天，不尤人。"曰："彼一时，此一时也。五百年必有王者兴[4]，其间必有名世者。由周而来，七百有余岁[5]矣，以其数则过矣，以其时[6]考之则可矣。夫天未欲平治天下也，如欲平治天下，当今之世，舍我其谁也。吾何为不豫哉！"（《孟子·公孙丑下》）

【注释】

[1] 充虞：孟子弟子。

[2] 路问：在路上问话。

[3] 不豫色：不高兴的样子。

[4] 五百年……王者兴：朱熹《集注》云："自尧舜至汤，自汤至文武，皆五百余年而圣人出。"

[5] 周而来……有余岁：赵岐注云："谓周家王迹始兴，大王、文王以来。"而七百有余岁其实只是个约数。

[6] 以其时：朱熹《集注》云："时，谓乱极思治可以有为之日。于是而不得一有所为，此孟子所以不能无不豫也。"

【选注】

1.《论语注疏》："此章指言圣贤兴作，与天消息，天非人不因，人非天不成，是故知命者不忧不惧也。"

2.《论语集注》："言当此之时，而使我不遇于齐，是天未欲平治天下也。然天意未可知，而其具又在我，我何为不豫哉？然则孟子虽若有不豫然者，而实未尝不豫。盖圣贤忧世之志，乐天之诚，有并行而不悖者，于此见矣。"

【讨论】

孟子四处讲学布道，宣扬自己的性善与仁政学说。但如孔子一样，或许碰壁的时候更多。对此情形，难免有感慨。不过，亦如孔子一样，孟子并不气馁，相反，却始终有一种平治天下的担当精神，无怪乎后人多尊仰之。

【原文】

公都子曰："外人皆称夫子好辩，敢问何也？"孟子曰："予岂好辩哉，予不得已也。天下之生久矣，一治一乱。当尧之时，水逆行，汜[1]滥于中国，蛇龙居之，民无所定，下者为巢，上者为营窟[2]。书曰：'洚[3]水警余。'洚水者，洪水也。使禹治之。禹掘地而注之海，驱蛇龙而放之菹[4]，水由地中[5]行，江淮河汉是也。险阻既远，鸟兽之害人者消，然后人得平土而居之。尧舜既没，圣人之道衰，暴君代作[6]，坏宫室以为污池[7]，民无所安息，弃田以为园囿，使民不得衣食，邪说暴行又作。园囿污池，沛泽[8]多而禽兽至。及纣之身，天下又大乱。周公相武王，诛纣伐奄[9]，三年讨其君，驱飞廉[10]于海隅而戮之，灭国者五十，驱虎豹犀象而远之，天下大悦。书曰：'丕显哉，文王谟[11]。丕承哉，武王烈。佑启[12]我后人，咸以正无缺。'世衰道微，邪说暴行有作，臣弑其君者有之，子弑其父者有之。孔子惧，作《春秋》[13]。《春秋》，天子之事[14]也。是故孔子曰：'知我者其惟《春秋》乎！罪我者其惟《春秋》乎！'圣王不作，诸侯放恣，处士[15]横议，杨朱墨翟之言盈天下。天下之言，不归杨则归墨。杨氏为我，是无君也；墨氏兼爱[16]，是无父也。无父无君，是禽兽也。公明仪曰：'庖有肥肉，厩有肥马，民有饥色，野有饿莩，此率兽而食人也。'杨墨之道不息，孔子之道不著。是邪说诬民，充塞[17]仁义也。仁义充塞，则率兽食人，人将相食。吾为此惧。闲[18]先圣之道，距杨墨，放[19]淫辞，邪说者不得作。作于其心，害于其事；作于其事，害于其政。圣人复起，不易吾言矣。昔者禹抑洪水而天下平，周公兼夷狄驱猛兽而百姓宁，孔子成《春秋》而乱臣贼子惧。《诗》云：'戎狄是膺，荆舒是惩。'则莫我敢承[20]无父无君，是周公所膺也。我亦欲正人心，息邪说，距诐行[21]，放淫辞，以承三圣[22]者。岂好辩哉，予不得已也。能言距杨墨者，圣人之徒也。"（《孟子·滕文公下》）

【注释】

[1]汜：同"泛"。

[2]营窟：窟穴。

[3]洚：河流不遵河道。

[4]菹（jǔ）：多水草的沼泽地。

[5]地中：朱子《集注》云："两涯之间也。"

[6]代作：代有所出，寓意频繁。

[7] 坏宫室以为污池：宫室，指民居；污池，深池。

[8] 沛泽：朱熹《集注》云："沛，草木之所生也；泽，水所钟也。"

[9] 奄：东方之国，故地在今山东曲阜东。周成王初年，随同武庚和东方的夷族起兵反周，被周公诛灭。

[10] 飞廉：殷纣王的佞臣。

[11] 谟：谋。

[12] 佑启：朱熹《集注》云："佑，助也；启，开也。"

[13]《春秋》：记载春秋史事的编年体史书，记事始于鲁隐公元年（前 722 年），终于鲁哀公十四年（前 481 年）。过去一般认为此书经过孔子的编修，书中用辞含有褒贬之意，号为"春秋笔法"。

[14] 天子之事：《春秋》尊王，故谓该书所记为"天子之事"。

[15] 处士：《汉书·异姓诸侯王表》颜师古注云："处士谓不官于朝而居家者也。"

[16] 兼爱：墨家认为应该不加区别地爱一切人。朱熹《集注》云："墨子爱无差等，而视其至亲无异众人，故无父。"

[17] 充塞：朱熹《集注》云，"谓邪说遍满，妨于仁义也。"

[18] 闲：《说文》云："阑也，从门中有木。"引申转义为捍卫。

[19] 放：放逐，意指驳斥。

[20] 莫我敢承：朱熹训"承"为"当"，即抵御的意思。

[21] 诐（bì）行：偏邪不正当的行为。

[22] 三圣：即上文提到的禹、周公、孔子。

【选注】

1.《论语注疏》："此章指言忧世拨乱，勤以济之，义以匡之，是故禹、稷骈蹄，周公仰思，仲尼皇皇，墨突不及污，圣贤若此，岂不得辩也。"

2.《论语集注》："程子曰：'杨墨之害，甚于申韩；佛氏之害，甚于杨墨。盖杨氏为我疑于义，墨氏兼爱疑于仁，申韩则浅陋易见。故孟子止辟杨墨，为其惑世之甚也。佛氏之言近理，又非杨墨之比，所以为害尤甚。'盖邪说害正，人人得而攻之，不必圣贤；如春秋之法，乱臣贼子，人人得而讨之，不必士师也。圣人救世立法之意，其切如此。若以此意推之，则不能攻讨，而又唱为不必攻讨之说者，其为邪诚之徒，乱贼之党可知矣。尹氏曰：'学者于是非之原，毫厘有差，则害流于生民，祸及于后世，故孟子辨邪说如是之严，而自以为承三圣之功也。当是时，方且以好辩目之，是以常人之心而度圣贤之心也。'"

【讨论】

孟子极有辩才，但他并非为辩而辩，乃是为道而辩。在孟子看来，儒家学说正面临着杨墨之学的极大冲击，为了捍卫儒道，必须起而争辩，此其所谓不得已之说。这里面亦体现出孟子对于弘扬儒道的担当。

五、其他

【原文】

孟子曰："君子有三乐，而王天下不与存[1]焉。父母俱存，兄弟无故[2]，一乐也；仰不愧于天，俯不怍[3]于人，二乐也；得天下英才而教育之，三乐也。君子有三乐，而王天下不与存焉。"（《孟子·尽心上》）

【注释】

[1]不与存：不在其内。

[2]故：灾难病患。

[3]怍：惭愧。

【选注】

《论语注疏》："孟子言君子有三乐，而为王天下者不得与于其间。父母皆在，兄弟无有他故者，以其无嫌隙之事也，此乃一乐也；存诚于己，而仰无以有羞愧于天，俯无以有惭怍于人，此乃二乐也；己之有德，又得天下英才大贤，而推己以教而养育之，此乃三乐也。三乐如此，故孟子又重言之。然君子有三乐，而王天下不与存焉，以其有天下之乐，不若此三乐矣。故重言之，而美此三乐也。是以舜得天下而无足解忧。"

【讨论】

孟子倡导仁政，大有为生民立命之心、为万世开太平之志，但此处所说的君子之三乐，却并不涉及政治，不唯如此，还明确说"王天下不与存"，这是为何？想来这是孟子晚期看到仁政难以行世，故转而求此可得之三乐。这一点，与孔子晚年以聚徒讲学为事是相通的。不过，从另一个角度看，这也未必与政治无关。既然仁政学说此生不能行于世，那么，也可以依靠自己的门生将此学说发扬光大，以备后世之用。由此而言，孔孟为政之心未尝变动，仅仅是手段有不同罢了。

【原文】

孟子曰："尽信《书》，则不如无《书》。吾于《武成》[1]，取二三策[2]而已矣。仁人无敌于天下，以至仁伐至不仁，而何其血之流杵[3]也。"（《孟子·尽心下》）

【注释】

[1]《武成》：《尚书》篇名，旧说此篇主要记叙武王伐商成功后的重要政事。

[2]二三策：当时纸张还没有发明，书籍抄写在竹简上，每一片竹简称一策。

[3]杵（chǔ）：朱熹《集注》云："舂杵也。或作'卤'，楯也。"

【选注】

《论语注疏》："此章指言文之有美过实，圣人不改，录其意也，非独《书》云，《诗》亦有言'崧高极天，则百斯男'，是故取于《武成》二三策而已。孟子言《尚书》之文不可尽信之也，如尽信其书之文，则不若无《书》而已。以其辞之有过，适所以疑惑于人也。故孟子言我于《书》之《武成》篇特取二三策而为不尽信之而已，盖《尚书》之过辞多矣，所以不暇具言之，故于《武成》但取二三策而言耳。曰：仁人用兵，故前徒倒戈，无有敌于我师也，是以至仁之人而诛伐其至不仁之人，而何其武王诛纣，战斗杀人乃至于血流舂杵也？此孟子于《武成》，所以执此而言《书》之不可尽信矣。"

【讨论】

在孟子看来，像周武王这样的仁德之人，讨伐商纣王这样极为不仁的人，怎么会使血流成河呢？所以，孟子并不相信《尚书》中的这个记载。其意乃是提醒人们，读书时应该以意逆志，不能盲目地迷信书本。

【原文】

孟子曰："养心莫善于寡欲。其为人也寡欲，虽有不存[1]焉者，寡矣。其为人也多欲，虽有存焉者，寡矣。"（《孟子·尽心下》）

【注释】

[1] 存：此处是存其本心之意。

【选注】

1.《论语注疏》："此章指言清净寡欲，德之高者，畜聚积实，秽行之下。廉者招福，浊者速祸，虽有不然，盖非常道，是以正路不可不由也。"

2.《论语集注》："欲，如口鼻耳目四肢之欲，虽人之所不能无，然多而不节，未有不失其本心者，学者所当深戒也。程子曰：'所欲不必沉溺，只有所向便是欲。'"

【讨论】

心中有欲，就容易放失本性（即"四心"或"四端"）。所以，孟子从根源处讲"养心莫善于寡欲"。若能寡欲，则心不为外物所动，本性自然就能显露出来。所谓养心，实则是培养人之善性，虽然人生而有善性，但不知培养则此善心就容易迷失。孟子讲尽心知性，仍旧是引导人们把做功夫的门径诉诸一己之心。

【原文】

孟子曰："舜发于畎亩[1]之中，傅说举于版筑之间[2]，胶鬲[3]举于鱼盐之中，管夷吾举于士[4]，孙叔敖[5]举于海，百里奚举于市。故天将降大任于是人也，必先苦其心志，劳其筋骨，饿其体肤，空乏其身，行拂乱其所为[6]，所以动心忍性[7]，曾益[8]其所不能。人恒过，然后能改。困于心，衡于虑[9]，而后作。征于色[10]，发于声，而后喻。入则无法家拂士[11]，出则无敌国外患者，国恒亡。然后知生于忧患而死于安乐也。"（《孟子·告子下》）

【注释】

[1] 畎（quǎn）亩：田地。

[2] 傅说……版筑之间：傅说，商王武丁的大臣，相传他原是在傅岩从事版筑的工匠。版筑，即筑墙。古时以两版相夹，用泥土充实其中，再加以夯筑而成。

[3] 胶鬲：殷朝贤臣，后归附周朝，并辅佐武王灭殷。

[4] 举于士："士"指士师，即狱官。管仲原辅佐公子纠，齐桓公杀死公子纠后，管仲被拘押，经鲍叔牙的推荐，才被桓公释放任用。

［5］孙叔敖：春秋楚国人，辅佐庄王称霸。

［6］行拂乱其所为：赵岐注云："所行不从，拂戾而乱之。"

［7］忍性：坚忍其性。

［8］曾益：增益。

［9］衡于虑：赵岐注云："衡塞其虑于胸臆之中，而后作为奇计异策、愤激之说也。"

［10］征于色：赵岐注云："征验见于颜色，若屈原憔悴，渔父见而怪之。"

［11］法家拂士：朱熹《集注》云："法家，法度之世臣也；拂士，辅弼之贤士也。"

【选注】

1.《论语注疏》："此章指言圣贤困穷，天坚其志。次贤感激，乃奋其虑。凡人佚乐，以丧知能。贤愚之叙也。"

2.《论语集注》："以上文观之，则知人之生全，出于忧患，而死亡由于安乐矣。尹氏曰：'言困穷拂郁，能坚人之志，而熟人之仁，以安乐失之者多矣。'"

【讨论】

战国时期，诸侯纷争，民生凋敝。对此，孟子有忧国忧民之心，亦有平治天下之志，虽不被为政者采纳，但始终不曾放弃自己的仁政理想，以至有"舍我其谁"这样大无畏的担当精神。由此亦可见孟子的大丈夫情怀。

【原文】

孟子曰："《春秋》无义战。彼善于此，则有之矣。征者，上伐下也；敌[1]国，不相征也。"（《孟子·尽心下》）

【注释】

［1］敌：此指匹敌。

【选注】

《论语注疏》："此章指言春秋拨乱，时多争战，事实违礼，以文反正。诛讨征伐，不自王命，故曰无义战者也。'孟子曰'至'敌国不相征也'，孟子言春秋之世，凡兵之所起，皆小役大、弱役强。或因怒兴师，或弃礼贪利，未尝有禁暴救乱之义也，是以春秋无义战。然而春秋虽谓无义战，其彼国之战有善于此国，未尝无也。是以彼善于此，则有之矣。夫征者以上伐下，无有敌于我师，所以正彼之罪也。如抗敌之国，则相为强弱以结祸乱，非上之所以伐下、固有敌于我师者也，其势皆足以相抗，皆出于交恶者也，故曰敌国不相征也。"

【讨论】

"《春秋》无义战"，这是孟子的断语。关键的问题是，战争有多种，但何谓义战？宋儒朱子说"《春秋》每书诸侯战伐之事，必加讥贬，以着其擅兴之罪，无有以为合于义而许之者。"义战当然要合乎义，所以朱子又说"诸侯有罪，则天子讨而正之，此春秋所以无义战也"。

【原文】

景春[1]曰："公孙衍、张仪[2]，岂不诚大丈夫哉？一怒而诸侯惧，安居而天下熄^[3]。"

孟子曰："是焉得为大丈夫乎？子未学礼乎？丈夫之冠^[4]也，父命之^[5]；女子之嫁也，母命之。往送之门，戒之曰：'往之女家，必敬必戒，无违夫子^[6]。'以顺为正者，妾妇之道也。居天下之广居^[7]，立天下之正位，行天下之大道。得志，与民由之；不得志，独行其道。富贵不能淫^[8]，贫贱不能移^[9]，威武不能屈^[10]，此之谓大丈夫。"（《孟子·滕文公下》）

孟子谓宋勾践^[11]曰："子好游^[12]乎，吾语子游。人知之，亦嚣嚣^[13]；人不知，亦嚣嚣。"曰："何如斯可以嚣嚣矣？"曰："尊德乐义，则可以嚣嚣矣。故士穷不失义，达不离道。穷不失义，故士得己^[14]焉。达不离道，故民不失望焉。古之人，得志，泽加于民；不得志，修身见^[15]于世。穷则独善其身，达则兼善天下。"（《孟子·尽心上》）

【注释】

[1] 景春：孟子时人，学纵横之术者。

[2] 公孙衍张仪：二人均为魏国人，亦都是战国中期著名的纵横家。

[3] 熄：息兵，指息战。

[4] 冠：古代男子到了二十岁，要举行冠礼，以示成年。

[5] 父命之："命"是训示之意。据《仪礼》记载，在冠礼仪式上，由父亲邀请的"宾"进行加冠和训示，并没有父亲训示自己儿子的节目，因此，前人对此句有不同的理解。

[6] 夫子：此指丈夫。

[7] 广居：朱熹《集注》云："仁也。"在《孟子·公孙丑上》，孟子曾说仁是"人之安宅"，故朱子作如此解。

[8] 淫：赵岐注云："乱其心也。"

[9] 移：朱熹《集注》云："变其节也。"

[10] 屈：赵岐注云："挫其志也。"

[11] 宋勾践：名勾践，其生平无考。

[12] 游：指游说。

[13] 嚣嚣：赵岐注云："自得无欲之貌。"

[14] 得己：自得。

[15] 见（xiàn）：同"现"。朱熹《集注》云："谓名实之显著也。"

【选注】

1.《论语注疏》："此章指言以道匡君，非礼不运，称大丈夫；阿意用谋，善战务胜，事虽有刚，心归柔顺，故云妾妇，以况仪、衍者也。"

2.《论语集注》："何叔京曰：'战国之时，圣贤道否，天下不复见其德业之盛；但见奸巧之徒，得志横行，气焰可畏，遂以为大丈夫。不知由君子观之，是乃妾妇之道耳，何足道哉？'"

【讨论】

何谓大丈夫？切不可认为不淫于富贵、不移于贫贱、不屈于威武就是大丈夫了，非也。要把全文结合起来看，尤其是要结合上文所说的"居天下之广居，立天下之正位，行天下之大道。得志，与民由之；不得志，独行其道"。其实，富贵、贫贱、威武都是外物，而不为外物所役使的关键就在于内心有足以抗拒之主导精神，这个精神源自人之为人的本性。"穷则独善其身，达则兼善天下"，这都是大丈夫精神。人人可为大丈夫，关键就在于要在人性上做足功夫才行，否则如何能不淫于富贵、不移于贫贱、不屈于威武？所以，孟子说先立乎其大者（立其善性），则其小者（物欲，如贫富之类）不能夺也。

第五讲　释家经典

　　释，佛教创始人释迦牟尼的简称，泛指佛教。佛教起源于古印度，与基督教、伊斯兰教并称为世界三大宗教。释迦牟尼本名叫乔达摩·悉达多，约生活在公元前6世纪中叶，原是古印度迦毗罗卫国的王子，29岁出家修行，35岁觉悟成道，创立了佛教。释迦牟尼是佛教徒对他的尊称，意思是释迦族的圣人，其他的尊称和简称还有释尊、释迦、佛祖、佛陀等。佛教创立后，逐渐传遍印度，并向周边国家发展，在其两千五百多年的传播和发展历程中，极大地影响了亚洲乃至世界各国的社会历史进程和人们的社会生活与文化生活。公元前后，佛教传入中国，在与中国本土文化相互冲突、相互融合的过程中，逐渐实现了佛教的中国化，在中华文化的深厚土壤中扎下根，在儒、释、道三足鼎立的文化结构中确定了自己的地位，成为中国文化的重要组成部分。

　　佛教是一种理论色彩十分浓厚的宗教，是对人生本质及人生趋向有着独特思考的宗教。佛教认为，人生充满着"生、老、病、死、爱别离、怨长久、求不得、五阴盛"等各种各样的"苦"，人生痛苦的总根源是人的愚昧无知，即无明。世间万事万物的形成都是有一定原因和条件的。即因和缘，因缘和合而诸法生成，因缘离散而诸法消失，世间万物处于生灭变化中，即"诸行无常"。由于对人生本质的不认识，人自身产生对色、食等物欲的追求，从而再产生种种善恶的行为，称为"业"，"业因"又必然产生"果报"，即来世的生身，有生就有老、病、死，人生及人生的种种痛苦就是在这种因果联系的环套中流转不息，无法得到解脱。若要解脱，就应通过"戒、定、慧"等修行实践，保持思想的清净和行为的规范，灭除产生生死和贪爱的业因，使之归于寂灭（佛教把这种寂灭的理想境界称作涅槃），从而获得佛那样的智慧，最终从人生的痛苦中解脱，达到成佛的目的。

　　《金刚经》是初期大乘佛教的代表性经典之一，是佛教流传最广、影响最大的经典，全称《金刚般若波罗蜜经》，最早由姚秦鸠摩罗什译出。"金刚"是金中之精坚者，百炼不销，能断万物，取坚利二义。"般若"为梵语音译，意指能明见一切事物及道理的高妙智慧。"波罗蜜"亦为梵语音译，意为到达彼岸。全名是指能修成金刚不坏之本质、悟透佛道之精髓智慧、脱离苦海而到达彼岸之经。《金刚经》全文五千余字，梁武帝时昭明太子将之分为三十二品。全经通过释迦牟尼佛与弟子须菩提尊者的对话，来启迪修佛者，世界上的万事万物都是虚幻不实的，对任何事物都不应执着，须身在修行佛法而心中绝无佛法，心念虚空而不执迷于虚空，才能修得正果。《金刚经》以后相继出现五种译本：北魏菩提流支译《金刚般若波罗蜜经》、南朝陈真谛译《金刚般若波罗蜜经》、隋达摩笈多译《金刚能断般若波罗蜜经》、唐玄奘译《能断金刚般若波罗蜜多经》、唐义净译《佛说能断金刚般若波罗蜜多经》。《金刚经》传入中国后，深受佛界欢迎，历代研习不衰，各类注、释、论、疏、解亦不胜枚举，主要有后秦僧肇《金刚经注》、隋吉藏《金刚经义疏》、唐慧净《金刚经注疏》、智俨《金刚经略疏》、慧能《金刚经解义》和《金刚经口诀》、宗密《金刚经疏论纂要》、宋子睿《金刚经同刊守记》、清徐槐廷《金刚经解义》等。本书选用的是流传最广的鸠摩罗什译本及相应的名家注解。

《坛经》，又称《六祖坛经》《六祖法宝坛经》，是中国佛教禅宗六祖慧能的传法记录。因系在法坛上宣讲的经教，故称。是中国唯一被尊为经的佛书。慧能（638—713年），俗姓卢，祖籍范阳，生于岭南新州（今广东新兴县），师从禅宗五祖弘忍大师。《六祖坛经》即是慧能得法经历及教化内容的记载，是弟子法海集录，后有所增益。《坛经》的内容主要是论述佛性和成佛的方法。慧能大师认为，佛性即是心性，自我心性即为自性，自性本自具足一切，般若智慧不必外求，若识自性即为佛地。在自我的内在心性上下功夫是解脱成佛的唯一途径，而在心性上下功夫须达到"无念""无相""无住"的"三无"境界，即真正的"禅定"。慧能之后，禅宗有了巨大的发展和演变，产生了所谓五家七宗。慧能强调的"明心见性""直指人心"和"见性成佛"的思想，对中国佛教及文化产生了深远的影响。《坛经》出现于八世纪唐朝后期，在随后的流传中有多种版本行世，主要的有敦煌写本、惠昕编本、曹溪原本、宗宝编本等。本书选用的是宗宝编本，这个本子虽然最晚出，但它在中国历史上流传最广，内容也较为丰富，虽然其经过多次改编，但也反映了禅宗思想的发展。《坛经》文风朴实，通俗易懂，本书编者参研前人注疏对字词进行了注释，并对节选部分进行了浅析。

《金刚经》选读

第一品 法会因由分

【原文】

如是我闻[1]，一时[2]，佛在舍卫国[3]祇树给孤独园[4]，与大比丘众[5]千二百五十人俱。尔时，世尊[6]食时，著衣持钵[7]，入舍卫大城乞食。于其城中，次第乞已[8]，还至本处。饭食讫，收衣钵，洗足已，敷座而坐[9]。

【注释】

[1]如是我闻：佛经常用的开篇方式。如是，佛祖释迦牟尼当初是这样说的。我闻，言诵出此经的人（本经指阿难）表明亲耳听佛说过。

[2]一时：不甚确定地表明某一时间。

[3]舍卫国：古印度一个比较富裕的小国，在今印度西北拉普地河一带。相传释迦牟尼成佛后大部分时间在此居住。

[4]祇树给孤独园：也称祇园精舍或给孤独园，是释迦牟尼在舍卫国说法的场地名。相传当时有一个叫"给孤独"的富裕长者，闻佛说法而发心为佛造佛舍，以黄金铺

满祇陀太子的花园，欲买下此花园为佛建造精舍，祇陀太子受感化而将园中所有树木一并赠与佛，所以此园就被称为"祇树给孤独园"。

〔5〕比丘众：追随佛祖的有德行的和尚组成的僧众，是五众或七众之一。

〔6〕世尊：即为世间所尊重者，亦指世界中最尊贵者。

〔7〕著衣持钵：穿着法衣，拿着食钵。佛教徒用饭的器具称为钵。

〔8〕次第乞已：指佛心平等，不择贫富，不拣净秽，不受别请，挨户依序行乞。

〔9〕敷座而坐：整理好座位来打坐。敷，铺开，摆好，设置。

【选注】

1. 慧能注："'如是我闻'，如者指义，是者定词，阿难自称如是之法，我从佛闻，明不自说也。故言如是我闻。"

2. 慧能注："'一时佛在舍卫国，祇树给孤独园。'言一时者，师资会遇齐集之时也。佛者是说法之主。在者欲明处所。舍卫国者波斯匿王所在之国。祇者太子名也。树是祇陀太子所施，故言祇树也。给孤独者，须达长者之异名。园者本属须达，故言给孤独园。佛者梵语，唐言觉也。觉义有二：一者外觉，观诸法空；二者内觉，知心空寂，不被六尘所染。外不见人过，内不被邪迷所惑，故名觉。觉即是佛也。"

3. 慧能注："'与大比丘众千二百五十人俱。'言与者，佛与比丘同住金刚般若无相道场，故言与也。大比丘者，是大阿罗汉故。比丘者梵语，唐言能破六贼，故名比丘。众，多也。千二百五十人者，其数也。俱者，同处平等法会。"

4. 慧能注："'次第乞已，还至本处。饭食讫，收衣钵，洗足已，敷座而坐。'次第者不择贫富，平等以化也。乞已者，如多乞不过七家，七家数满，更不至余家也。还至本处者，佛意制诸比丘，除请召外，不得辄向白衣舍，故云尔。洗足者，如来示现，顺同凡夫，故言洗足。又大乘法，不独以洗手足为净，盖净洗手足，不若净心，一念心净，则罪垢悉除矣。如来欲说法时，常仪敷施檀座，故言敷座而坐也。"

5. 张坦翁注："如是我闻者，如来涅槃时示阿难，一切经首，皆安如是我闻。"

6. 张坦翁注："还至本处，乃影借语，本地可还，即我之本来亦可还也。饭食已毕，收衣钵者，所以状佛之脱沾染而归于无也。洗足者，亦以状空尘也。敷座而坐，宁静登禅，入于化矣。盖菩提实性，无出入相，无往复相，祇舍王城，不即不离，次第乞已，还至本处，原无二见；到敷座而坐，则住心降心，俱在此中。"

【讨论】

佛经是对佛在世时言行的如实记录，这一分讲的是释迦牟尼佛演说般若法会的因缘，记述了当时的场景。文中为我们描述了一个亲切的场面，佛祖和一般人一样的穿衣吃饭、去来行住，并不是想象中的高不可攀、只能顶礼膜拜，旨要人们打开昏蒙的心眼，在穿街过巷、觅食求衣中体会佛法。

第二品善现启请分

【原文】

时，长老[1]须菩提[2]在大众中即从座起，偏袒右肩，右膝着地，合掌[3]

恭敬而白佛言："希有^[4]！世尊！如来^[5]善护念^[6]诸菩萨^[7]，善付嘱^[8]诸菩萨。世尊！善男子、善女人，发阿耨多罗三藐三菩提心^[9]，应云何住^[10]云何降伏其心^[11]？"佛言："善哉，善哉。须菩提！如汝所说，如来善护念诸菩萨，善付嘱诸菩萨。汝今谛听！当为汝说：善男子、善女人，发阿耨多罗三藐三菩提心，应如是^[12]住，如是降伏其心。""唯然^[13]，世尊！愿乐欲闻。"

【注释】

[1] 长老：对资深而又德高望重有学问智慧的僧人的尊称。

[2] 须菩提：释迦牟尼的十大弟子之一，以善解性空之理著称，被称为"解空第一"，又名"善现""妙生""善见"等。

[3] 合掌：也即"合十"。佛教中表示庄重虔诚恭敬之礼仪，以手心相向，十指伸开，两两合拢，置于胸前。

[4] 希有：赞佛之词，稀罕而少有，珍贵而难得。"希"同"稀"。

[5] 如来：乘如实之理而来，为度化众生而来，由真如显现而来，虽来而无来，所以名为如来，即"成佛得道"者。此处指释迦牟尼。

[6] 护念：守护心念。佛教的基本修道方法。

[7] 菩萨：梵文"菩提萨埵（dǔo）"的音译简称。菩提意为"觉悟"，萨埵意为"有情"，菩萨即先知先觉、施益众生的修行者。

[8] 付嘱：即付托和嘱托。

[9] 阿耨（nòu）多罗三藐三菩提心：即"无上正等正觉""至高无上的平等觉悟之心"，也就是"成佛"。

[10] 应云何住：应当在何处安住，即遵循什么样的方法和途径以落实发心求菩提的誓愿。

[11] 降伏其心：降伏，制服，克服使之归顺；这里的"心"指贪念污染的无明妄心。降伏其心即克制无明的心念。

[12] 如是：像这样。

[13] 唯然：希望这样啊。唯，表示希望。

【选注】

1. 慧能注："何名长老，德尊年高，故名长老。须菩提是梵语，唐言解空也。"

2. 慧能注："随众生所坐，故云即从座起。弟子请益，行五种仪：一者从座而起；二者端整衣服；三者偏袒右肩，右膝着地；四者合掌，瞻仰尊颜，目不暂舍；五者一心恭敬，以申问辞。"

3. 慧能注："'善男子、善女人，发阿耨多罗三藐三菩提心，应如是住，如是降伏其心。'阿之言无，耨多罗之言上，三之言正，藐之言徧，菩提之言知。无者，无诸垢染。上者，三界无能比。正者，正见也。徧者，一切智也。智者，知一切有情皆有佛性，但能修行，尽得成佛。三者，即是无上清净般若波罗蜜也。是以一切善男子善女人，若欲修行，应知无上菩提道，应知无上清净般若波罗蜜多法，以此降伏其心也。"

4. 张坦翁注："如来者，真性谓之如，明则照无量世界，而无所蔽；慧则通无量劫，而无所碍。能变现为一切众生，而无所不可，是能自如者也。自如则无去来，而谓之来者，盖以应现于此，而谓之来也。然则言如者，乃真性之本体；言来者，乃真性之应用。如来二字，兼佛之体、用而言之矣。"

5. 张坦翁注："菩萨者梵语，本云菩提萨埵，此云觉有情，有情则众生也。一切众生具佛性者，皆有生而有情，惟菩萨在有情之中，而能觉者，故谓之觉有情也。菩萨未能尽绝情想，惟修至佛地，则绝情矣。"

6. 张坦翁注："'世尊！善男子、善女人，发阿耨多罗三藐三菩提心，应云何住？云何降伏其心？'

菩萨是善因成熟者，男女是善因初发者。

梵语阿，此云无；梵语耨多罗，此云上；梵语三，此云正；梵语藐，此云等；梵语菩提，此云觉。阿耨多罗三藐三菩提，乃无上正等正觉也，谓真性也，真性即佛也，略言之则谓之觉，详言之则谓无上正等正觉也。真性无得而上之，故云无上。然佛不独上，众生不独下，正相平等，故云正等。佛不独悟，众生不独迷，其觉公普，故云正觉也。

初发心时，先求安心，故有此问。人天住有，二乘住空，故曰如何应住。降者化逆从顺，烦恼即菩提也；伏者遏抑妄心，转识成智也。十住中第一发心住，先言住，后言降伏者，住是进修著脚之处。降伏二字，只到如来地位，方了尽也。"

7. 张坦翁注："'应如是住，如是降伏其心。''如是'者即开首如是二字，如如不动之意也。谓所发欲善护念善付嘱之心，原无别法，即此心如是，便已是住，是降伏矣，此外非更有安住降伏之法也。黄檗云：'凡夫多被境碍心、事碍理，不知乃是心碍境、理碍事。但令心空，境自空；理寂，事自寂，勿倒用心也。'可知如是即是住，如是即是降伏。"

【讨论】

这一分的主题，主要是须菩提请佛陀演说般若妙法，请教佛陀发阿耨多罗三藐三菩提心之人如何住心降心？经文里是这样回答的："应如是住，如是降服其心。"可做三种理解：一是众生诸佛本自一如，世出世间无一法不是真"如"，既是生佛一如，这个心无所谓降，不需要降。二是无所住即是住，住即不住，不住即住，就"如"同如来寻常的吃饭穿衣，洗足敷座，这一段光景，当下即"是"！以此而住，就是安住其心，也就能降服其心。三是指后文如来所言的住心、降心的方法。

第三品 大乘正宗分

【原文】

佛告须菩提："诸菩萨摩诃萨[1]，应如是降伏其心！所有一切众生[2]之类：若卵生、若胎生、若湿生、若化生[3]；若有色、若无色[4]；若有想、若无想、若非有想、非无想[5]，我皆令入无余涅槃[6]而灭度[7]之。如是灭度无量无数无边众生，实无众生得灭度者。何以故？须菩提！若菩萨有我相、人相、众生相、寿者相[8]，即非菩萨。"

【注释】

[1] 摩诃萨：意为"大觉有情"，指有大心，能救度众生超脱苦海的"大菩萨"。摩诃意为"大"。

[2] 众生：凡宇宙中一切生物。

[3] 若卵生……若化生：佛学上认为众生得生有四种形态：一为卵生，从卵壳中孵化出的生命形式，如蛇、鸟、鸡、鸭等。二为胎生，从胎腹中出生的生命形式，如人、牛、马、羊等。三为湿生，在潮湿的环境中孕育而生的生命形式，如蚊、蛆等。四为化生，凭借他种物化而生成的生命形式，如蝉蜕、蝴蝶等；也可理解为无所托而忽有者，如诸天、地狱中之有情，皆由其过去之业力而化生。

[4] 若有色若无色：佛教常说欲界、色界、无色界三界。处在欲界中的是有一切欲念的众生；处在色界的是脱离食、性二欲而还有其他欲念的众生；处在无色界的则是脱离一切外在形色与物质欲念的众生。此处有色指处在欲界和色界的众生，无色是指超脱欲界和色界的众生。

[5] 若有想……非无想：处在无色界的众生仍有层次之分，有想者已超脱了外在形色却还有有欲的思维精神活动，无想者既无形色也无思维精神活动，完全处于入定状态，非有想者和非无想者则是达到了最高境界即涅槃状态，就是连"想"与"无想"也超脱了，此类众生已不存在"想不想"的问题。

[6] 无余涅槃：涅槃，指融入法性本体，不生不灭的状态。无余涅槃，也称无余依涅槃，是相对有余涅槃而言，是佛教徒修行的最高境界，亦即成佛。

[7] 灭度：灭障度苦，进入常、乐、我、净的不生不灭境界。

[8] 我相人相……寿者相：相，即相貌，引申为观念、意念。我相是有"我"，以"我"为中心的意念；人相是有"他"，以他为中心的意念；众生相是有"社会物质形态的一切众生"为中心的意念，即是社会的；寿者相是众生都希望无病无痛、得以长寿的意念。此四相是一般人都具有的"有欲"的观念思想。

【选注】

1. 慧能注："'佛告须菩提：诸菩萨摩诃萨，应如是降伏其心。'前念清净，后念清净，名为菩萨。念念不退，虽在尘劳，心常清净，名摩诃萨。又慈悲喜合，种种方便，化度众生，名为菩萨。能化所化心无取著，是名摩诃萨。恭敬一切众生，即是降伏自心处。真者不变，如者不异，遇诸境界，心无变异，名曰真如，亦云外不假曰真，内不虚曰如。念念无差；即是降伏其心也。不虚一本作不乱。"

2. 慧能注："'所有一切众生之类，若卵生、若胎生、若湿生、若化生；若有色、若无色；若有想、若无想、若非有想、若非无想；我皆令入无余涅槃。'卵生者迷性也，胎生者习性也，湿生者随邪性也，化生者见趣性也。迷故造诸业，习故常流转，随邪心不定，见趣多沦坠。起心修心，妄见是非，内不契无相之理，名为有色；内心守直，不行恭敬供养，但言直心是佛，不修福慧，名为无色。不了中道，眼见耳闻，心想思惟，爱著法相，口说佛行，心不依行，名为有想；迷人坐禅，一向除妄，不学慈悲喜舍智慧方便，犹如木石，无有作用，名为无想。不著二法想，故名若非有想。求理心在，故名若非无想。烦恼万差，皆是垢心，身形无数，总名众生，如来大悲普化，皆令得入无余涅槃云。"

3.张坦翁注："'我皆令入无余涅槃而灭度之。如是灭度无量无数无边众生，实无众生得灭度者。'涅槃者，即不生灭也。涅而不生，槃而不灭，即脱生死也。无余涅槃者，大涅槃也，谓此涅槃之外，更无其余，故名无余涅槃。盖尽诸世界所有九类众生，皆化之成佛也。一切众生，皆自业缘中现。若为人之业缘，则生而为人；修天上之业缘，则生于天上；作畜生之业缘，则生为畜生；造地狱之业缘，则生于地狱。九类众生无非是业缘而生者，是本来无此众生也。菩萨既已觉悟，无边烦恼转为妙用，又岂更有一众生得灭度处；若见众生可度，即是生灭，即是我相，而四相炽然矣。良由一切众生，本来是佛，何生可度？故曰：平等真法界，佛不度众生。众生自性自度，我何功哉。"

4.张坦翁注："'若菩萨有我相、人相、众生相、寿者相，即非菩萨。'四相中，一我字是紧要的窟穴。有我则尊我卑人，因有人相；欲度人，又欲尽乎人，因有众生相；尽灭度之力，还而证我成寿者相，遂妄认寿者为涅槃，而牢不可化矣。故我相是四相病根也。佛每言众生者，非言众生，而实言众生之我也。无我则无众生，亦无寿者矣。"

【讨论】

本分名大乘上宗分，体现了大乘佛法的心要，主要在四个方面：一是对待众生的广大心和平等观；二是灭度众生进入无余涅槃的彻底性；三是明确众生本性寂灭，无灭可灭，本来即佛；四是菩萨心无四相，即我、人、众生、寿者。

第五品如理实见分

【原文】

"须菩提！于意云何？可以身相[1]见[2]如来不？""不也，世尊！不可以身相得见如来。何以故？如来所说身相，即非身相。"佛告须菩提："凡所有相，皆是虚妄[3]。若见诸相非相[4]，则见如来。"

【注释】

[1]身相：身体之相，此指佛的庄严相好之形象。

[2]见：看见、观想。

[3]虚妄：不实为虚，不真为妄。

[4]见诸相非相：意指真实看见一切相的本质，所见不再是虚妄的假象，则自然显现出实相。

【选注】

1.慧能注："'须菩提！于意云何？可以身相见如来不？不也，世尊！不可以身相，得见如来。'色身即有相，法身即无相。色身者，四大和合，父母所生，肉眼所见。法身者，无有形段，非有青黄赤白，无一切相貌，非肉眼能见，慧眼乃能见之。凡夫但见色身如来，不见法身如来。法身身等虚空，是故佛问须菩提，可以身相见如来不，须菩提知凡夫但见色身如来，不见法身如来，故言不也，世尊，不可以身相得见如来。"

2. 慧能注："'何以故？如来所说身相，即非身相。'色身是相，法身是性，一切善恶，尽由色身，不由法身，色若作恶，法身不生善处，色身作善，法身不堕恶处。凡夫唯见色身，不见法身，不能行无住相布施，不能于一切处行平等行，不能普敬一切众生。见法身者，即能行无住相布施，即能普敬一切众生，即能修般若波罗蜜行。方信一切众生，同一真性，本来清净，无有垢秽，具足恒沙妙用。"

3. 慧能注："'佛告须菩提：凡所有相，皆是虚妄，若见诸相非相，则见如来。'如来欲显法身，说一切诸相皆虚妄，若见一切诸相虚妄不实，即见如来无相之理也。"

4. 张坦翁注："佛有三身：法身、报身、化身也。如来系自性真如，岂有身相？四大色身，皆由妄念而生，若执着身相，而欲见如来之性，譬如认贼为子，终无是处。惟见诸相非相，则见如来者，非尽除诸相也。见诸相者，病为执有；除诸相者，病为执空。惟就诸相见非相，乃为中道。盖了妄即真，非别于妄外有真耳。故能就幻相以见实相，则四相者相也。法相者亦相也，非法相者亦相也。"

【讨论】

本分旨在告诉众生，人们所见到的一切相，无论是我相、人相、众生相、寿者相、色相、声相等，都是虚妄不实的，因缘会遇而生，因缘离散而灭，就如同人们在梦中所见的一切，在梦中虽然感觉十分真实，醒来却一无所有。如果能够体悟无相之理，就可以见到真正的法身如来。

第十品 庄严净土分

【原文】

佛告须菩提："于意云何？如来昔在然灯佛[1]所，于法有所得不？""不也，世尊！如来在然灯佛所，于法实无所得。""须菩提！于意云何？菩萨庄严佛土[2]不？""不也，世尊！何以故？庄严佛土者，则非庄严，是名庄严。""是故须菩提！诸菩萨摩诃萨应如是生清净心，不应住色生心，不应住声香味触法[3]生心，应无所住而生其心。须菩提！譬如有人，身如须弥山王[4]，于意云何？是身为大不？"须菩提言："甚大，世尊！何以故？佛说非身，是名大身。"

【注释】

［1］然灯佛：亦作燃灯佛、锭光佛，以其出生时身边光明无量，有如明灯，故得名。是他第一个预言释迦牟尼将成佛。

［2］庄严佛土：庄严，意为装点、装饰、美化、庄盛严饰等；佛土，佛所住的国土，佛所教化的领土。

［3］声香味触法：与前句的"色"一起合称六尘，又名六处、六境，是针对作为六种主体性认识功能的"六根"之感觉而言的"境"之对象。色，如黑白方圆等，为

眼根所对应的境；声，一切声、音、乐，为耳根所对应的境；香，一切物品乃至人体所有之气息，为鼻根所对应的境；味，饮食馔肴美味和辛辣等味，为舌根所对应的境；触，冷暖寒热及硬软细滑等感觉，为身根所对应的境；法，即是意根（意识）所对应的境。

［4］须弥山王：佛教的圣山，认为是世界的中心，日月山河大地绕其而行，此山四宝所成，又高出众山之上，故称"山王"。

【选注】

1. 慧能注："'须菩提！于意云何？菩萨庄严佛土不？不也，世尊！何以故？庄严佛土者，即非庄严，是名庄严。'清净佛土，无相无形，何物而能庄严耶？唯以定慧之宝，假名庄严。事理庄严有三：第一庄严世间佛土，造寺写经布施供养是也。第二庄严见佛土，见一切人，普行恭敬是也。第三庄严心即佛土，心净佛土净，念念常行佛心是也。"

2. 慧能注："'是故须菩提！诸菩萨摩诃萨，应如是生清净心：不应住色生心，不应住声香味触法生心，应无所住而生其心。'此修行人不应谈他是非，自言我能我解，心轻未学，此非清净心也。自性常生智慧，行平等慈悲心，恭敬一切众生，是修行人清净心也。若不自净其心，爱著清净处，心有所住，即是著法相。见色著色，住色生心，即是迷人。见色离色，不住色生心，即是悟人。住色生心，如云蔽天；不住色生心，如空无云，日月长照。住色生心，即是妄念；不住色生心，即是真智。妄念生则暗，真智照则明，明即烦恼不生，暗则六尘竞起。"

3. 张坦翁注："'佛告须菩提：于意云何？如来昔在然灯佛所，于法有所得不？世尊！如来在然灯佛所，于法实无所得。须菩提！于意云何？菩萨庄严佛土不？不也，世尊！何以故？庄严佛土者，则非庄严，是名庄严。'上言四果无所得，正欲明佛果无所得也。故此即明言之云：不独汝等见我无法可得，即我见然灯佛，亦无法可得也。然灯佛，释迦牟尼佛授记之师。如来于佛法既无所得，故菩萨于佛土，即非庄严。盖一大世界，必有一佛设化，皆谓之佛土。而菩萨于佛土之中，作种种善事，以变易其世界，如黄金为地，七宝为树林楼台，故谓之庄严。然真性中，岂有此庄严哉！其庄严，非庄严也，惟真性为真庄严也。维摩经云：'随其心清净，则佛土净。'盖此心清净，即是庄严佛土，奚外饰为庄严佛土。"

4. 张坦翁注："'是故须菩提，诸菩萨摩诃萨应如是生清净心，不应住色生心，不应住声香味触法生心，应无所住而生其心。须菩提！譬如有人，身如须弥山王，于意云何？是身为大不？须菩提言：甚大，世尊！何以故？佛说非身，是名大身。'

梵语菩萨摩诃萨，此云觉众生，菩萨庄严，既不在于外饰，则当反而求之于心，心能如是自然清净，不必更求清净，故云应如是生清净心。凡住六尘而生其心者，皆非清净心也；惟无所住而生其心者，乃清净心也。无所住之心，便是不生；如是生清净心，便是不灭。无生之生，何碍于生，知不灭即是生，不必更求生相矣。

佛言六尘之苦，每以色为先，而继之以声香味触法。盖以见色者，人情之所易入，故观照为先。经中凡言观者，皆从见起也。

须弥山在四天下中为极大，故名山王。须弥虽大，有为生灭，劫烧不免。纵使身如须弥，亦非清净本体，乃业力相持，非不坏也，何如无所住之为大哉！故言佛土即非庄严者，是真土无形；非身是名大身者，是法身无相。身土皆空，心境双绝，始是般若极则。非土之土，常寂光也；非身之身，大法身也。"

【讨论】

佛国净土在哪里？蕴含于众生和诸佛的真心妙性中。不见庄严之相的庄严才是第一庄严，是以一切功德成就庄严，而无庄严之心。如果菩萨住于色境等而生起能庄严佛土之心，这是染污，不是庄严。外不染六尘，内无我人，不著断灭，佛心即生，若心清净，就可以见到庄严的佛土。

第十八品一体同观分

【原文】

"须菩提！于意云何？如来有肉眼[1]不？"

"如是，世尊！如来有肉眼。"

"须菩提！于意云何？如来有天眼[2]不？"

"如是，世尊！如来有天眼。"

"须菩提！于意云何？如来有慧眼[3]不？"

"如是，世尊！如来有慧眼。"

"须菩提！于意云何？如来有法眼[4]不？"

"如是，世尊！如来有法眼。"

"须菩提！于意云何？如来有佛眼[5]不？"

"如是，世尊！如来有佛眼。"

"须菩提！于意云何？恒河中所有沙，佛说是沙不？"

"如是，世尊！如来说是沙。"

"须菩提！于意云何？如一恒河中所有沙，有如是等恒河，是诸恒河所有沙数，佛世界如是，宁为多不？""甚多，世尊！"佛告须菩提："尔所国土中，所有众生，若干种心[6]，如来悉知。何以故？如来说：诸心皆为非心，是名为心。所以者何？须菩提！过去心不可得，现在心不可得，未来心不可得。"

【注释】

[1]～[5]肉眼、天眼、慧眼、法眼、佛眼：合称"五眼"，指从低到高的五种智慧，即五种观照世界、人生及人类心识的能力，也即是五种认识方法或认识水平。肉眼，即为父母气血所成之肉身所有之眼，能见一切外在形象、颜色等；天眼，指天神或禅定境界所具之眼，不论远近、内外、昼夜皆能得见；慧眼，二乘圣人所具之眼，能照见真空无相之理；法眼，大乘菩萨所具之眼，能照见一切法门及所有差别之事；佛眼，唯佛才可具备之眼，无所不知，无所不见。

[6]心：是一切思维活动、精神现象的总称。

【选注】

1. 慧能注："一切人尽有五眼，为迷所覆，不能自见。故佛教除却迷心，即五眼开明。念念修行般若波罗蜜法，初除迷心，名为第一肉眼。见一切众生，皆有佛性，起怜悯心，是名第二天眼。痴心不生，名为第三慧眼。著法心除，名为第四法眼。细惑永尽，圆明褊照，名为第五佛眼。又云见色身中有法身，名为天眼。见一切众生，各具般若性，名为慧眼。见性明彻，能所永除，一切佛法，本来自备，名为法眼。见般若波罗蜜，能生三世一切法，名为佛眼。"

2. 慧能注："尔所国土中所有众生，一一众生，皆有若干差别心数，心数虽多，总名妄心，识得妄心非心，是名为心。此心即真心，常心，佛心，般若波罗蜜心，清净菩提涅槃心。"

3. 慧能注："过去心不可得者，前念妄心，瞥然已过，追寻无有处所。现在心不可得者，真心无相，凭何得见？未来心不可得者，本无可得，习气已尽，更不复生。了此三心皆不可得，是名为佛。"

4. 张坦翁注："'佛告须菩提：尔所国土中，所有众生，若干种心，如来悉知。何以故？如来说：诸心皆为非心，是名为心。'若干种心如来悉知，以此心起念时，便属妄根，自佛观之，则有形相矣。有形相故，可得而知也。若寂然如虚空，则无得而知矣。且所谓他心通者，谓彼既起心念，则可得而知也。昔有人把棋子于手中，令他心通者观之，则知其为棋子，以己知为棋子故也；然己则不知其数之多寡，使彼言之，则亦不知其数，以己不知其数故也。如佛者，岂止他心通而已哉！故无量众生，一起心念，皆悉知已。妄心即非心，觉妄之心亦为非心。本无妄念，不起妄心，是自性本心，故云是名为心。"

【讨论】

本分名"一体同观分"，即是"万法归一、更无异观"的意思，真正的本心即是佛心，是生佛一样的。所谓的各种心思实际上皆非真实本心，只不过是因为六尘影现出的虚妄之心，而且瞬息万变，所以仅仅只能假称为心。然而过去的已经过去，未来的尚未到来，现在的在我们说"现在"的同时又变为"过去"了，所以三心都不可得。

第二十一品非说所说分

【原文】

"须菩提！汝勿谓如来作是念：'我当有所说法[1]。'莫作是念，何以故？若人言：如来有所说法，即为谤佛，不能解我所说故。须菩提！说法者，无法可说，是名说法。"尔时，慧命[2]须菩提白佛言："世尊！颇有众生，于未来世，闻说是法，生信心不？"佛言："须菩提！彼非众生，非不众生。何以故？须菩提！众生众生者，如来说非众生，是名众生。"

【注释】

[1]法：梵文意译，是佛教的基本概念和范畴。广义的法其本意是"轨持"，指宇

宙中的万事万物，都有一定的规范或规律，也有自己区别于其他的特性或叫自性，并能被认识。狭义的法指六尘中的法。此指佛所讲的教法或修行方法。

［2］慧命：原指法身以智慧为命，是用来对德高望重的比丘、长老的尊称。

【选注】

1. 慧能注："'须菩提！汝勿谓如来作是念：我当有所说法。莫作是念。何以故？若人言如来有所说法，即为谤佛，不能解我所说故。须菩提！说法者，无法可说，是名说法。'凡夫说法，心有所得，故告须菩提：如来说法，心无所得。凡夫作能解心说，如来语默皆如，所发言辞，如响应声，任用无心，不同凡夫作生灭心说。若言如来说法，心有生灭者，即为谤佛。维摩经云：真说法，无说无示，听法者，无闻无得。了万法空寂，一切名言，皆是假立，于自空性中，炽然建立，一切言辞演说，诸法无相无为，开导迷人，令见本性，修证无上菩提。"

2. 张坦翁注："前云：无定法可说，但随宜所说，而所说皆不可取，是犹有说。至此，则彻底扫去，直云：无法可说。莫作是念，乃决言之，不惟无其说，并无其念也。楞伽云：'若不说一切法者，教化则坏。'故知无说，非杜默不言，但以无所住心而说。此说遍天下，无乖法之过也。颜曰：'终日吃饭，不曾吃著一粒米；终日著衣，不曾挂著一茎丝。'是以我佛横说直说，四十九年，未曾道著一字。若言如来有所说法，便不能解会我所说，直饶说得天华乱坠，也落在第二著。唯能坐断十方，打成一片，非言语可到，是名真说法也。孔云：'予欲无言。'老云：'知者不言。'要知无言不言是所以言，便知无说处是所以说矣。"

3. 张坦翁注："慧命者，善现达佛智海，入深悟门，慧悟无生，觉本原之命，非去非来，故曰慧命。"

4. 张坦翁注："生信心，则著佛见，故曰非众生。不信，则著凡夫见，故曰非不众生。此二见者，皆须扫除；圣凡同尽，不隔二界。故曰众生众生者，如来说非众生，是名众生。"

【讨论】

佛法都是释迦牟尼讲出来的，佛经记录的也都是佛的言论，但是佛却说无法可说。为何？因为佛证空性，不见一法真实存在，也不见众生实有，既无法可讲，也没有讲的对象。佛也没有妄念，也不会产生讲法的念头，说这一切法，是因为存在有缘的众生要度，乃因缘所生。如果不能正确理解佛说的法，就会对佛说的法产生执着，从而偏离自性佛性，偏离佛的本意。

第二十三品净心行善分[1]

【原文】

复次，须菩提！是法平等，无有高下[2]，是名阿耨多罗三藐三菩提；以无我、无人、无众生、无寿者，修一切善法[3]，即得阿耨多罗三藐三菩提。须菩提！所言善法者，如来说即非善法，是名善法[4]。

【注释】

［1］净心行善分：说明一切法性本来平等，没有高下之分，故皆不可执着。以此平等清净心，不著人、我、众生、寿者四相，而修一切善法，便能识本来面目，而得无上正等正觉。

［2］是法平等……高下：按大乘佛理，一切教派、一切众生、一切法性都是平等的，没有任何高下之分。

［3］善法：能召感乐报、获得解脱的法，导引众生悟到真谛之法，与不善法、恶法相对。

［4］所言善法……名善法：如来说一切法性空，也就是无法，所以说非善法，但要引导众生悟到佛理真谛，又只好以善法名之。

【选注】

1. 慧能注："'复次，须菩提！是法平等，无有高下，是名阿耨多罗三藐三菩提。以无我无人无众生无寿者，修一切善法，则得阿耨多罗三藐三菩提。'此菩提法者，上至诸佛，下至昆虫，尽含种智，与佛无异，故言平等，无有高下。以菩提无二故，但离四相，修一切善法，则得菩提。若不离四相，虽修一切善法，转增我人欲证解脱之心，无由可了。若离四相，修一切善法，解脱可期。修一切善法者，于一切法，无有染著，对一切境，不动不摇，于出世法，不贪不著不爱，于一切处常行方便，随顺众生，使之欢喜信服，为说正法，令悟菩提，如是始名修行，故言修一切善法。"

2. 慧能注："修一切善法，希望果报，即非善法。六度万行炽然俱作，心不望报，是名善法。"

3. 张坦翁注："平则无高无下，等则无重无轻。此可谓法之至善者矣。虽然佛凡同是一法，岂有所谓善法者为佛偏得哉！故曰：即非善法。因上言无少法可得，此即言是法平等。则得与无得，总平等也。平等者，正觉本体。若一切圣贤，皆以无为法而有差别，如何得平等？故所谓善法者即非善法。盖求佛、求菩提涅槃，便属贪病。故曰：佛病最难治。"

【讨论】

若要修得无上正等正觉，就要以平等清净心修一切善法，诸恶莫做，众善奉行，虽行善而不着行善之念，方为真正的善法。

第三十二品应化非真分

【原文】

"须菩提！若有人以满无量阿僧祇[1]世界七宝[2]持用布施，若有善男子、善女人发菩提心者，持于此经，乃至四句偈[3]等，受持读诵，为人演说，其福胜彼。云何为人演说，不取于相，如如不动[4]。何以故？""一切有为法[5]，如梦幻泡影，如露亦如电[6]，应作如是观。"佛说是经已，长老须菩提及诸比丘、比丘尼、优婆塞、优婆夷[7]，一切世间[8]、天、人、阿修罗[9]，闻佛所说，皆大欢喜，信受奉行。

【注释】

[1] 阿僧祇：无数之意。

[2] 七宝：指七种珍贵的财宝，即金、银、琉璃、琥珀、砗磲、玛瑙、珊瑚。

[3] 偈：又作伽陀、偈陀，意思是颂、偈颂。与诗的形式相似，以一句三言、五言或七言等表现的韵文，通用于佛教经、律、论。

[4] 如如不动：像真如实相一样清净不动。

[5] 有为法：与"无为法"相对应，有为法指由因缘和合而成、有生灭变化的现象，"为"是造作的意思。有为法和无为法是从有无造作的角度，把千差万别的宇宙诸法分为两类。

[6] 如梦幻泡影……如电：用梦、幻、泡、影、露、电为喻，阐明一切有为法空性的本质，称为"六喻般若"。

[7] 比丘……优婆夷：比丘指正式出家受戒的男性僧人；比丘尼指正式出家受戒后的女子，俗称"尼姑"；优婆塞指在家修行的男性佛教信徒或者居士；优婆夷指在家修行的女性佛教信徒或者居士。

[8] 世间："世"为时间，"间"为空间，此即指世界，是与涅槃境界相对应的此岸世界。

[9] 天人阿修罗：合称"三善道"，"天"又称"天众""天人""天部"，指天上的人；"人"即人类；"阿修罗"是有天福而无天德、嗔怒好斗的一道众生。

【选注】

1. 慧能注："'须菩提！若有人以满无量阿僧祇世界七宝，持用布施；若有善男子、善女人，发菩提心者，持于此经，乃至四句偈等，受持读诵，为人演说，其福胜彼。云何为人演说？不取于相，如如不动。'七宝福虽多，不如有人发菩提心，受持此经四句，为人演说，其福胜彼百千万亿，不可譬喻。说法善巧方便，观根应量，种种随宜，是名为人演说，所听法人，有种种相貌不等，不得作分别之心，但了空寂如如之心，无所得心，无胜负心，无希望心，无生灭心，是名如如不动也。"

2. 张坦翁注："如何为人演说，可见不是口吻边话说，不取于相，如如不动，心体本空，相亦是空，人法俱空，是真演说也。真如之性，不生不灭，不断不常，不来不去，无颠倒，无变异，是真如如，上"如"字是体，下"如"字是用，心境一如，本无动摇。譬如镜中现影，无如不可。有为法者，一落于法，皆有为也。经云：一切法皆是佛法。佛岂离法者哉！但著于法，则法所泥，故有梦幻泡影露电之喻。以见所谓佛法者，即非佛法也。"

3. 张坦翁注："如梦者，心之所想，而非本心也；如幻者，谓假此以设教，非可挑灯更觅火也；如泡者，水聚成泡，泡散复为水；如影者，形生影见，形消即影灭；如露者，滋润草木之长，草木自有性也；如电者，光烛阴黑之际，光去还成空也。梦幻泡影四喻，喻法本空；露电二喻，喻法无常。本空则无常，无常则归空，故法法本无法也。如是观者，不动不静，不生不灭，无为无不为，定观止观，更无异法。"

【讨论】

本分是《金刚经》的最后一段，为了令众生相信此法，佛再次说了这部经较之财物布施更大的福德。又以一首偈的六种比喻说明有为法是以因缘而假有，并非真实可得，而佛所说法本来无相，如如不动，本无生灭，本无来去，不见一法实有，说明了一切法的空性。最后一节属于佛经三分（序、正宗、流通）中的流通分，即经文末尾以所说之法嘱咐弟子，使其得以广为流传。

《坛经》选读

一、行由品第一（选）

【原文】

时[1]，大师[2]至宝林[3]，韶州韦刺史[4]与官僚，入山请师出，于城中大梵寺讲堂[5]，为众开缘说法[6]。师升座次[7]，刺史官僚三十余人、儒宗学士[8]三十余人、僧尼道俗[9]一千余人，同时作礼，愿闻法要。

大师告众曰：善知识[10]！菩提自性[11]，本来清净[12]，但用此心，直了[13]成佛。善知识！且听惠能行由得法事意。

……　……

惠能安置母毕，即便辞违，不经三十余日，便至黄梅，礼拜五祖。祖问曰："汝何方人？欲求何物？"惠能对曰："弟子是岭南新州百姓，远来礼师，惟求作佛[14]，不求余物。"祖言："汝是岭南人，又是獦獠[15]，若为堪作佛？"惠能曰："人虽有南北，佛性本无南北；獦獠身与和尚[16]不同，佛性有何差别？"五祖更欲与语，且见徒众总在左右，乃令随众作务[17]。惠能曰："惠能启和尚，弟子自心，常生智慧，不离自性，即是福田[18]。未审和尚教作何务？"祖云："这獦獠根性大利[19]，汝更勿言，看槽厂[20]去。"惠能退至后院，有一行者[21]，差惠能破柴踏碓[22]。经八月余。

【注释】

[1]时：即佛经上的"一时"，不甚确切地表明说法的时间。

[2]大师：即六祖惠能大师，"惠能"也作"慧能"。

[3]宝林：即宝林寺，位于今广东韶关南华山中。

[4]韶州韦刺史：韶州，今广东韶关；刺史，唐朝时州行政长官，此指韶州刺史韦琚（jū）。

[5]大梵寺讲堂：大梵寺在今广东韶关，曾名开元寺、崇宁寺、天宁寺和报恩光孝寺等；讲堂是讲经、说法的地方。这是六祖最初开山传法之处。

[6]开缘说法：指为开导众人而讲说佛教教义，此指惠能讲说自己的思想。

［7］师升座次：六祖在说法的位置上就座。

［8］儒宗学士：指儒门学者。

［9］僧尼道俗：出家的男信徒为僧，出家的女信徒为尼，道指信奉道教的道士，俗指一般的俗家人。

［10］善知识：一般指道德高尚、知识渊博、有善性、有智慧的僧人或佛教信徒。此处是对所有在场听佛法的人的赞誉性称谓。

［11］自性：一切事物和现象的本性，包括人先天所具有的本性。《坛经》中所讲的"自性"，主要强调人的本性，认为人的本性中不仅蕴含了世间的万事万物，而且蕴含了全部的佛理，这是人成佛解脱的内在依据。

［12］清净：澄净无垢，没有受到世俗尘埃的污染，无违背佛教教义的言行、思想。

［13］直了：当下顿悟，不需经过若干修行阶位。

［14］作佛：成就佛道或成佛。

［15］獦獠（géliáo）：是隋唐时期对南方以行猎为生的少数民族或未开化民族的侮称。

［16］和尚：梵文音译，指德高望重的出家人，又作"和上"。中国佛教中可作为对高僧的尊称和对僧人的通称。

［17］作务：做事，参加劳动。

［18］福田：指人们做善事就能得到福报，犹如在田地里撒下种子就能生长庄稼一样。这里是以田为喻。

［19］根性大利：根为能生之义，根性指能生善或恶的能力。大利是大好、非常好的意思。这里是称赞惠能禀赋极高。

［20］槽厂：马棚。

［21］行者：一指没正式出家而在佛寺打杂的人，二指行脚参禅或乞食的僧人，也可泛指佛教的修行者。

［22］碓（duì）：舂米的器具。

【讨论】

行由品记叙了惠能大师在曹溪宝林寺时应韶州韦刺史之邀在大梵寺讲述自己的身世和得法经过。惠能大师一开始说法，就明确提出：菩提自性，本来清净，但用此心，直了成佛。这是他佛学思想的集中概括。惠能大师认为，菩提之智，是每个人固有的真实本性，它是纯净无瑕的，不会沾染上任何错误的认识。因为它本来清净，所以只要正确地运用自我的智慧，即可顿悟成佛。在惠能与五祖弘忍的对话中也可以看出，佛性是宇宙的本质，也是每个人的本质，没有南北之别，也没有相貌、身份、学识的差别。这体现了惠能人人都有佛性的思想。

【原文】

祖一日唤诸门人总[1]来："吾向汝说，世人生死事大[2]，汝等终日只求福田，不求出离生死苦海[3]，自性若迷，福何可救[4]？汝等各去，自看智慧，取自本心般若[5]之性，各作一偈，来呈吾看。若悟大意，付汝衣法[6]，为第六代祖。火急速去，不得迟滞；思量即不中用，见性之人，言下须见，若如此者，轮刀上阵，亦得见之。"

…… ……

神秀作偈成已，数度欲呈，行至堂前，心中恍惚，遍身汗流，拟呈不得；前后经四日，一十三度呈偈不得。秀乃思惟："不如向廊下书著，从他和尚看见。忽若道好，即出礼拜，云是秀作；若道不堪，枉向山中数年，受人礼拜，更修何道？"是夜三更，不使人知，自执灯，书偈于南廊壁间，呈心所见。偈曰：

"身是菩提树[7]，心如明镜台[8]，时时勤拂拭，勿使惹尘埃。"

秀书偈了，便却归房，人总不知。秀复思惟："五祖明日见偈欢喜，即我与法有缘；若言不堪，自是我迷，宿业障重[9]，不合得法。"圣意难测，房中思想，坐卧不安，直至五更。

…… ……

时有江州别驾[10]，姓张名日用，便高声读。惠能闻已，遂言："亦有一偈，望别驾为书。"别驾言："汝亦作偈，其事希有！"惠能向别驾言："欲学无上菩提，不得轻于初学。下下人有上上智，上上人有没意智[11]。若轻人，即有无量无边[12]罪。"别驾言："汝但诵偈，吾为汝书。汝若得法，先须度[13]吾，勿忘此言。"惠能偈曰："菩提本无树，明镜亦非台，本来无一物，何处惹尘埃。"

【注释】

[1] 总：全部。

[2] 生死事大：生者死亡，死者投生，生生死死流转轮回永无止境，更因世人不知死后之事，因而把生死当成大事。

[3] 生死苦海：佛教认为，众生处于一个充满了各种烦恼和痛苦的世界，犹如大海，无边无际，并且在生死轮回中永无穷尽。

[4] 福何可救：佛教认为，每个人在行为、语言和思想上的善或者恶，必将得到相应的果报。果报不仅决定了一个人在现世的相貌、穷富、寿夭等，还决定了下一世的去向。但是，无论做什么善事、得什么福报，都不能超脱生死轮回。

[5] 般若：梵语音译，意指能明见一切事物及道理的高妙智慧。

[6] 衣法：衣指袈裟，法即佛法法宝。佛教禅宗师徒间道法相传，常付袈裟为凭信，传衣即传法之义。

[7] 身是菩提树：身，自身，自性；菩提，意为觉悟；菩提树，本名毕钵罗树，常绿乔木，叶呈卵形，茎干黄白，树子可作念珠，相传释迦牟尼在此树下悟道，故名菩提树，是佛教徒心中的圣树。

[8] 心如明镜台：明镜台，明镜。佛教中常将众生的心比喻为明镜。就是说众生本来皆有佛性，只因凡尘污垢所染而无法见到，就好比明亮的镜子被灰尘所遮掩，把灰

尘拭去自会呈现出明镜本来的面目。

〔9〕宿业障重：前世的善恶之业障深重。佛教认为人的一切身心活动即"业"都要对本人产生相应的影响，即"业报"，前一世所做的"业"都会影响到后一世有相应的"果"。

〔10〕别驾：官名，刺史的佐吏。汉代设立，因随从主官出巡辖境时，别乘驿车随行而得名。

〔11〕没意智：指愚钝、没有智慧或智慧被埋没的意思。

〔12〕无量无边：无量，指数量多得无法计算；无边，指面积大得没有边际。

〔13〕度：渡过之意。指渡过生死轮回的苦海而达到觉悟解脱的彼岸。"度"有"拯救"的意思。

【讨论】

神秀所作的偈子，大体能够反映北宗禅法的基本特点，神秀将人的本性比成镜子，所以要时常加以擦拭，不要让它沾染上尘埃即错误的见识和习性。惠能所作的偈子则指出，觉悟的本性不像菩提树那样是有可见的形体的，人的本心也是没有可以拂拭的形体的，事实上人的本心和本性都不是可见有形的实体，而是"无相"的，正因为"无相"，那么尘埃即错误的认识也就无处附着，它们不用清除，实际上就已不存在了，所以人的本性才是最清净、最完美的。

【原文】

次日，祖潜至碓坊，见能腰石[1]舂米，语曰："求道之人，为法忘躯，当如是乎？"乃问曰："米熟也未？"惠能曰："米熟久矣，犹欠筛在[2]。"祖以杖击碓三下而去。惠能即会祖意，三鼓入室。

祖以袈裟[3]遮围，不令人见，为说《金刚经》，至应无所住而生其心[4]，惠能言下大悟[5]，一切万法[6]，不离自性。遂启祖言："何期[7]自性，本自清净；何期自性，本不生灭；何期自性，本自具足；何期自性，本无动摇；何期自性，能生万法。[8]"

祖知悟本性，谓惠能曰："不识本心，学法无益；若识自本心，见自本性，即名丈夫[9]、天人师[10]、佛。"

三更受法，人尽不知，便传顿教[11]及衣钵[12]。云："汝为第六代祖，善自护念，广度有情[13]，流布将来，无令断绝。听吾偈曰：有情来下种，因地果还生；无情亦无种，无性亦无生。

祖复曰："昔达摩大师[14]，初来此土，人未之信，故传此衣，以为信体，代代相承。法则以心传心[15]，皆令自悟自解。自古，佛佛惟传本体，师师密付本心；衣为争端，止汝勿传。若传此衣，命如悬丝，汝须速去，恐人害汝。"惠能启曰："向甚处去？"祖云："逢怀则止，遇会则藏。[16]"

惠能三更，领得衣钵，云："能本是南中人[17]，素不知此山路，如何出得江口？"

五祖言："汝不须忧，吾自送汝。"祖相送至九江驿[18]，祖令上船，五祖把橹自摇。惠能言："请和尚座，弟子会摇橹。"祖云："合是吾渡[19]汝。"惠能云："迷时师度，悟了自度；度名虽一，用处不同。惠能生在边方，语音不正，蒙师传法！今已得悟，只合自性自度。"祖云："如是，如是。以后佛法，由汝大行。汝去三年，吾方逝世。努力向南，不宜速说，佛法难起。"

【注释】

［1］腰石：腰间绑块石头。目的是增加体重以便踏动舂米碓。

［2］犹欠筛在：此处以筛子筛米为喻，暗示惠能称自己思虑早已成熟，就差五祖弘忍大师点化开示或验证肯定了。

［3］袈裟：梵文音译，是僧人的法衣。意为不正色，因僧衣是杂色的。

［4］应无所住而生其心：语出《金刚经》。外在的一切事物或现象都是虚幻的，如果自心迷恋执着于这些虚假不实的事物和现象，那就是错误的；如果对一切事物和现象都不迷恋执着（无所住），就是智慧的体现。禅宗认为，正是在这种对外在事物或现象都不迷恋执着的心理状态下，自我的本心和本性才能显现。

［5］悟：一指对禅宗教义的理解；二指对禅境的体验；三指成佛的标志；四指现实世界中实践问题的解决。

［6］万法：一指佛教教义，即佛法；二指一切事物和现象，既可泛指，也可特指。

［7］何期：不想、不料、没想到的意思。

［8］本自清净……生万法：这是形容自性之体。真如自性之体，是恒守本性，不受污染，所以称为"自清净"；它又是无所从来，也无所从去，所以称为"不生不灭"；众生皆有如来智慧即佛性之根，所以称为"本自具足"；自性体若虚空，如如不动，没有任何差异变动，所以称为"本无动摇"；一切万法不离自性，而万法在自性里面随缘感现，就称为"能生万法"。

［9］丈夫：指成年男子，或诸根圆具的男子。此处是调御丈夫的简称，调御丈夫是佛的十号之一，意为能调御一切可度之丈夫，使人修道。

［10］天人师：如来十号之一。因天与人均以佛为师，故称天人师。

［11］顿教：顿悟成佛之教法。指无须逐步地修行实践，一旦认识和体验了自我的本心，即能成佛。惠能弟子对南宗禅法的称谓。

［12］衣钵：衣为袈裟，钵为接受施舍的器具。

［13］有情：也称"有情众生"，是佛教对一切有情识的生物的通称。

［14］达摩大师：即菩提达摩（？—535年），为我国禅宗初祖，西天第二十八祖。南北朝时从印度来我国传教，于嵩山少林寺面壁坐禅，传法给弟子慧可，慧可后被尊称为禅宗二祖。

［15］以心传心：禅宗强调对禅法的内心自悟，把握禅理不拘文字，修习禅行不拘形式，重点是"修心"，关键在于知道"心即是佛"，让众生自悟。"以心传心"大体可

以理解为心与心的交流、感应和沟通。

[16] 逢怀则止遇会则藏：为谶（chèn）语，预言将发生之事。怀，指怀集县，现在的广西梧州；会，指四会县，即现在的广东新会。此处暗示惠能以后活动于两广地区。

[17] 南中人：岭南人。

[18] 九江驿：今九江。

[19] 渡：此处和"度"通用。

【讨论】

本段节选，主要讲述了五祖弘忍大师传法于惠能的经过。文中的精彩对话一语双关。例如禅家讲劈柴担水，无非妙道，弘忍以舂米为喻，暗示询问惠能是否悟道，思维是否成熟，惠能则答以"米熟久矣，犹欠筛在"作答，暗示自己思虑早已成熟，就差五祖大师的点化开示或验证肯定了。惠能又以渡河做比喻，认为人迷误时需要导师救度，觉悟之后自己就能救度自己了。"何其自性，本自清净；何期自性，本不生灭；何期自性，本自具足；何期自性，本无动摇；何期自性，能生万法"也与本品开头"菩提自性，本来清净，但用此心，直了成佛"相呼应，进一步阐述了人的自性之体是恒守本性，如如不动，不受污染，不生不灭，体若虚空，佛性具足，能生万法的真如成佛之本源。

【原文】

惠能后至曹溪[1]，又被恶人寻逐，乃于四会，避难猎人队中，凡经一十五载，时与猎人随宜说法[2]。猎人常令守网，每见生命，尽放之。每至饭时，以菜寄煮肉锅。或问，则对曰："但吃肉边菜[3]。"

一日思惟："时当弘法，不可终遁。"遂出至广州法性寺；值印宗法师[4]讲《涅槃经》[5]。时有风吹幡[6]动。一僧曰："风动。"一僧曰："幡动。"议动不已。惠能进曰："不是风动，不是幡动，仁者[7]心动。"一众骇然。

印宗延至上席，征诘奥义，见惠能言简理当，不由文字。

宗云："行者定非常人，久闻黄梅衣法南来，莫是行者否？"惠能曰："不敢！"

宗于是作礼，告请传来衣钵，出示大众。

宗复问曰："黄梅付嘱[8]？如何指授？"惠能曰："指授即无，惟论见性，不论禅定[9]解脱[10]。"宗曰："何不论禅定解脱[11]？"惠能曰："为是二法，不是佛法，佛法是不二之法[12]。"宗又问："如何是佛法不二之法？"惠能曰："法师讲《涅槃经》，明佛性是佛法不二之法。如高贵德王菩萨[13]白佛言：'犯四重禁[14]，作五逆罪[15]，及一阐提[16]等，当断善根佛性否？'佛言：'善根有二：一者常[17]，二者无常[18]；佛性非常非无常，是故不断，名为不二。'一者善，二者不善；佛性非善非不善，是名不二。蕴之与界[19]，凡夫见二，智者了达，其性无二。无二之性，即是佛性。"

印宗闻说，欢喜合掌，言："某甲[20]讲经，犹如瓦砾；仁者论义，犹如其金。"于是为惠能剃发，愿事为师。惠能遂于菩提树下，开东山法门[21]。惠能于东山得法，辛苦受尽，命似悬丝，今日得与史君官僚僧尼道俗同此一会，莫非累劫之缘[22]？亦是过去生中，供养诸佛，同种善根，方始得闻如上顿教得法之因。教是先圣[23]所传，不是惠能自智。愿闻先圣教者，各令净心。闻了，各自除疑，如先代圣人无别。一众闻法，欢喜作礼而退。

【注释】

[1]曹溪：在今广东韶关曲江东南五十里。由于六祖在曹溪宝林寺开坛说法，以后人们便以曹溪代指禅宗的南宗。

[2]随宜说法：根据众生的不同理解能力，顺应不同时间、地点的需要而灵活地宣讲教义。

[3]肉边菜：肉锅里的蔬菜。

[4]印宗法师：唐代僧人（627—713），吴郡即今江苏苏州吴中人，精研《涅槃经》。

[5]涅槃经：佛经名。经义主要阐述"一切众生，悉有佛性"的佛教思想。

[6]幡（fān）：佛教的法物，一种直着悬挂的长条形旗子。

[7]仁者：对人的敬称。

[8]付嘱：原为付托、寄托之意。禅宗常用以指嘱托袈裟等物，并转而表示师父以佛法授予弟子，故"付嘱"乃成禅宗的传统用语。

[9]禅定：心念集中于一处，达到精神不散乱的状态，是修习佛法的重要方法。

[10]解脱：解除心中的无明、妄念及一切烦恼，而超脱迷苦之境地。

[11]不论禅定解脱：禅定、解脱都是修行次第上的问题。因为禅定有出入之相——仍有定相，而自性本心本无动摇，焉能用"定"呢？且自性本无束缚，又焉能用"解脱"呢？这与南宗直指人心、以心传心之上乘功夫是背道而驰的，因此惠能不说禅定解脱。

[12]不二之法：独一无二的法门。不二，又称"无二"或"离两边"，指对一切现象应无分别，或超越各种分别。

[13]高贵德王菩萨：全称"光明遍照高贵德王菩萨"，《涅槃经》中有关于这个菩萨的描述。

[14]四重禁：佛教术语，指比丘严重之四种禁制，全称四重禁戒，又名四重罪，即杀生、偷盗、邪淫、妄语。

[15]五逆罪：佛教术语，指五种大罪，因罪极而逆于常理，所以叫逆，说法不一。据《俱合论》卷十七记载，为杀害母亲、杀害父亲、杀害阿罗汉、分离佛教僧团和伤害佛的身体。

[16]一阐提：佛教术语，指不信佛教、不做善事、断灭善根之人。

[17] 常：永恒存在，不发生变化。

[18] 无常：与"常"相对。佛教认为世间一切事物，包括有形无形、精神的物质的，都处在生灭流转、不断变化之中，没有常住的个体，这就是无常。即凡刹那间的变化也被称为无常。

[19] 蕴之与界：蕴，指五蕴，又称五阴，即色、受、想、行、识；界，指十八界，是六根（眼、耳、鼻、舌、身、意）、六尘（色、声、香、味、触、法）、六识（眼识、耳识、鼻识、舌识、身识、意识）。蕴之与界即指五蕴十八界。

[20] 某甲：可以指他人也可以指自己，这里是印宗自称。

[21] 东山法门："东山"指湖北黄梅县双峰山的冯墓山，其山在县境之东，故名。五祖弘忍大师曾于此山弘教传禅，故称其禅法为"东山法门"。

[22] 累劫之缘：劫，是古印度表示时间的单位，表示一个极其久远的时间。源于婆罗门教，指世界存在的一个周期。缘，因缘、缘分。凡任一事物生起，都是有原因和依据的，称为因缘。此句意为连续数劫结下的缘分。

[23] 先圣：禅宗历代祖师。

【讨论】

本段节选讲述了惠能出山传法前后的行由。惠能遵循五祖"不宜速说"的嘱咐，隐于猎人队中一十五年，后于法性寺因"风幡之争"而一鸣惊人。在本段的几则对话中，惠能阐述了自己对佛性的看法及"见性成佛""顿悟成佛"的修行方法。惠能认为通过禅定以求解脱，这是"二法"，而见性成佛才是最上乘的佛法。因为以禅定求解脱，就要首先承认现实自我的错误和佛理的正确，这就会陷入矛盾关系之中。而"明心见性""见性成佛"则不会出现这种情况，因为"性"是纯粹圆满的，它超越了一切矛盾对立关系，是纯粹不二的本体。只要彻悟自性、本性，就是悟得了佛性，即可成佛。

二、定慧品第四

【原文】

师示众云：善知识！我此法门[1]，以定慧为本[2]。大众勿迷，言定慧别，定慧一体，不是二。定是慧体，慧是定用[3]，即慧之时定在慧，即定之时慧在定，若识此义，即是定慧等学[4]。诸学道人[5]，莫言先定发慧、先慧发定[6]各别。作此见者，法有二相[7]。口说善语，心中不善，空有定慧，定慧不等；若心口俱善，内外一如，定慧即等。自悟修行，不在于诤[8]；若诤先后，即同迷人。不断胜负，却增我法，不离四相[9]。

善知识！定慧犹如何等？犹如灯光，有灯即光，无灯即暗。灯是光之体，光是灯之用。名虽有二，体本同一。此定慧法，亦复如是。

【注释】

[1] 法门：修行者通过修习佛法获得佛果的门径，也指佛的教化方式和内容。

[2] 定慧为本：以定和慧为根本为基础，是佛教修行的基本方法。定，指通过精

神集中，观察事物而获得悟解义理或功德的一种思维修习活动。慧，指由修习佛理所引生的辨别现象、判断是非善恶及达到解脱的认识能力和境界。按传统佛教教义，定属"止"，慧属"观"，两者有别，但惠能却把禅定和智慧结合起来，止观并提，定慧双修。

[3] 定是慧体慧是定用：禅宗将"定"和"慧"作为"体用"关系，构成了自己理论认识和宗教实践的基础，这种观念是禅宗所独有的。此句之意为入定时称为慧的本体，慧是由定之体所发挥的无穷无边之妙用。

[4] 定慧等学：等，等同、相同。定和慧等同而没有区别，只是为了说法的方便，假立定慧之名而已，其实它们是一体均等之学。

[5] 诸学道人：这里是对听讲教法的人的称谓。

[6] 先定发慧先慧发定：这里是批评把定和慧区别对待的观点。传统佛教主张"因定发慧"，认为在精神专注的心理状态下，能够加深对佛教义理的认识，产生佛教的"智慧"。惠能是极力驳斥这种观点的，他把定慧作为修禅的基础，认为定和慧没有区别，认为先有定后有慧，或者先有慧后有定，都是不正确的认识。

[7] 相：指一切事物的相状、现象、表象、形象，大乘佛教认为这些都是虚幻的假相。

[8] 诤：即争论、争执，计较。

[9] 四相：一指"生、住、异、灭"四相，指事物或现象生成、存在、变异、毁灭的四个过程；二指《金刚经》中所说的"我相""人相""众生相""寿者相"的错误观念；三指"生、老、病、死"四相。佛教认为，著于相者即是众生而非菩萨。此处三种理解均可。

【讨论】

本品的内容主要是惠能大师阐述南宗禅法之法门，阐述了定慧一体的道理，以及具体的修行方法。定，指佛教禅定，即摒除杂念，观悟佛理；慧，即般若智慧。惠能大师以灯和光比喻定慧一体、体用一如，即"定是慧体，慧是定用"，"即慧之时定在慧，即定之时慧在定"，认为"定"与"慧"是一致的，两者没有先后顺序，如果争执于"定""慧"谁先谁后，就落入后天的现象界中不能直悟自性本体。

【原文】

师示众云：善知识！一行三昧[1]者，于一切处行住坐卧[2]，常行一直心[3]是也。《净名经》[4]云：直心是道场[5]，直心是净土[6]。莫心行谄曲[7]，口但说直，口说一行三昧，不行直心。但行直心，于一切法勿有执着。迷人著法相[8]，执一行三昧，直言常坐不动，妄不起心，即是一行三昧。作此解者，即同无情，[9]却是障道因缘[10]。

善知识！道须通流[11]，何以却滞？心不住法，道即通流。心若住法，名为自缚。若言常坐不动是，只如舍利弗[12]宴坐[13]林中，却被维摩诘[14]诃。

善知识！又有人教坐，看心观静，不动不起，从此置功。迷人不会，便执成颠，如此者众。如是相教，故知大错。

【注释】

［1］一行三昧：一行，指专一不变，始终实行。三昧，是禅定的一种，指心专注于一境而不散乱的精神状态。又一般俗语形容妙处、极致、蕴奥、诀窍等时也称作三昧，是套用佛教用语而转意。一行三昧是一种实相念佛教法。据《文殊般若经》记载，修习这种禅定时，要以法界（真如、实相）为观想对象，专心念佛，即可以见到佛，由此得出离开心则没有别的佛的认识。禅宗北宗神秀倡导这种禅定，强调静坐安心。惠能在此处正是批判这一观点，并对一行三昧作了新的解释。

［2］行住坐卧：佛教称之为四威仪，此处指举止动作。

［3］直心：真诚正直之心。也可以理解为不经过无始无明，直接由自性本心所流露的。

［4］净名经：《维摩经》的异名。

［5］直心是道场：《维摩经》所讲"直心"指诚实正直，此处惠能的重点在于指对一切事物和现象都不执着，强调无是无非、无善无恶的心念。道场，原指佛成道的场所，后来含义较广泛，可以指修行所依据的佛教教法，或者修行学道的场所，也可作为寺院的别名。

［6］净土：指以菩提修成的没有垢染的清净处所，为佛所居之清净世界，也称净刹、净界、净国、佛国等，与世俗众生所居的有烦恼污秽的"秽土""秽国"相对。

［7］谄曲：谄媚不正之事.

［8］法相：诸法所具有的本质相状，又指真如、实相。

［9］作此解者即同无情：如果认为常坐不动就是修习一行三昧，就和草木土石之类的无情识的众生一样了。

［10］障道因缘：障，障碍，阻碍；道，佛道。障道因缘即烦恼因缘，烦恼又称"障"，因为它能阻碍佛道的缘故。

［11］通流：通畅流动。

［12］舍利弗：全名"舍利弗多罗"，也称"舍利子"，是释迦牟尼的十大弟子之一。据说他是古印度摩揭陀国王舍城人，善于宣讲佛法，在释迦牟尼的弟子中被称为"智慧第一"。

［13］宴坐：本意为闲坐、安坐，此处指默然静坐、坐禅。

［14］维摩诘：佛教菩萨。据《维摩经》记载，他是毗耶离城神通广大的大乘居士，曾与文殊师利等讨论佛法。此处借维摩诘呵斥舍利弗在林中死坐修禅的故事来批判神秀强调打坐的观点。

【讨论】

"一行三昧"是出于《文殊说般若经》之修行方法，在四祖道信时就已引用，目的是在以该经的"念佛心是佛"说明"诸佛心第一"。《文殊说般若经》提到，在没有进入一行三昧之前，"应处空闲，舍诸乱意，不取相貌，击心一佛，专称名字"。进入一行三昧之后，便是"法界一相，击缘法界，是名一行三昧。如法界缘，不退不坏，不思议，无碍无相"。在这里，惠能大师对"一行三昧"提出了自己的解释，即"一行三昧者，于一切处行住坐卧，常行一直心是也"。所谓直心，就是对一切事物都不加以执着，也就是下文将要阐述的"无念""无住""无相"。

【原文】

师示众云：善知识！本来正教[1]，无有顿渐[2]，人性[3]自有利钝。迷人渐修[4]，悟人顿契[5]，自识本心，自见本性，即无差别。所以立顿渐之假名。善知识！我此法门，从上以来，先立无念为宗[6]，无相为体[7]，无住为本[8]。无相者，于相而离相[9]；无念者，于念而无念；无住者，人之本性[10]。于世间善恶好丑，乃至冤之与亲，言语触刺欺争之时，并将为空，不思酬害[11]。念念[12]之中，不思前境。若前念今念后念，念念相续不断，名为系缚[13]。于诸法上，念念不住，即无缚[14]也。此是以无住为本。

善知识！外离一切相，名为无相。能离于相，即法体[15]清净。此是以无相为体。

善知识！于诸境[16]上，心不染，曰无念。于自念[17]上，常离诸境，不于境上生心；若只百物不思，念尽除却，一念绝即死，别处受生[18]，是为大错[19]，学道者思之！若不识法意[20]，自错犹可，更误他人；自迷不见，又谤佛经。所以立无念为宗。

善知识！云何立无念为宗？只缘口说见性迷人，于境上有念，念上便起邪见。一切尘劳妄想[21]，从此而生。自性本无一法可得[22]，若有所得，妄说祸福，即是尘劳邪见。故此法门立无念为宗。善知识！无者，无何事？念者，念何物？无者，无二相[23]，无诸尘劳之心[24]。念者，念真如[25]本性，真如即是念之体，念即是真如之用[26]。真如自性起念，非眼耳鼻舌能念。[27]真如有性，所以起念。真如若无，眼耳色声当时即坏。

善知识！真如自性起念，六根虽有见闻觉知，不染万境，而真性常自在[28]。故经云：能善分别诸法相，于第一义而不动[29]。

【注释】

[1] 正教：与真理相契合的说教，此处指禅宗教义，从字面上可译作正确的教法。

[2] 顿渐：顿和渐是对佛教教义及修行方法的一种区分。惠能一派主张"顿见真如本性"，刹那之间，妄念消除，一悟而至佛地，这就是顿；而神秀一派则主张渐次修行，由浅入深，逐步达到成佛的境地，这就是渐。

[3] 人性：此处指人的根性，不是指人的本性本心。

[4] 渐修：逐渐由浅入深，按阶段修习佛法，称渐修。

[5] 顿契：指不按照时间和阶位，直接契入而悟得真理。

[6] 无念为宗：以"无念"为宗旨。无念，无妄念；宗，本旨，真谛。"无念"并不是"百物不思"，并不是没有任何念头，没有思维活动，而是以真如之道为正念，即

对一切事物或现象都不产生贪取或舍弃的念头，对一切都不执着。这是对具体修禅者的要求，实质上是宣扬自心不为世俗间的一切事物所束缚，宣扬对一切事物都采取无所谓的态度。

[7]无相为体：以无相为本体。无相，即没有可见的形状，是与"真如""佛性"性质相同的一类词，是排除了世俗谬见之后的佛教终极真理。《坛经》中的"无相"就是与佛性没有区别的自我的本性和本心。

[8]无住为本：以无住为基础。世界上一切事物变化生灭无常，所以修禅者要不执着于一切现象，即"无念"。这种认识和体验要时时贯彻，念念不住，即每一个念头都不能执着于现象，这样就与自我的本性契合了，时时显露出自我的本性。

[9]于相而离相：处于一切相中却能远离相，即不执着于相。

[10]无住者人之本性：本性，本有之性，即佛性，本性本无所住。众生因被无明所遮障，不见本性，故有所住，也就是住于色、声、香、味、触、法等。

[11]不思酬害：无论遇到什么情况，无论别人如何对待自己，都不要想着去报复，要采取忍的态度，采取无所谓的态度。这就是无念、无相、无住的禅法理论在现实生活中的运用。

[12]念念：一个念头接着一个念头。

[13]系缚：即束缚、烦恼，指扰乱身心、有碍于解脱的一切精神活动。

[14]无缚：相对于"系缚"而言，只有对一切现象，无论是现在的、过去的还是将来的，都不执着、无所住，那就是自我解脱了。

[15]法体：一切事物和现象的本体、本性。

[16]诸境：佛教之成为心意对象的世界为"境"，如尘境、色境、法境等。

[17]自念：自己心念。

[18]一念绝即死别处受生：受生，投生，投胎。如果什么事情都不想，把一切念头断尽，那就没有思维活动了，那就变成"死"了。但佛教认为"死"是与"再生"相联系的，此处的"死"意味着在别处的"转生"，所以仍在生死轮回的苦海之中。

[19]是为大错：指那种"百物不思"、什么都不思考的观点是大大错误的。"无念"并不是没有念头，而是要有正念。

[20]法意：正法的本意。

[21]妄想：虚假不实的现象叫"妄"，执着于虚假不实的一切认识心理活动都叫"妄想"。

[22]自性本无一法可得：人的本性中具足一切，没有什么可以从外部获得。

[23]无二相："二相"可以指一切相对立的现象或事物的两个方面，如生灭、有无、内外、人我、是非、善恶等。联系"无念"来讲"无二相"，是强调要从主观上对一切事物和现象都不加区别，从思想上泯灭一切差别对立。

[24]无诸尘劳之心：离开六尘所引起的各种烦恼。

[25]真如：译自梵文，指事物的真实状况、真实性质。《坛经》常以此指"本性"。

［26］真如即……真如之用："念"是以真如本性为本体，它本身又是真如本性的功能或表现。

［27］真如自性……舌能念：因为有真如自性，所以众生才能起本心、起正"念"，此"念"正是真如本性的体现，但绝不是眼、耳、鼻、舌等六根所获得的感性基础上的"念"。相对于世俗认识，真如自性起"念"应是"无念"。"无念"成了以否定世俗认识为特征的禅宗智慧的表现。

［28］真性常自在：自在，佛教认为心离烦恼的束缚，通达无碍为自在。此处指人的各种感官虽然有认识功能，但是在真如本性的支配下，不被外界的万事万物所困扰，这样，自身清净的本性自然显现，自由自在而不受阻碍。

［29］能善分别……而不动：语出《维摩经》。"第一义"指最重要、最关键的道理，指佛的智慧、佛教最上至深的妙理。本句大意是，如果能够善于分辨、认识和理解一切事物和现象的本质，自然就能坚信佛教的真理，流露出的也都是没有生灭、不会动摇的真如佛性。

【讨论】

本节中，惠能指出，本宗法门以"无念为宗、无相为体、无住为本"，《坛经》的法门又称为无念法门，《坛经》的修行之道也称为无念行，连带着无念的观念，惠能又有许多阐释。外离一切相称为无相，对于世间一切事物和现象均视为空幻而不执着称为无住。无念是指前念、今念、后念，念念不被愚迷、骄狂、嫉妒等心念所染，而且念念之中，前念、今念、后念均不被前境所缚，所谓心不染著是为无念。惠能认为，以无念为宗，方得自性之本心流淌，真如之佛性显现。

第六讲　兵家经典

兵家是中国先秦、汉初研究军事理论、从事军事活动的学派，为诸子百家之一。凡论述军事的兵家著作，称为兵书。

《汉书·艺文志·兵书略》说："兵家者，盖出古司马之职，王官之武备也。"书中著录汉以前兵家著作五十三家、七百九十篇、图四十三卷，分为权谋、形势、阴阳、技巧四家。吕思勉《先秦学术概论·兵家》谓："阴阳、技巧之书，今已尽亡。权谋、形势之书，亦所存无几。大约兵阴阳家言，当有关天时，亦必涉迷信。兵技巧家言，最切实用。然今古异宜，故不传于后。兵形势之言，亦今古不同。惟其理多相通，故其存在，仍多后人所能解。至兵权谋，则专论用兵之理，几无今古之异。兵家言之可考见古代学术思想者，断推此家矣。"

兵家主要代表人物，春秋末有孙武、司马穰苴；战国有孙膑、吴起、尉缭、魏无忌、白起等；汉初有张良、韩信等。今流传有兵家著作《孙子兵法》《孙膑兵法》《吴子》《六韬》《尉缭子》等。各家学说虽有异同，然其中包含有丰富的朴素唯物论与辩证法思想。兵家的实践活动与理论，影响当时及后世甚大，为我国古代宝贵的军事思想遗产。

《孙子兵法》又称《孙武兵法》《吴孙子兵法》《孙子兵书》《孙武兵书》等，是中国古典军事文化遗产中的瑰宝，是中国优秀传统文化的重要组成部分。《孙子兵法》是世界三大兵书之一［另外两部分别是《战争论》（克劳塞维茨）、《五轮书》（宫本武藏）］，其内容博大精深，思想精辟深邃，逻辑缜密严谨。一般认为，《孙子兵法》成书于专诸刺吴王僚之后至阖闾三年孙武见吴王之间，也即前515年至前512年。全书分为十三篇，是孙武初次见面赠送给吴王的见面礼，事见司马迁《史记》："孙子武者，齐人也，以兵法见吴王阖闾。阖闾曰：子之十三篇吾尽观之矣。"目前认为《孙子兵法》由孙武草创，后来经其弟子整理成书。

《孙子兵法》作者简介：孙武，字长卿，春秋末期齐国乐安（今山东省惠民县）人。其祖父田书，因在齐景公时"伐莒有功"，景公大悦，不仅把乐安作为食邑封赐田书，而且将"赐姓孙氏"作为一种最高的礼遇以彰其功。家族的世代为官，使孙武从小就受到良好的家庭教育，并接受了家族尚武传统的熏陶。青年时代的孙武，不仅知识渊博，才华横溢，而且胸怀大志，腹藏良谋。然而，正当孙武踌躇满志、欲遂平生之愿时，国内发生的"四姓之乱"使他决定出奔吴国。到了吴国之后，孙武一度过着隐居的生活，他一边潜心研究兵法，一边关注时局的变化，以等待时机。隐居期间，他结识了伍子胥，并与之成为莫逆之交。公元前512年，吴王阖闾决心同楚决战，但苦于军中乏将，迟迟不敢起兵。在这种情况下，伍子胥一连七次向吴王推荐孙武，称之为"折冲销敌"之将。于是，吴王召见了孙武，并对其所带来的兵法产生了浓厚的兴趣，特别是书中新颖独到的见解，蕴含深邃的内涵，使阖闾茅塞顿开，遂决定以之为将。从此，孙武结束隐居生活，开始了长达三十多年的戎马生涯。司马迁在《史记》中曾这样评价孙武："西破强楚，入郢；北威齐晋，显名诸侯，孙子与有力焉。"

《孙子兵法》产生的历史背景：《孙子兵法》是春秋及其以前长期战争孕育的结果。春秋时期是战乱频繁的时代。据《春秋》记载，在242年的历史中，先后发生过483次大的军事行动，加上多次的奴隶起义，以及与战争紧密相关的聘问、朝贡、盟会等政治活动，构成了春秋时期波云诡谲的战争画卷。

纵观春秋时期的全部历史，大量的、占主导地位的还是诸侯兼并与大国争霸的战争。公元前770年，周平王东迁洛邑之后，一些大的诸侯国先后在政治、经济、军事等方面进行一系列的改革，增强了自己的国力，对东周王室的统治地位产生严重的威胁；同时，各诸侯国之间为争夺地盘，又展开激烈的争斗。在这一时期，中原地区齐、宋、晋、秦、楚等强大的诸侯国先后称霸，史称"春秋五霸"（即齐桓公、宋襄公、晋文公、秦穆公、楚庄王）。春秋后期，正当北方各国之间的战乱日渐平息的时候，南方的吴、越两国随着各自实力的增长，称霸中原的野心也随之强烈。

春秋时期的兼并战争和称霸战争，迫切需要人们对战争的规律加以总结，而战争实践也为新的军事理论的产生提供了客观前提，同时，造就了一大批兵家名将，他们留心于战阵之事，潜心于兵法韬略，积极从事军事理论的研究。《孙子兵法》就是在这样的历史背景下产生的一部著名的军事理论著作。

《孙子兵法》的主要内容：根据1972年山东省临沂市银雀山汉墓出土的《孙子兵法》竹简，该兵书共13篇，6000余字。13篇可分为三个部分：第一部分由《计》《作战》《谋攻》《形》《势》和《虚实》组成，侧重论述军事学的基础理论和战略问题；第二部分由《军争》《九变》《行军》《地形》和《九地》组成，侧重论述运动战术、地形与军队配置，以及攻防战术和胜败关系；第三部分由《火攻》和《用间》组成，论述了战争中的两个特殊问题。

《孙子兵法》现存的主要版本有：①竹简本，1972年临沂银雀山汉墓出土的汉初抄本，是现今为止最早的版本；②十一家注本，1961年中华书局上海编辑所影印《宋本十一家注孙子》；③武经本，如1935年中华学艺社影宋刻《武经七书》本，丁氏八千卷楼藏刘寅《武经七书直解》影印本；④西夏文《孙子兵法》，藏于宁夏档案馆；⑤《太平御览》本；⑥《杜氏通典》本。

《孙子兵法》现已被翻译成英、俄、德、日等20多种语言文字，全世界有数千种关于《孙子兵法》的刊印本。不少国家的军校把它列为教材。

历代注释《孙子兵法》者很多，主要有：

曹操的《孙子略解》，为《孙子兵法》最早的注释本。欧阳修曰："世所传孙子十三篇多用曹公、杜牧、陈皞注，号三家。"宋吉天保《十家孙子会注》，十家指曹操、李荃、杜牧、陈皞、贾林、孟氏、梅尧臣、王皙、何延锡、张预。

清孙星衍《平津馆丛书》所收的影印宋本《孙吴司马法》中《魏武帝注孙子》。

当代中国蒋百里、刘伯承、陶汉章、郭化若，中国台湾的许诗玉、钮先钟、朔雪寒，以及日本的服部千春等，均对《孙子兵法》有深入钻研并有专作。

《孙子兵法》选读

一、计篇

【原文】

孙子曰：兵[1]者，国之大事，死生之地[2]，存亡之道[3]，不可不察[4]也。故经[5]之以五事，校[6]之以计，而索其情[7]：一曰道[8]，二曰天[9]，三曰地[10]，四曰将[11]，五曰法[12]。道者，令民与上同意也[13]，故可以与之死，可以与之生，而不畏危。天者，阴阳、寒暑、时制也。地者，远近、险易、广狭、死生也。将者，智、信、仁、勇、严也。法者，曲制、官道、主用也[14]。凡此五者，将莫不闻[15]，知[16]之者胜，不知者不胜。

【注释】

[1]兵：兵士、兵器、军事。这里指军事。

[2]地：土地、地方、地域、地形。这里取地域意，引申为领域。

[3]道：道理。这里指根本道理。

[4]察：观察、考察、了解。这里指考察。

[5]经：经度。引申为分析研究。

[6]校：作动词用，比较、较量、计较。

[7]索其情：索，探索；其，代词，这里指敌我双方；情，情况、实情。

[8]道：本义是道路，后引申为规律、方法等等。这里是指治国的方针政策。

[9]天：指天象、天气。

[10]地：指地形、地貌。

[11]将：将领。

[12]法：法令、法规、制度。

[13]令民与上同意也：令，作动词用；上，上级、上司，这里指君主；意，意志、意愿。

[14]曲制……主用也：曲，古代军队编制较小的单位。曲制，指军队的编制。官，指军队各级指挥员。官道，指各级将领的职责划分和管理制度。主，主持，这里意为掌管；用，费用。主用，是指对后勤军需的管理。

[15]闻：听见、了解。

[16]知：知道。这里指深入了解。

【选注】

1. 杜牧曰："国之存亡，人之死生，皆由于兵，故须审、察也。"

2. 王皙曰："经，常也，又经纬也；计者，谓下七计；索，尽也。兵之大经，不出道、天、地、将、法耳。就而校之以七计，然后能尽彼己胜负之情状也。"

3. 张预曰："经，经纬也。上先经纬五事之次序，下乃用五事以校计彼我之优劣，探索胜负之情状。以上五事，人人同闻；但深晓变极之理则胜，不然则败。"（《孙子十家注》）

【讨论】

孙子从"道、天、地、将、法"的整体军事观念出发，强调"兵者，国之大事，死生之地，存亡之道，不可不察也"。认为战争关系到国家盛衰、社稷存亡、民众死生，必须重战、慎战，反对为战争而战争。指导战争的人，应考虑到全局及整体的利益，权衡战争的利弊。要取得战争的胜利，既要有战争基本要素"民心、天时、地利、将才、法规"的健全，也需要"度、量、数、称、胜"的国土、资源、人口、兵员等基本国力的支撑。这些思想对于学习、掌握中医学的整体观念，具有启发意义。

【原文】

孙子曰：势[1]者，因利而制权[2]也。兵者，诡道[3]也，故能而示[4]之不能，用而示之不用[5]，近而示之远，远而示之近；利而诱之，乱而取之，实而备之[6]，强而避之，怒而挠[7]之，卑而骄之，佚[8]而劳之，亲而离之；攻其无备，出其不意。此兵家之胜，不可先传[9]也。

夫未战而庙算[10]胜者，得算多也；未战而庙算不胜者，得算少也。多算胜，少算不胜，而况于无算乎？吾以此观之，胜负见矣。

【注释】

[1]势：这里指形势、情势。

[2]权：指权且、权益，引申为灵活应用。

[3]诡道：诡，欺诈；道，这里作途径解，引申为方法、计谋。诡道，指欺诈的方法和计谋。

[4]示：显示。这里指伪装的显示。

[5]用：使用。这里是指用兵。

[6]实：充实、实力，这里指敌方军力雄厚。备：准备，这里指己方备战。

[7]挠：这里指挑逗。

[8]佚：安逸。这里指得到充分休整。

[9]传：传授。

[10]庙算：庙，庙堂，指最高统帅部。庙算，指最高统帅部的运筹与谋划。

【选注】

1. 张预曰："所谓势者，须因事之利，制为权谋，以胜敌耳，故不能先言也。自此而后，略言权变。""用兵虽本于仁义，然其取胜必在诡诈。故曳柴扬尘，栾枝之谲也；

万弩齐发，孙膑之奇也；千牛俱奔，田单之权也；囊沙壅水，淮阴之诈也。此皆用诡道而制胜也。"

2. 曹操曰："传，犹泄也。兵无常势，水无常形，临敌变化，不可先传也。故料敌在心，察机在目也。"

3. 张预曰："古者兴师，命将必致斋于庙，授以成算，然后遣之，故谓之庙算。筹策深远，则其计所得者多，故未战而先胜。谋虑浅近，则其计所得者少，故未战而先负。多计胜少计，其无计者，安得无败？故曰：胜兵先胜而后求战，败兵先战而后求胜。有计无计，胜负易见。"（《孙子十家注》）

【讨论】

孙子阐述了用兵时必须掌握的特殊法则，指出用兵的特点是要"因利而制权"。高明的战争指挥者善于根据战争情势的变化灵活机动地运用战略战术，促使战争态势由有利于敌方向有利于我方的方向转化，从而使敌方由实变虚、由众变寡、由强变弱、由逸变劳，并详细研判战争态势，审时度势，运用计谋而迷惑敌人，造成敌人错误，达到克敌制胜的目的。

自古以来，兵家重诡道。治国用忠信，用兵使诈伪，已经是春秋战国时期一种普遍观念。《尉缭子·武义》主张应"诛暴乱，禁不义"。先秦兵家强调以德安人、以义感人、以仁服人，使军队具有仁义之师、威武之师的风范，充分体现了古代人文主义精神。可见，诡诈与仁义是兵家运用的相反相成的两种手段。对民行仁义，对敌用诡诈；治兵用仁义，用兵使诡诈；治国用仁义，治军施诡诈。两者相辅相成，辩证统一。

最后，强调用兵之前在庙堂之上进行周密谋算的重要性，指出这是预计战争胜负的一个关键因素。

二、作战篇

【原文】

孙子曰：其用战也贵胜，久则钝兵挫锐[1]，攻城则力屈[2]，久暴师[3]则国用不足。夫钝兵挫锐，屈力殚货[4]，则诸侯乘其弊而起，虽有智者，不能善其后矣。

故兵闻拙速[5]，未睹巧之久[6]也。夫兵久而国利者，未之有也。故不尽知用兵之害者，则不能尽知用兵之利也。

善用兵者，役不再籍[7]，粮不三载[8]，取用于国[9]，因粮于敌[10]，故军食可足也。故兵贵胜，不贵久。

【注释】

[1] 钝兵挫锐：指兵疲气沮。

[2] 力屈：指人力消耗殆尽。

[3] 暴师：暴，暴露。暴师指在外用兵。

[4] 殚货：殚，竭尽；货，财货。殚货指财力枯竭。

［5］拙速：笨拙的速度。

［6］巧之久：巧，灵巧，技巧。巧之久，指因用计灵巧而能使用兵持久。

［7］役不再籍：役，服兵役；籍，登记在册。役不再籍，指不再次服兵役。

［8］粮不三载：粮，作动词用，意为征收粮秣；载，次。

［9］取用于国：用，指军用物资；国，指国内。

［10］因粮于敌：因，依托。因粮于敌，指依托从敌国取得粮食供应。

【选注】

1.曹操曰："久则不利。兵犹火也，不戢将自焚也。"

2.何廷锡曰："孙子首尾言兵久之理，盖知兵不可玩、武不可黩之深也。"

3.李荃曰："利害相依之所生，先知其害，然后知其利也。"

4.杜佑曰："言谋国、动军、行师，不先虑危亡之祸，则不足取利也。"（《孙子十家注》）

【讨论】

孙子提出了战争中的一些矛盾，考虑战争与国际和国内的关系，认为战争对国家人力、物力、财力消耗巨大，因而应速战速决，不可旷日持久。战争持久不绝会造成国内经济困难，兵力衰竭，将引起外国乘机进犯。速胜思想对于医学临床亦具有指导意义。张子和在《儒门事亲·汗吐下三法该尽治病诠》中云："邪气加诸身，速攻之可也，速去之可也。"吴鞠通《温病条辨·杂说·治病法论》亦提出"治外感如将，兵贵神速，机圆法活，祛邪务尽，善后务细，盖早平一日，人少受一日之害"。

作为兵家代表的孙子不反对战争，但是他也认识到战争有危险性和不利的一面，认为如果看不到用兵的危害性，也就不能看到用兵的利益，强调只有深刻了解用兵之害的人才能真正了解用兵之利。同样，"用药如用兵"，医者治病亦必须通晓药性，四气五味、归经功用须熟知于心，君臣佐使、遣药组方应依度而循。若医者不识药性，用药不当，则不仅病邪不祛，反伤正气，甚至贻误患者性命。

三、谋攻篇

【原文】

孙子曰：凡用兵之法，全国[1]为上，破国[2]次之；全军[3]为上，破军次之；全旅[4]为上，破旅次之；全卒[5]为上，破卒次之；全伍[6]为上，破伍次之。

是故百战百胜，非善之善者也；不战而屈人之兵[7]，善之善者也。故上兵伐谋[8]，其次伐交[9]，其次伐兵[10]，其下攻城。攻城之法，为不得已。修橹轒辒[11]，具器械，三月而后成；距堙[12]，又三月而后已。将不胜其忿而蚁附[13]之，杀士三分之一而城不拔者，此攻之灾也。

故善用兵者，屈人之兵，而非战也；拔人之城，而非攻也；毁人之国，而非久[14]也。必以全争于天下[15]，故兵不顿[16]而利可全，此谋攻[17]之法也。

故用兵之法，十则围之[18]，五则攻之，倍则分之[19]，敌则能战之[20]，少则能逃之[21]，不若则能避之。故小敌之坚[22]，大敌之擒[23]也。

【注释】

[1] 全国：指完整地占有别国的领土。全，完整、完全，这里作动词用。

[2] 破国：指攻破敌国。破，击破、攻破。

[3] 全军：使敌全军投降。军，春秋时期军队的编制，每军为一万二千五百人。

[4] 旅：春秋时期军队的编制，每旅为五百人。

[5] 卒：春秋时期军队的编制，每卒为一百人。

[6] 伍：春秋时期军队的编制，每伍为五人。

[7] 不战而屈人之兵：不通过兵刃交锋，便能使敌军屈服。屈，屈服，意为使敌屈服。

[8] 上兵伐谋：最好的用兵方法是以谋略取胜。上，上等、上乘、最好的；兵，这里指用兵方法；伐，攻伐、进攻；谋，谋略、计谋。

[9] 伐交：指运用外交手段战胜敌国。交，这里是指外交。

[10] 伐兵：运用兵刃交锋战胜敌国。

[11] 修橹轒辒（fénwēn）：制造大型盾牌和大型攻城战车。修，建造、制造；橹，一种用藤草制成的大盾牌；轒辒，一种用排木制成、四周用牛皮遮蔽的大型攻城战车。

[12] 距堙（yīn）：指堆筑攻城用的小土山。距，备、治；堙，小土山。

[13] 蚁附：像蚂蚁那样一个接着一个。蚁，蚂蚁；附，依附。

[14] 久：旷日持久的战争。

[15] 必以全争于天下：要用求得全胜的战略与天下各诸侯国争斗。全，全胜。

[16] 兵不顿：军队不致疲惫、挫折。顿，通"钝"，指疲惫、挫折。

[17] 谋攻：用计谋进行攻伐。

[18] 十则围之：有十倍于敌的兵力就将敌军包围起来。十，十倍；围，包围。

[19] 倍则分之：有一倍于敌的兵力，应设法把敌军分割开。分，分开、分割。

[20] 敌则能战之：与敌兵力相当能够与之战斗。敌，匹敌、相当。

[21] 少则能逃之：兵力数量比敌军少，就应设法避开它。

[22] 小敌之坚：战争中兵力弱小的一方实行硬拼的战法。小，弱小；敌，泛指战争的一方；坚，坚固，引申为硬拼。

[23] 大敌之擒：为兵力强大的一方所擒获。

【选注】

1. 张预曰："夫吊民伐罪，全胜为上；为不得已而至于破，则其次也。"

2. 贾林曰："兵威远振，全来降伏，斯为上也。诡诈为谋，摧破敌众，残人伤物，然后得之，又其次也。"

3. 李荃曰："以全胜之计争天下，是以不顿收利也。"

4. 梅尧臣曰："全争者，兵不战，城不攻，毁不久，皆以谋而屈敌，是曰谋攻。"（《孙子十家注》）

【讨论】

如同儒家哲学的"仁"、道家哲学的"道"一样，兵家哲学的核心为"全"。"全"，《说文解字》曰："纯玉曰全。""全胜"战略源于春秋时期兼并战争的实践经验与传统兵家、儒学、道家文化的影响，求全思想是兵家军事理论的基本宗旨。中医学和兵学一样，受朴素唯物论和辩证法的影响，强调"天人合一"，形成了完备的理论体系，体现出整体观念与辨证施治的基本观点。

【原文】

孙子曰：夫将者，国之辅[1]也。辅周则国必强，辅隙则国必弱。故君之所以患于军[2]者三：不知军之不可以进而谓之进[3]，不知军之不可以退而谓之退，是谓縻军[4]；不知三军之事而同三军之政[5]，则军士惑[6]矣；不知三军之权而同三军之任[7]，则军士疑[8]矣。三军既惑且疑，则诸侯之难[9]至矣。是谓乱军引胜[10]。故知胜有五：知可以战与不可以战者胜，识众寡之用[11]者胜，上下同欲[12]者胜，以虞[13]待不虞者胜，将能而君不御[14]者胜。此五者，知[15]胜之道也。

故曰：知彼知己，百战不殆[16]；不知彼而知己，一胜一负；不知彼不知己，每战必殆。

【注释】

[1]国之辅：国，国君；辅，辅佐。

[2]患于军：对军队作战有不利的事情。患，忧患、不利。

[3]不知军……谓之进：君主不知道不可以进军但却命令进军。谓，通"与"，这里可引申为命令。

[4]縻军：束缚军队的行动。縻（mí），束缚。

[5]政：是指政务。

[6]惑：困惑。

[7]不知三军……之任：不懂得用兵的权变，却要干涉军队的指挥。权，权变、机动；同，覆盖，此处可引申为总揽；任，指挥、统帅。

[8]疑：疑惑。

[9]难：危难、灾难。

[10]乱军引胜：自己扰乱军心，招致敌人取胜。乱军，扰乱军心；引，招致。

[11]识众寡之用：了解用众多的兵力或者是用人数少的兵力的各种战法。

[12]上下同欲：君主或统帅与下级官兵有共同的欲念和意愿。上，指君主或统帅；下，指下级官兵；欲，欲望、欲念。

[13]虞：料想，此处可引申为准备。

[14]御：驾御，引申为牵制、掣肘。

[15]知：预测、预知。

[16]殆：危险、失败。

【选注】

1. 贾林曰："国之强弱，必在于将。将辅于君而才周，其国则强；不辅于君，内怀其贰，则弱。择人授任，不可不慎。"

2. 张预曰："将谋周密，则敌不能窥，故其国强；微缺则乘衅而入，故其国弱。太公曰：'得士者昌，失士者亡。'"

3. 杜牧曰："以我之政，料敌之政；以我之将，料敌之将；以我之众，料敌之众；以我之食，料敌之食；以我之地，料敌之地。校量己走，优劣短长，皆先见之，然后兵起，故有百战百胜也。"（《孙子十家注》）

4. 毛泽东说："战争不是神物，乃是世间的一种必然运动，因此，孙子的规律，'知彼知己，百战不殆'，仍是科学的真理。"（《毛泽东选集》第二卷）

【讨论】

《孙子兵法》的战争指导原则，特别是"知彼知己，百战不殆"的名言，其科学价值已超出军事学范畴而具有普遍的认识论意义。它告诉我们胜利是建立在对客观事物的正确认识基础上，只有全面地了解事物，从矛盾双方的特点去分析问题，提出解决办法，才能立于不败之地。

兵家讲战术，重用兵之道，医家论医术，求用药之法。临证所用之药如同麾下战将，故应熟知每味药的性味归经及功用，如此方能做到善用药，疗效卓著。《备急千金要方·食治》曰"药性刚烈，犹若御兵。兵之猛暴，岂容妄发"，应做到"胆欲大而心欲小，智欲圆而行欲方"。清代名医徐大椿指出"《孙武子》十三篇，治病之法尽之矣"，著有《用药如用兵论》，全面阐述用药如用兵的医理。

四、形篇

【原文】

孙子曰：昔之善战者，先为不可胜[1]，以待敌之可胜[2]。不可胜在己[3]，可胜在敌[4]。故善战者，能为不可胜，不能使敌之可胜[5]。故曰：胜可知而不可为[6]。

不可胜者，守也；可胜者，攻也。守则不足[7]，攻则有余[8]。善守者，藏于九地之下[9]；善攻者，动于九天之上[10]；故能自保而全胜也。

古之所谓善战者胜，胜于易胜者也。故善战者之胜也，无智名[11]，无勇功。故其战胜不忒[12]。不忒者，其所措必胜，胜已败者也[13]。故善战者，立于不败之地，而不失敌之败[14]也。是故胜兵先胜[15]而后求战，败兵先战而后求胜[16]。

【注释】

[1] 先为不可胜：首先造成一种不可被敌军战胜的形势。为，造成；不可胜，不可被战胜。

[2] 待敌之可胜：等待敌人有可能被我军战胜的机会。

［3］在己：在于自己。引申为决定于自己。

［4］在敌：在于敌人。引申为决定于敌人。

［5］不能使敌之可胜：不可能强使敌军提供被我军战胜的机会。使，强使。

［6］不可为：不可以强求。为，强求。

［7］守则不足：在兵力不足时应着重防守。

［8］攻则有余：在兵力充足时才发起进攻。

［9］藏于九地之下：将军队隐藏在很深的地下，使敌人莫测虚实。九，古人常用"九"表示数的极点。

［10］动于九天之上：军队进攻如同从天而降，既出其不意又势不可挡。

［11］无智名：没有多智多谋的名声。智，智谋；名，名声。

［12］战胜不忒：打胜仗不会有差错。忒，差或差错。

［13］胜已败者也：战胜已经处于必败之地的敌人。

［14］不失敌之败：不放过使敌人失败的机会。失，丧失。

［15］胜兵先胜：胜兵，打胜仗的军队；先胜，事先取得必胜的形势。

［16］败兵先战……求胜：打败仗的军队是因为先打仗而后再谋求胜利。败兵，打败仗的军队；求胜，谋求胜利。

【选注】

1. 曹操曰："军之形也，我动彼应，两敌相察，情也。"

2. 张预曰："己有备则胜可知，敌有备则不可为。吾所以守者，谓取胜之道有所不足，故且待之。吾所以攻者，谓胜敌之事已有其余，故出击之。言非百胜不战，非万全不斗也。后人谓不足为弱，有余为强者，非也。"

3. 张预曰："力战而求胜，虽善者亦有败时。既见于未形，察于未成，则百战百胜，而无一差忒矣。计谋先胜，然后兴师，故以战则克。尉缭子曰：'兵不必胜，不可以言战；攻不必拔，不可以言攻。'谓危事不可轻举也。又曰：'兵贵先胜于此，则胜彼矣；弗胜于此，则弗胜彼矣。'此之谓也。"（《孙子十家注》）

【讨论】

如何做到"知彼知己"？关键是要掌握敌我双方的情况，要做到有备无患，不要被假象所迷惑。孙子讲求"道、天、地、将、法"之"五事七计"，对战争各方面进行总体把握、系统分析；关于行军布阵之类战术问题，兵家也无不讲求天、地、人的相互关联，各种条件在战争进程中的有序变化，奇正相生，相反相成，最后达到克敌制胜的目的。

【原文】

善用兵者，修道而保法[1]，故能为胜败之政[2]。

兵法：一曰度[3]，二曰量[4]，三曰数[5]，四曰称[6]，五曰胜[7]。地生度，度生量，量生数，数生称，称生胜。故胜兵若以镒称铢[8]，败兵若以铢称镒。胜者之战民[9]也，若决积水于千仞之溪[10]者，形[11]也。

【注释】

[1] 修道而保法：修道，修明治道；保法，保持法度、严明法度。

[2] 为胜败之政：为，成为；政，正，引申为主宰。

[3] 度：度量。这里是指土地幅员的大小。

[4] 量：容量、数量。这里是指人口和物质资源的数量。

[5] 数：数量。这里是指兵员的数量。

[6] 称：衡量。这里是指衡量敌我双方实力的对比情况。

[7] 胜：胜利。这里是指取胜的可能性。

[8] 以镒称铢：以很重的事物去称量很轻的事物，自然是轻重悬殊。镒、铢，都是古代的计量单位，一镒等于二十四两，一两等于二十四铢。

[9] 战民：作战的人，即士卒。

[10] 决积水……之溪（xī）：冲开积水从千仞之高的山顶山涧冲下来。决，冲决；溪，山涧。

[11] 形：由军事实力而造成的形势。

【选注】

1. 杜牧曰："道者，仁义也；法者，法制也。善用兵者，先修理仁义，保守法制，自为不可胜之政，伺敌有可败之隙，则攻能胜之。"

2. 曹操曰："善用兵者，先自修治为不可胜之道，保法度不失敌之败乱也。"（《孙子十家注》）

【讨论】

孙子强调善于用兵的人应重视"修道而保法"，修明政治，严肃法度，以造成我方必胜的态势。同时，物质资源、军队、兵员及综合实力等方面对敌我双方的情况进行详细的比较与衡量，确认已形成必胜形势后，方才用兵。

五、势篇

【原文】

孙子曰：凡战者，以正合[1]，以奇胜[2]。故善出奇者，无穷如天地，不竭如江河。终而复始，日月是也。死而复生，四时是也。声不过五[3]，五声之变，不可胜听[4]也；色不过五[5]，五色之变，不可胜观也；味不过五[6]，五味之变，不可胜尝也；战势不过奇正，奇正之变，不可胜穷也。奇正相生，如循环之无端，孰能穷之？

【注释】

[1] 正合：正，正兵、正道；合，会合、交战。

[2] 以奇胜：以奇兵取胜，出奇计制胜。

[3] 五：这里是指宫、商、角、徵、羽五种音调。

[4] 不可胜听：指听不尽的音乐。胜，作"尽"解。

［5］色不过五：指自然界基本颜色不过红、黄、青、黑、白五种。

［6］味不过五：指酸、辛、咸、甘、苦五种基本滋味。

【选注】

1. 杜佑曰："正者当敌，奇者从傍击不备；以正道合战，以奇变取胜也。"

2. 王晳曰："奇正者，用兵之钤键，制胜之枢机也。临敌运变，循环不穷，穷则败也。"

3. 张预曰："奇亦为正，正亦为奇，变化相生，若循环之无本末，谁能穷诘？"（《孙子十家注》）

【讨论】

正兵与奇兵是辩证的统一，奇中有正，正中有奇，奇正相生，变化无穷。孙子充分肯定奇正之间互相转变、不可胜穷的辩证关系，强调要善用奇兵，克敌制胜，决不可拘泥于原则条文。这种圆活的用兵方法提示临证治病要灵活变通，不拘成法，可采用奇正相生之法。出奇制胜在中医药学中可体现在治疗、用药等各个方面，临证治疗时应在守常的基础上善于达变出奇，才能左右逢源、奇发巧中。

【原文】

孙子曰：乱生于治[1]，怯生于勇[2]，弱生于强[3]。治乱，数也[4]；勇怯，势也[5]；强弱，形也[6]。故善动敌者，形之，敌必从之[7]；予之，敌必取之。以利动之[8]，以卒待之[9]。

【注释】

［1］乱生于治：能够示敌以乱是来源于严格有序的军事训练和管理。

［2］怯生于勇：能够示敌以怯是来源于将士们有勇敢顽强的素质。

［3］弱生于强：能够示敌以弱是来源于军队有强大的实力。

［4］治乱数也：军队的治或乱是由编制和组织是否合理决定的。数，指"分数"，即军队的编制和组织。

［5］勇怯势也：士卒的勇敢或畏怯是由战争态势的有利或不利决定的。

［6］强弱形也：军队战斗力的强大或弱小是由双方军队的实力显现的。

［7］形之敌必从之：指示敌以形，敌军便会跟着走。形之，示敌以形。

［8］以利动之：以利益调动敌军。

［9］以卒待之：以重兵等待敌军到来，以便聚而歼之。卒，泛指军队。

【选注】

1. 张预曰："能示敌以纷乱，必己之治也；能示敌以懦怯，必己之勇也；能示敌以羸弱，必己之强也。皆匿形以误敌人。"

2. 何廷锡曰："敌贪我利，则失行列；利既能动，则以所待之卒击之，无不胜也。"

3. 梅尧臣曰："治则能伪为乱，勇则能伪为怯，强则能伪为弱。"（《孙子十家注》）

【讨论】

孙子深刻地认识到战争中的一些矛盾，以及这些矛盾的相互依存、相互转化的关系。他提出了一系列的矛盾对立的范畴，这些矛盾对立不仅互相依存，而且通过一定的条件向对立面转化。

六、虚实篇

【原文】

孙子曰：凡先处战地而待敌者佚[1]，后处战地而趋战[2]者劳。故善战者，致人而不致于人[3]。能使敌人自至者，利之也[4]；能使敌人不得至者，害之也。故善攻者，敌不知其所守；善守者，敌不知其所攻。微乎[5]微乎，至于无形；神[6]乎神乎，至于无声，故能为敌之司命[7]。故形兵之极[8]，至于无形。无形则深间[9]不能窥，智者不能谋。因形而措胜于众[10]，众不能知。人皆知我所以胜之形[11]，而莫知吾所以制胜之形[12]。故其战胜不复[13]引，而应形于无穷[14]。

【注释】

[1] 待敌者佚：待，等待；佚，安逸、从容。

[2] 趋战：仓促应战。趋，快步而行。

[3] 致人而不致于人：能调动敌人而自己却不为敌所动。致，招致。

[4] 利之也：对之有利。这里是指对敌人有利。

[5] 微乎：微，微妙；乎，语气词。

[6] 神：神奇。

[7] 为敌之司命：能主宰敌军。司命，命运的主宰。

[8] 形兵之极：形兵，伪装示形于敌之兵；极，极点。

[9] 深间：深藏的间谍。

[10] 因形而措胜于众：依据敌方的情况，采取灵活的措施，取得了胜利，并呈现在众人面前。因，依据；措，措施、措置。

[11] 形：形态、形状，这里是指作战方法。

[12] 莫知吾所以制胜之形：不知道我军所以能够克敌制胜的奥秘。形，隐形。

[13] 战胜不复：不重复使用克敌制胜的手段。

[14] 应形于无穷：战术应适应敌情的变化无穷。

【选注】

1. 张预曰："致敌来战，则彼势常虚；不往赴战，则我势常实。此乃虚实彼我之术也。攻守之术，微妙神密，至于无形之可睹，无声之可闻，故敌人死生之命，皆主于我也。"

2. 梅尧臣曰："兵本有形、虚实不露，是以无形，此极致也。虽使间者以情钧，智者以谋料，可得乎？"

3. 杜牧曰："敌每有形，我则始能随而应之以取胜。"（《孙子十家注》）

【讨论】

在战争中要善于利用条件，争取主动，即发挥主动性、灵活性，造成敌人的被动，而每次取胜的方法都不会相同。中医临证治疗应随病情的发展，采取同病异治或异病同治的不同方法，随时根据病情变化和病证兼夹而调整方药。正如《吕氏春秋·察今》所言："譬之若良药，病万变，药亦万变，病变而药不变，向之寿民，今为殇子矣。"

【原文】

孙子曰：夫兵形象水，水之行，避高而趋下；兵之形，避实而击虚。水因地而制流[1]，兵因敌而制胜。故兵无常势[2]，水无常形；能因敌变化而取胜者，谓之神[3]。故五行无常胜[4]，四时无常位[5]，日有短长，月有死生[6]。

【注释】

[1] 因地而制流：因，依；地，地势；制，决定、形成；流，流向。

[2] 兵无常势：用兵打仗，没有一成不变的态势。

[3] 神：神奇。

[4] 五行无常胜：五行没有哪一行是永远占优势的。

[5] 四时无常位：四时没有哪一季是常驻不动的。

[6] 死生：指月亮的盈亏。

【选注】

1. 曹操曰："势盛必衰，形露必败，故能因敌变化，取胜若神。"

2. 王晳曰："兵有常理，而无常势；水有常性，而无常形。兵有常理者，击虚是也；无常势者，因敌以应之也。水有常性者，就下是也；无常形者，因地以制之也。"

3. 张预曰："言五行之休王，四时之代谢，日月之盈圆，皆如兵势之无定也。"（《孙子十家注》）

【讨论】

在战场上，一切因时因地制宜，灵活运用虚实原则。要"因敌而制胜"，千篇一律、一成不变的模式是没有的。这里提出的顺势思想是中华民族思维方式的一个重要方面。方法虽多种，最重要的是根据不同的情况灵活变化，因势利导，顺势而行。即"势者，因利而制权也"。以兵道之顺势观念治疗疾病，需因人、因时、因地制宜，区别对待，从而制定出适宜的治法与方药，以期全效。因势利导为兵家常用之策，医家亦将其作为重要的治疗原则。

七、军争篇

【原文】

孙子曰：凡用兵之法，将受命于君，合军聚众[1]，交和而舍[2]，莫难于军争[3]。军争之难者，以迂为直[4]，以患为利[5]。故迂其途而诱之以利[6]，后人发[7]，先人至，此知迂直之计者也。

故兵以诈立，以利动，以分合为变[8]者也。

先知迂直之计者胜，此军争之法也。

【注释】

[1] 合军聚众：把人们聚集起来，组成军队。合，集合、会集。

[2] 交和而舍：两军处于对峙状态。交，相交；合，古代的军门称为合门；舍，驻扎。

[3] 军争：在作战中，争取夺得有利条件。

[4] 以迂为直：把迂回曲折的弯路变为近便的直路。迂，迂回、曲折；直，径直。

[5] 以患为利：把有害的事情变得有利。

[6] 故迂其途……以利：故意走迂回道路，以小利引诱敌军，将其吸引到别的方向。

[7] 后人发：比敌军后出动。

[8] 以分合为变：根据敌情的变化或集中兵力或分散兵力，灵活机动。

【选注】

1. 曹操曰："从始受命，至于交和，军争难也。"

2. 张预曰："与人相对面争利，天下之至难也。"

3. 梅尧臣曰："远其途，诱以利，款之也。后其发，先其至，争之也。能知此者，变迂转害之谋也。"

4. 王晢曰："量敌审轻重而动，又知迂直必胜之道也。"（《孙子十家注》）

【讨论】

在作战中，要发挥主观能动性，争取主动，避实就虚。《内经》中巨刺的方法和"待衰而治"的思路，正是受避实就虚、击惰远锐之古代兵家战术的启发。

八、九变篇

【原文】

孙子曰：凡用兵之法，将受命于君，合军聚众。圮地无舍[1]，衢地合交[2]，绝地无留[3]，围地则谋[4]，死地则战[5]。途有所不由[6]，军有所不击，城有所不攻，地有所不争，君命有所不受。

故将通于九变[7]之利者，知用兵矣。是故智者之虑，必杂[8]于利害。杂于利，而务可信[9]也；杂于害，而患可解也。

故用兵之法，无恃其不来，恃吾有以待也；无恃其不攻，恃吾有所不可攻也。

【注释】

[1] 圮（pǐ）地无舍：在山林、险阻、沼泽之地不能宿营。圮，倒塌、毁坏。

[2] 衢（qú）地合交：在与多国相邻的地方要重视与邻国结交。

[3] 绝地无留：在缺乏生存条件或地形十分险恶的地方，不能停留。

[4] 围地则谋：在四面地形险恶、敌军可任意往来而我军难以出入的地区，应设

计谋尽快离开。

[5]死地则战：当陷入前无进路、后有追兵的死地时，只有与敌作决死之战。

[6]途有所不由：有的道路不能走。

[7]九变：指从"圮地无合"到"地有所不争"的九事权变。

[8]杂：掺杂、混合。

[9]务可信：任务可以完成。信，通"伸"，引申为完成、成功。

[10]无恃其不来：不要寄希望于敌军不来进犯。恃，依恃、依靠。

【选注】

1. 张预曰："变者，不拘常法，临事适变，从宜而行之之谓也。凡与人争利，必知九地之变，故次《军争》。"

2. 贾林曰："九变，上九事将帅之任机权，遇势则变，因利则制，不拘常道，然后得其通变之利。变之则九，数之则十，故君命不在常变例也。"

3. 张预曰："智者虑事，虽处利也，必思所以害；虽处害地，必思所以利。此亦通变之谓也。"

4. 杜佑曰："安则思危，存则思亡，常有备。"（《孙子十家注》）

【讨论】

兵家强调防于未乱，谋算在先，平时做到有备无患，才能立于不败之地。"为之于未有，治之于未乱""天下虽安，忘战必危"（《司马法·仁本》）。这种预防思想有普遍指导意义。对于疾病，医家同样主张"不治已病治未病"。《素问·四气调神大论》提出"圣人不治已病治未病，不治已乱治未乱；夫病已成而后药之，乱已成而后治之，譬犹渴而穿井，斗而铸锥，不亦晚乎！"生动地将战备国防与疾病预防联系起来论述，清楚地说明了"防重于治"的重要性。

【原文】

孙子曰：故将有五危：必死[1]，可杀[2]也；必生[3]，可虏也；忿速[4]，可侮[5]也；廉洁[6]，可辱[7]也；爱民，可烦[8]也。凡此五者，将之过也，用兵之灾也。覆军杀将，必以五危，不可不察也。

【注释】

[1]必死：死打硬拼。

[2]杀：诱杀。

[3]必生：一味贪生。

[4]忿速：偏激、性情急躁。

[5]侮：凌侮、羞辱。

[6]廉洁：重视人格名誉。

[7]辱：侮辱。

[8]烦：烦劳、烦扰。

【选注】

1. 张预曰:"勇而无谋,必欲死斗,不可与力争,当以奇伏诱致而杀之。故《司马法》曰:'上死不胜。'言将无策略,只能以死先士卒,则不胜也。"

2. 曹操曰:"疾急之人,可忿怒侮而致之也。"

3. 杜牧曰:"此言敌人若高壁固垒,欲老我师,我势不可留,利在速战。揣知其将多忿急,则轻侮而致之;性本廉洁,则污辱之。如诸葛孔明遗司马仲达以巾帼,欲使怒而出战。仲达之才,犹不胜其忿,况常才之人乎?"

4. 曹操曰:"出其所必趋,爱民者,则必倍道兼行以救之;救之则烦劳也。"(《孙子十家注》)

【讨论】

欲争取主动,必须充分发挥人的主观能动作用,对具体情况进行具体分析,根据敌方的特点,促使战局向有利于己方的方向发展。要紧紧抓住敌方的弱点取得胜利,甚至可以利用其优点做文章,使其变成弱点。这种能从优点中看到缺点的观念,是对矛盾转化规律较为深刻的认识,既体现了唯物主义认识论的如实反映现实的精神,也体现了从矛盾双方的特点去认识事物的辩证法思想。

九、行军篇

【原文】

孙子曰:敌近而静者,恃其险也;远而挑战者,欲人之进[1]也;其所居易[2]者,利也。众树动者,来也;众草多障[3]者,疑也;鸟起者,伏也;兽骇者,覆[4]也;尘高而锐者,车来也;卑而广[5]者,徒[6]来也;散而条达[7]者,樵采也;少而往来[8]者,营军也。辞卑而益备[9]者,进也;辞诡而强进驱[10]者,退也;轻车先出居其侧者,陈[11]也;无约而请和者,谋也;奔走而陈兵车者,期也[12];半进半退[13]者,诱也。倚杖而立者,饥也;汲而先饮者,渴也;见利而不进者,劳也。鸟集[14]者,虚也;夜呼者,恐也;军扰者,将不重也[15];旌旗动者,乱也;吏怒[16]者,倦也;粟马肉食[17],军无悬缶[18],不返其舍者,穷寇[19]也。谆谆翕翕[20]徐与人言[21]者,失众[22]也;数赏[23]者,窘也;数罚者,困也;先暴[24]而后畏其众者,不精[25]之至也;来委谢[26]者,欲休息也。兵怒而相迎[27],久而不合[28],又不相去,必谨察之。

【注释】

[1]欲人之进:希望对方的军队轻进。

[2]易:平易。此处是指平坦地带。

[3]众草多障:敌军在杂草丛生的地方设置了许多障碍。众草,杂草。

[4]覆:倾覆、遮蔽。这里是指敌军大举进攻,蔽天盖地而至。

[5]卑而广:尘土飞扬不高但面很宽广。卑,低下。

［6］徒：徒步。此处是指步兵。

［7］散而条达：散，分散；条达，细长貌。

［8］少而往来：飞起的尘土少而且是一来一往，此起彼落。

［9］辞卑而益备：敌方表面上言辞谦卑，实际上却在加强战备。

［10］辞诡而强进驱：以诡诈的言辞作掩护，勉强驱军前进。

［11］陈：同"阵"。这里是指布阵。

［12］期也：期望、期求。

［13］半进半退：进进退退、似进似退。

［14］鸟集：军营之上鸟雀群集，表明敌营空虚无人。

［15］将不重也：敌将不持重。重，持重。

［16］吏怒：这里是指敌军军官躁怒。

［17］粟马肉食：粟，粮食，这里作动词用。粟马，以粟喂马。肉食，这里是指宰杀牲口食肉。

［18］军无悬瓿：军中把炊具都收拾起来了。瓿，汲水用的瓦罐，这里泛指炊具。

［19］穷寇：无路可走，决意拼死突围的敌军。

［20］谆谆翕翕：谆谆，教诲不倦；翕翕，和合的样子。

［21］徐与人言：敌军长官对士卒讲话显出一副诚恳和气的样子。徐，缓慢。

［22］失众：失去了众人之心。

［23］数赏：一再地奖赏。

［24］暴：暴虐、施暴。

［25］精：精明。

［26］委谢：委，委质，遗礼。古人相见，多执贽以为礼，故称"委质"或"委贽"。谢，谢罪，这里指的是赔礼道歉。

［27］兵怒而相迎：敌军盛怒而来。

［28］久而不合：指敌军久久地不发起进攻。

【讨论】

为了真正了解矛盾的敌我双方，"知彼知己"，除了对双方及整个环境进行具体分析外，还要透过事物的表面现象，去掌握事物的本质。《孙子兵法》根据长期作战的经验，提出了透过战场环境的某些现象去判断敌军的行止。战场情势复杂多变，必须善于观察分析，不要被假象所迷惑。

十、地形篇

【原文】

孙子曰：故兵有走[1]者、有弛者[2]、有陷者[3]、有崩者[4]、有乱者[5]、有北[6]者。凡此六者，非天之灾，将之过也。夫势均以一击十，曰走；卒强吏弱，曰弛；吏强卒弱，曰陷；大吏怒而不服[7]，对敌怼[8]而自战，将不知其能，曰崩；将弱不严，教道不明，吏卒无常[9]，陈兵纵横[10]，曰乱；将不能料敌，以少合众，以弱击强，兵无选锋[11]，曰北。凡此六者，败之道也，将之至任，不可不察也。

【注释】

[1] 走：败北、逃走。

[2] 弛者：指士气不高、纪律涣散。

[3] 有陷者：士卒毫无斗志，只靠为将者孤身对敌，以致全军覆灭的军队。

[4] 有崩者：溃逃四散。崩，崩溃。

[5] 有乱者：管理无序、杂乱无章。

[6] 北：败北。

[7] 大吏怒而不服：高级军官心怀怨恨，不服从调遣。

[8] 怼：怨愤。

[9] 常：法纪。

[10] 陈兵纵横：布兵列阵杂乱无章。

[11] 兵无选锋：没有经过挑选的精锐先头部队。

【选注】

1. 张预曰："凡此六败，咎在人事。"

2. 曹操曰："吏不能统，故弛坏。吏强欲进，卒弱辄陷，败也。"

3. 陈皞曰："一曰不量寡众，二曰本乏刑德，三曰失于训练，四曰非理兴怒，五曰法令不行，六曰不择骁果，此名六败也。"（《孙子十家注》）

【讨论】

老子"反者道之动""弱生于强"，言转化乃必然趋势。《孙子兵法》则认为，必须注重转化之条件，在没有转化的条件之前，弱还是弱，强还是强，弱不能胜强。因而一切以条件为转移，乃规律也。

【原文】

孙子曰：故战道[1]必胜，主曰无战[2]，必战可也；战道不胜，主曰必战，无战可也。故进不求名，退不避罪，惟民是保，而利合于主[3]，国之宝也。

视卒如婴儿，故可与之赴深溪；视卒如爱子，故可与之俱死。厚而不能使[4]，爱而不能令，乱而不能治，譬若骄子，不可用也。知吾卒之可以击[5]，而不知敌之不可击，胜之半也；知敌之可击，而不知吾卒之不可以击，胜之半也；知敌之可击，知吾卒之可以击，而不知地形之不可以战，胜之半也。故知兵者，动而不迷[6]，举而不穷[7]。故曰：知彼知己，胜乃不殆；知天知地，胜乃可全。

【注释】

[1] 道：规律。

［2］主曰无战：君主讲不能战。

［3］利合于主：对君主有利。

［4］厚而不能使：厚，厚待；使，使用、使唤。

［5］知吾卒之可以击：了解自己的军队可以作战。

［6］动而不迷：采取军事行动而不致发生迷误。

［7］举而不穷：举措千变万化，没有穷尽。

【选注】

1.杜牧曰："进不求战胜之名，退不避违命之罪也。如此之将，国家之珍宝，言其少得也。"

2.梅尧臣曰："厚养而不使，爱宠而不教，乱法而不治，犹如骄子，安得而用也？"

3.李筌曰："人事、天时、地利三者同知，则百战百胜。"（《孙子十家注》）

【讨论】

本篇主要讨论为将者如何善于利用地形之利，以克敌制胜的问题。文中提出了两个重要观点：其一，为将者要全面把握敌我双方的情况，对天时、地利情况都要非常了解。即"知彼知己，胜乃不殆；知天知地，胜乃可全"。其二，必须从战场实际情况和保护人民利益出发，按"战道"即战争规律办事，亲爱士卒，"进不求名，退不避罪，惟民是保，而利合于主"，以克敌制胜。

十一、九地篇

【原文】

孙子曰：用兵之法，有散地，有轻地，有争地，有交地，有衢[1]地，有重地，有圮地，有围地，有死地。诸侯自战之地[2]，为散地。入人之地而不深者[3]，为轻地。我得则利，彼得亦利者，为争地[4]。我可以往，彼可以来者，为交地[5]。诸侯之地三属[6]，先至而得天下之众者[7]，为衢地。入人之地深[8]，背城邑多者，为重地。行山林、险阻、沮泽，凡难行之道者，为圮地[9]。所由入者隘，所从归者迂，彼寡可以击吾之众者，为围地[10]。疾战则存，不疾战则亡者，为死地[11]。是故散地则无战[12]，轻地则无止[13]，争地则无攻[14]，交地则无绝[15]，衢地则合交[16]，重地则掠[17]，圮地则行[18]，围地则谋[19]，死地则战[20]。

【注释】

［1］衢：四通八达的道路。

［2］诸侯自战之地：在本土作战，士卒近家，危急时容易逃散的地区。

［3］入人之地……深者：军队在进入敌境不深的地区作战，士卒离本土不远，情况危急时易于轻返，是谓"轻地"。

［4］争地：双方均占据有利地势。

［5］交地：道路纵横、地势平坦、交通便利的地区。

〔6〕三属：多方毗连，敌我与多方诸侯国相毗邻。三，泛指众多；属，连接、毗邻。

〔7〕先至而……之众者：谁先到达谁就可以得到四周诸侯的援助，这样的地方就称为衢地。

〔8〕入人之地深：进入敌境已远，隔着很多敌国城邑的地区，称为重地。

〔9〕圮地：凡是山林、险要隘路、水网湖沼这类难以通行的地区。

〔10〕围地：入口狭隘、归路迂远、敌人能够以少兵胜我多众的地区。

〔11〕死地：指地势险恶，只有奋勇作战才能生存，不迅速力战就难免覆灭的地区，称为死地。

〔12〕散地则无战：在散地上不宜作战。

〔13〕轻地则无止：军队在"轻地"上不宜停留。止，停留、逗留。

〔14〕争地则无攻：遇到双方必争的要害之地，我方应该先行占据；如果敌人已先期占领，则不要去强攻争夺。

〔15〕交地则无绝：在交地要做到军队部署上能够首尾连贯，互相策应。

〔16〕衢地则合交：在衢地上要加强外交活动，结交诸侯盟友，以为己援。

〔17〕重地则掠：深入敌方腹地，后方接济困难，要"因粮于敌"，就地解决部队的补给问题。掠，掠取、抢掠。

〔18〕圮地则行：军队行进中遇到圮地，必须设法迅速通过。

〔19〕围地则谋：军队如陷入围地，就必须善用计谋来摆脱困境。

〔20〕死地则战：军队如进入死地，就必须奋勇力战，以求脱险。

【选注】

1. 曹操曰："士卒恋土，道近易散。"

2. 李筌曰："卒恃土怀妻子，急则散，是为散地也。"

3. 张预曰："始入敌境，士卒思还，是轻返之地也。"

4. 杜佑曰："谓山水厄口，有险固之利，两敌所争。"

5. 梅尧臣曰："无我无彼，先得先利。"

6. 杜牧曰："我须先至其冲，据其形势，结其旁国也。"

7. 梅尧臣曰："过城已多，津要绝塞，故曰重难之地。"

8. 张预曰："山川险隘，进退不能，粮绝于中，敌临于外，当此之际，励士决战而不可缓也。"

9. 梅尧臣曰："我兵在国，安土怀生，陈则不坚，斗则不胜，是不可战也。"

10. 梅尧臣曰："始入敌境，未背险阻，士心不专，无以战为。勿近名城，勿由通路，以速进为利。"

11. 梅尧臣曰："形胜之地，先据乎利。敌若已得其处，则不可攻。"

12. 杜牧曰："川广地平，四面交战，须车骑部伍首尾联属，不可使之断绝，恐敌人因而乘我。"

13. 王晳曰："四通之境，非交援不强。"

14. 梅尧臣曰："去国既远，多背城邑，粮道必绝，则掠畜积以继食。"

15. 张预曰："难行之地，则不可稽留也。"（《孙子十家注》）

【讨论】

孙子高度重视兵要地理在军事活动中的地位与作用。他从自然地理与人文地理相结合的角度，阐述了战略地理环境的不同类型及其主要特点。孙子把兵要地理区分为九个大类，实际上它们可以大概划分为两个类型，一是自己国土内的"散地"，另一是敌人国土内的"重地"。

【原文】

孙子曰：所谓古之善用兵者，能使敌人前后不相及[1]，众寡不相持[2]，贵贱[3]不相救，上下不相扶；卒离而不集[4]，兵合而不齐[5]。合于利而动，不合于利而止。敢问："敌众整[6]而将来，待之若何？"曰："先夺其所爱，则听矣[7]。"兵之情主速[8]，乘人之不及。由不虞之道[9]，攻其所不戒也。凡为客之道[10]，深入则专[11]，主人不克[12]。掠于饶野[13]，三军足食。谨养而勿劳，并气积力，运兵计谋，为不可测[14]。

【注释】

[1] 前后不相及：前后，前军与后军；及，策应、配合。

[2] 众寡不相持：众寡，大部队与小部队；持，依持、协同。

[3] 贵贱：军官与士卒。

[4] 离而不集：离，离散；集，集合。

[5] 合而不齐：合，集合；齐，整齐、统一。

[6] 众整：众，众多；整，严整。

[7] 听矣：听从我方的摆布。听，听从。

[8] 情主速：情，情理；速，快速。

[9] 由不虞之道：经由敌方料想不到的道路。虞，料想。

[10] 为客之道：我军进入敌方领土作战时应遵循的规律。

[11] 深入则专：深入敌境作战，将士们就会同心协力，意志专一。

[12] 主人不克：本土作战的军队往往不能战胜入侵的军队。主人，本土作战的军队；克，克服。

[13] 掠于饶野：掠，抢掠；饶野，富饶的原野。

[14] 不可测：不可被揣测。

【选注】

1. 王晳曰："将有优劣则然；要在于奇正相生，手足相应也。"

2. 梅尧臣曰："然能使敌若此，当须有利则动，无利则止。"

3. 陈皞曰："此言敌人有不及不虞不戒之便，则须速进，不可迟疑也。盖孙子之旨，言用兵贵疾速也。"

4. 王晳曰："谨养谓抚慰。饮食周谨之。并锐气、积余力、形藏谋密，使敌不测，

佚其有可胜之隙，则进之。"（《孙子十家注》）

【讨论】

兵之将相，职在保家卫国，富国强民；医之为道，所以治病救人。治国与治病，虽事异而理同。兵家的战略战术与医家的治则治法相通，兵家的弱守强攻和医家的虚补实泻是他们在处理攻守和虚实两对矛盾时的基本手法。医家治则治法，恰如兵家战略战术，临证施治，犹如陈兵布伍，调将遣卒，时而大举进攻，尽量灭敌，采用峻补峻泻之药以养正攻邪；时而准备粮草，补充兵员，采用药食同源之谷肉果菜以修身养性。

本文强调"兵之情主速"，对医家攻邪宜速具有参考价值。《医旨绪余》云："故以攻疾为急，疾去而后调养，是乃靖寇安民之法"。

本文亦对预防养生策略有所裨益，既要"谨养而勿劳，并气积力，运兵计谋，为不可测"；也要"实而备之""致人而不致于人"，慎战而先胜。

十二、火攻篇

【原文】

孙子曰：凡火攻有五：一曰火人[1]，二曰火积[2]，三曰火辎[3]，四曰火库[4]，五曰火队[5]。行火必有因[6]，烟火必素具[7]。发火有时[8]，起火有日。时者，天之燥也[9]；日者，月在箕、壁、翼、轸[10]也；凡此四宿者[11]，风起之日也。

【注释】

[1] 火人：焚烧敌军人马。火，名词活用作动词，焚烧的意思。以下"火积"等之"火"义同。

[2] 火积：焚烧敌军的粮秣物资。积，积聚、积蓄，此处指粮草。

[3] 火辎：焚烧敌军的辎重。

[4] 火库：焚烧敌军的物资仓库。

[5] 火队：焚烧敌军的军事交通和转运设施。队，通"隧"，道路。

[6] 行火必有因：实施火攻必须具备一定的条件。

[7] 烟火必素具：发火用的器材必须平常准备就绪。烟火，火攻的器具和燃料等物。素，平常、经常的意思。具，准备妥当。

[8] 发火有时：根据天时条件而实施火攻。

[9] 时者天之燥也：火攻应在气候干燥时进行。燥，气候干燥。

[10] 箕壁翼轸：中国古代星宿的名称，是二十八宿中的四个。其中，箕属东方苍龙七宿之一，壁属北方玄武七宿之一，翼、轸属南方朱雀七宿。

[11] 凡此四宿者：指凡月球行经箕、壁、翼、轸这四个星宿时，正是起风便于火攻的时候。古人认为，月亮运行到箕、壁、翼、轸这四个星宿位置时多风。

【选注】

1. 梅尧臣曰："焚其委积，以困刍粮。"

2. 张预曰："焚其辎重，使器用不供。"

3. 梅尧臣曰："焚其库室，以空蓄聚。"

4. 贾林曰："烧绝粮道及转运也。"

5. 李筌曰："因奸人而内应也。"

6. 张预曰："凡火攻，皆因天时燥旱，营舍茅竹，积刍聚粮，居近草莽，因风而焚之。"

7. 曹操曰："烟火，烧具也。"

8. 张预曰："贮火之器，燃火之物，常须预备，伺便而发。"(《孙子十家注》)

【原文】

凡火攻，必因五火之变而应之[1]。火发于内，则早应之于外[2]。火发兵静者[3]，待而勿攻，极其火力[4]，可从而从之[5]，不可从而止。火可发于外，无待于内[6]，以时发之[7]。火发上风[8]，无攻下风[9]。昼风久，夜风止。[10]凡军必知有五火之变，以数守之[11]。

【注释】

[1] 必因五火之变而应之：应当根据五种不同情况而灵活处置。因，根据、利用；应，策应、接应、采取对策。

[2] 早应之于外：及早用兵在外面进行策应。

[3] 火发兵静者：兵，此处指敌军；静，安静、沉着、不慌乱。

[4] 极其火力：让火势烧到最旺之时。

[5] 可从而从之：用兵进攻。

[6] 无待于内：不必等待内应。

[7] 以时发之：根据气候、月象的情况实施火攻。以，根据、依据。

[8] 上风：风向的上方。

[9] 下风：风向的下方。

[10] 昼风久夜风止：白天风刮久了，夜里风势就会止息。

[11] 以数守之：等候具备火攻的条件。数，星宿运行度数，此处引申为实施火攻的条件；守，等待、等候。

【选注】

1. 梅尧臣曰："因火为变，以兵应之。"

2. 张预曰："火才发于内，则兵急击于外；表里齐攻，敌易惊乱。"

3. 贾林曰："得时即应发，不可拘于常势也。"

4. 梅尧臣曰："逆火势，非便也。"

5. 张预曰："昼起则夜息，数当然也。故老子曰：飘风不终朝。"

6. 张预曰："不可止知以火攻人，亦当防人攻己。推四星之度数，知风起之日，则严备守之。"(《孙子十家注》)

【原文】

孙子曰：夫战胜攻取，而不修其功者凶[1]，命曰"费留"[2]。故曰：明主虑之，良将修之[3]。非利不动，非得不用[4]，非危不战。主不可以怒而兴师，将不可以愠而攻战。合于利而动，不合于利而止。怒可以复喜，愠可以复悦；亡国不可以复存，死者不可以复生。故明君慎之，良将警之，此安国全军之道也。

【注释】

[1]不修其功者凶：对于进行火攻有功的人不举功行赏，就会有凶险。修，修举。

[2]费留：吝惜费用。

[3]修之：认真地对待。

[4]非得不用：非有取得胜利的把握不可轻易用兵。

【选注】

1.李筌曰："明主贤将，非见利不起兵，非至危不战。"

2.张预曰："不可因己之喜怒而用兵，当顾利害所在。尉缭子曰：'兵起非可以忿也；见胜则兴，不见胜则止。'"

3.张预曰："君常慎于用兵，则可以安国；将常戒于轻战，则可以全军。"（《孙子十家注》）

【讨论】

本文指出水攻与火攻都是属于进攻敌军的辅助手段，两者各有其特点，为将者必须谨慎选择。要"合于利而动，不合于利而止"，要从"安国全军"的大局出发，赏罚分明，进退有变，决不可凭一时的意气用事，导致灾难性后果。

十三、用间篇

【原文】

孙子曰：凡兴师十万，出征千里，百姓之费，公家之奉，日费千金；内外骚动，怠于道路，不得操事[1]者，七十万家[2]；相守[3]数年，以争一日之胜。而爱爵禄百金[4]，不知敌之情者，不仁之至也，非民之将也[5]，非主之佐也，非胜之主[6]也。故明君贤将，所以动而胜人[7]，成功出于众者，先知[8]也。先知者，不可取于鬼神[9]，不可象于事[10]，不可验于度[11]，必取于人，知敌之情者也。

【注释】

[1]操事：操持农事。操，操持。

[2]七十万家：古代制度是，一家从军，需要七家负担运输军粮等各种劳役。因此，出兵十万，便有七十万家不能正常操持家事。

[3]相守：与敌军对峙。

〔4〕爱爵禄百金：吝惜奖赏给人们以官位、俸禄和钱财。爱，爱惜，这里是指吝啬。

〔5〕非民之将也：不懂得用人的将领。

〔6〕非胜之主：不是能主宰打胜仗的人。

〔7〕所以动而胜人：之所以每次打仗都能战胜敌人。动，行动，这里是指打仗的军事行动。

〔8〕先知：预先知道、预先掌握。

〔9〕取于鬼神：取，取得、获取；鬼神，相信鬼神的迷信活动。

〔10〕不可象于事：不可能用对等相似事物的类比中去推想出敌情。象，比象、类比、比推。

〔11〕不可验于度：不可用主观的计度去检验所获得的敌情是否准确。

【选注】

1.曹操、李筌曰："战者必用间谍，以知敌之情实也。"

2.梅尧臣曰："主不妄动，动必胜人；将不苟功，功必出众。所以者何也，在预知敌情也。"

3.张预曰："鬼神象类度数，皆不可以求先知，必因人而后知敌情也。"（《孙子十家注》）

【原文】

故用间有五：有因间[1]，有内间，有反间，有死间，有生间。五间俱起，莫知其道[2]，是谓神纪[3]，人君之宝也。因间者，因其乡人而用之。[4]内间者，因其官人而用之。[5]反间者，因其敌间而用之。[6]死间者，为诳事于外[7]，令吾间知之，而传于敌间也[8]。生间者，反报也。[9]

【注释】

〔1〕因间：乡间。

〔2〕五间俱起……其道：五种间谍同时使用，使得任何敌人都无法摸清我们用间的行动规律。俱，全、一起；道，规律、途径。

〔3〕神纪：神妙莫测之道。纪，方法、法度。

〔4〕因间者……而用之：内间就是指利用敌国当地普通人作为己方的间谍。因，根据、依据，引申为利用；乡人，敌国的普通人。

〔5〕内间者……而用之：收买敌国的官吏为间谍。官人，指敌方的官吏。

〔6〕反间者……而用之：收买和利用敌方的间谍，使其为我所用。

〔7〕为诳事于外：故意向外散布虚假的情况来欺骗和迷惑对手。诳，欺骗、瞒惑。诳事，假情报。

〔8〕令吾间……敌间也：让我方间谍了解自己故意散布虚假的假情报并传给敌方间谍，诱使敌人上当受骗。在这种情况下，事发之后，我方间谍往往难免一死，所以称之为"死间"。

［9］生间者反报也：生间是那些到敌方了解情况后能够活着回来报告敌情的人。反，同返。

【选注】

1. 张预曰："因间当为乡间，故下文云'乡间可得而使'。"

2. 王晳曰："五间俱起，人之不测。"

3. 张预曰："神妙之纲纪。"

4. 张预曰："因敌国人，知其底里，就而用之，可使伺候也。"

5. 梅尧臣曰："因其官属，结而用之。"

6. 杜牧曰："敌有间来窥我，我必先知之，或厚赂诱之，反为我用，或佯为不觉，示以伪情而纵之，则敌人之间，反为我用也。"

7. 王晳曰："诈吾间，使敌得之，间以吾诈告敌，事决必杀之也。"

8. 张预曰："选智能之士，往视敌情，归以报我。"（《孙子十家注》）

【原文】

故三军之事，莫亲于间[1]，赏莫厚于间[2]，事莫密于间[3]。非圣智不能用间[4]，非仁义不能使间[5]，非微妙不能得间之实[6]。微哉！微哉！无所不用间也[7]。间事未发[8]，而先闻者，间与所告者皆死[9]。

【注释】

［1］莫亲于间：指关系的亲密无过于所委派的间谍。

［2］赏莫厚于间：军中的赏赐，没有比间谍所受更为优厚的。

［3］事莫密于间：军机事务没有比间谍之事更为机密的。

［4］非圣智不能用间：不是才智超群的人不能使用间谍。

［5］非仁义不能使间：指如果吝啬金钱、爵禄，不能做到以诚相待，就无法使间谍乐于效命。

［6］非微妙……得间之实：指如果不能够做到用心精细、手段巧妙，就无从对所获取情报的真伪进行正确的分析判断。微妙，这里指用心精密、手段巧妙；实，实情。

［7］无所不用间也：指无时无地皆可使用间谍。

［8］间事未发：指间谍之事还未施行开展。

［9］而先闻者……皆死：间谍之事先行暴露，则间谍和知情者必须杀掉，以灭其口。先闻，事先知道，即暴露。

【选注】

1. 张预曰："三军之士，然皆亲抚，独于间者以腹心相委，是最为亲密也。"

2. 王晳曰："军功之赏，莫厚于此。"

3. 张预曰："圣则事无不通，智则洞照几先，然后能为间事。"

4. 张预曰："仁则不爱爵赏，义则果决无疑，既唉以厚利，又待以至诚，则间者竭力。"

5. 张预曰："须用心渊微精妙，乃能察其真伪。"

6. 王晳曰："当事事知敌之情也。"

7. 张预曰："间敌之事，谋定而未发，忽有闻者来告，必与间俱杀之。一恶其泄，一灭其口。"（《孙子十家注》）

【讨论】

由于孙子充分认识到战争的胜败取决于决定胜败的客观条件，因此他反对宗教迷信唯心主义的战争指导思想。"故明君贤将，所以动而胜人，成功出于众者，先知也。"

"先知者，不可取于鬼神，不可象于事，不可验于度，必取于人，知敌之情者也。"这是说战争的胜利决定于先知，先知不是祈求鬼神得到的，也不是只从事物的现象去类比，或者对事物作无根据的推断，而是决定于人，决定于对敌情的了解与把握。这种认识的科学价值已经超出军事科学的范畴，它有要人全面看问题的意思，因而也具有一般唯物主义认识论的意义。

具体到中医学，为医当善用四诊，详查细问，知彼知己，方能不失，不可迷信鬼神和内心臆度。《素问·举痛论》云："善言天者，必有验于人；善言古者，必有合于今；善言人者，必有厌于己。如此，则道不惑而要数极，所谓明也。"医圣张仲景亦强调"省疾问病，务在口给；相对斯须，便处汤药。按寸不及尺，握手不及足，人迎、趺阳三部不参；动数发息，不满五十，短期未知决诊，九候曾无仿佛；明堂阙庭，尽不见察，所谓窥管而已。夫欲视死别生，实为难矣"。说明中医诊病犹如兵家攻略的知彼知己，要上知天文，下知地理，中悉人事，望、闻、问、切四诊合参，并反复参验，详查实辨，才能做出正确诊断，为临证治疗提供依据。

第七讲　法家经典

　　法家是春秋战国后期诸子中最主要的一家，法家人物多为政治活动家，代表人物先后有管仲、慎到、申不害、商鞅、韩非等，韩非是法家思想的集大成者。在韩非以前，法家有三派，各有侧重的思想路线。一派以慎到为首，主张在政治与治国方术之中应重"势"；一派以申不害为首，强调"术"；一派以商鞅为首，强调"法"，即法律与规章制度。韩非认为此三者"不可一无，皆帝王之具也"，从而使得法家思想发展到了顶峰。

　　从人性来说，法家认为人性恶，人人都有"好利恶害"或者"就利避害"的本性，因此可以用赏罚的手段来驾驭臣民。从历史观来看，法家反对保守的复古思想，主张锐意改革。他们认为历史是向前发展的，一切的法律和制度都要随历史的发展而发展，既不能复古倒退，也不能因循守旧。战国后期，中国思想界以儒家、墨家为显学，崇尚"法先王"和"复古"，以韩非子为代表的法家坚决反对复古，主张因时制宜，尤其反对提倡"仁爱"的儒家学说，认为法治和贤治不两立。从治国思想来看，即如上面提到的，韩非提出了将"法""术""势"结合的治国方略，法是指健全法制，势指的是君主的权势，要独掌军政大权，术指的是驾御群臣、掌握政权、推行法令的策略和手段，主要是察觉、防止犯上作乱，维护君主地位。具体政策就是重赏、重罚、重农、重战等。韩非还提出了君权神授。自秦以后，中国历代封建专制主义极权统治的建立，法家学说是颇有影响的。

　　法家其他代表人物的作品佚失情况相当严重，多为残篇，比如申不害，其著作《申子》已失传，现在所能看到的只是别人引用的零章断句，比较完整的只有《群书治要》卷三六所引的《大体篇》。与之相对，韩非流传下来的作品相当丰富，他作为法家的集成者，其思想充分显示了法家的特点，因此本章只以韩非的作品为研究对象。

　　韩非的主要著作为《韩非子》，《韩非子》原名《韩子》，宋代以后，由于学界往往尊称唐代的韩愈为"韩子"，为区别彼此，遂改称《韩子》为《韩非子》。这部书为韩非逝世后，后人辑集而成。据《汉书·艺文志》著录《韩子》五十五篇，约十余万言，《隋书·经籍志》著录二十卷，张守节《史记正义》引阮孝绪《七录》（或以为刘向《七录》）也说"《韩子》二十卷"。篇数、卷数皆与今本相符，可见今本并无明显残缺。书中大部分为韩非自己的作品，也有少量后学之作。《韩非子》文风犀利恣肆，峭拔峻削。书中还记载了大量脍炙人口的寓言故事，最著名的有"自相矛盾""守株待兔""讳疾忌医""滥竽充数""老马识途"等。这些生动的寓言故事，蕴含着深隽的哲理，凭着它们思想性和艺术性的完美结合，给人们以智慧的启迪，具有较高的文学价值。

《韩非子》选读

一、解老

【原文】

人处疾则贵医，有祸则畏鬼。圣人在上，则民少欲；民少欲，则血气治而举动理[1]；举动理则少祸害。夫内无痤疽瘅痔之害，而外无刑罚法诛之祸者，其轻恬[2]鬼也甚。故曰："以道莅天下[3]，其鬼不神[4]。"治世之民，不与鬼神相害也。故曰："非其鬼不神也，其神不伤人也。[5]"鬼祟也疾人之谓鬼伤人，人逐除之之谓人伤鬼也。民犯法令之谓民伤上，上刑戮民之谓上伤民。民不犯法，则上亦不行刑；上不行刑之谓上不伤人，故曰："圣人亦不伤民。"上不与民相害，而人不与鬼相伤，故曰："两不相伤。"民不敢犯法，则上内不用刑罚，而外不事利其产业。上内不用刑罚，而外不事利其产业，则民蕃息[6]。民蕃息而畜[7]积盛，民蕃息而畜积盛之谓有德。凡所谓祟者，魂魄去而精神乱，精神乱则无德。鬼不祟人则魂魄不去，魂魄不去而精神不乱，精神不乱之谓有德。上盛畜积而鬼不乱其精神[8]，则德尽在于民矣。故曰："两不相伤，则德交[9]归焉。"言其德上下交盛而俱归于民也。

【注释】

[1]血气治而举动理：血气治，气血调和；举动理，行动合理。

[2]轻恬：轻淡，淡薄，这里指小看。

[3]莅天下：临天下，指治理天下。

[4]神：灵验。

[5]非其鬼……不伤人也：不是鬼不灵了，即使灵，也伤害不了人。

[6]蕃息：孳生众多。

[7]畜：通"蓄"，积蓄。

[8]上盛畜积……其精神：君主使百姓积蓄很多，鬼也不来扰乱其精神。上，指君主。

[9]交：都，俱。

【原文】

道者，万物之所然也，万理之所稽也。[1]理者，成物之文也；道者，万物之所以成也，故曰："道，理之者也。"[2]物有理，不可以相薄；物有理不可以相薄，故理之为物之制。[3]万物各异理，而道尽稽万物之理，故不得不化，故无常操。[4]无常操，是以死生气禀焉，万智斟酌焉，万事废兴焉。[5]天得之以高，地得之以藏，维斗得之以成其威[6]，日月得之以恒其光，五常得之以常其位[7]，列星得之以端其行[8]，四时得之以御其变气[9]，轩辕得之以擅四方[10]，赤松得之与天地统[11]，圣人得之以成文章[12]。道与尧、舜俱智[13]，与接舆[14]俱狂，与桀、纣俱灭，与汤、武俱昌。以为近乎，游于四极[15]；以为远乎，常在吾侧；以为暗乎，其光昭昭[16]；以为明乎，其物冥冥[17]。而功成天地，和化雷霆，宇内之物，恃之以成。[18]凡道之情，不制不形，柔弱随时，与理相应。[19]万物得之以死，得之以生；万事得之以败，得之以成。道譬[20]诸若水，溺者多饮之即死，渴者适饮之即生；譬之若剑戟，愚人以行忿则祸生，圣人以诛暴则福成[21]。故得之以死，得之以生，得之以败，得之以成。

【注释】

[1]道者……之所稽也：道是万物形成那个样子的东西，是万理的总汇合。韩非子这样解释道，有自然界的总根源和总法则的意思。所然，形成那个样子的东西；稽，符合，汇合。

[2]理者……理之者也：理是构成万物的条理性的东西，道是万物所以构成的原因和根据，所以说：道是能使万物条理化的东西。成，构成；文，纹理，条理。

[3]物有理……为物之制：物各有自己的理，不会相互侵扰；物各有自己的理不相互侵扰，所以理成为万物制约的力量。相薄，相互侵扰；制，制约。

[4]万物各异理……常操：万物的理各不相同，而道完全汇合了万物的理，所以道不能不随着具体事物而变化，由于不得不发生变化，所以就没有一成不变的规则。操，操守。常操，指永恒不变的规则。化，演化，变化。

[5]无常操……事废兴焉：由于没有一成不变的规则，因此死旦的气都从它那里承受，一切智慧都从它那里吸取，万事万物的兴废都从它那里来。禀，承受；斟酌，或多或少地吸取。

[6]维斗得之以成其威：维，拴缚，联结；斗，北斗星。维斗，古人以北斗星为天的轴心，众星拱北斗，好像是联结在这个轴上一样，所以称为维斗。威，威势。

[7]五常得之……其位：五常，五行，即金、木、水、火、土；常其位，永远固定它们的位置。

[8]列星得之……其行：列星，众星；端，正。

[9]御其变气：御，驾驭，控制；变气，变化的节气。

[10]轩辕得之以擅四方：轩辕，轩辕氏，指黄帝，我国原始社会杰出的部落联盟首领，传说中的古帝王；擅，专断，控制。

[11]赤松得……天地统：赤松，指赤松子，传说中的仙人；统，终。与天地统，即与天地同寿。

[12]文章：文采，这里指礼乐刑政等文物制度。

[13]与尧舜俱智：在尧舜身上就体现为智慧。

[14]接舆：人名，春秋末期楚国人，著名的狂士。他与孔丘同时，曾作歌讽刺过孔丘。

　　[15] 四极：四方的最远。

　　[16] 昭昭：光明的样子。

　　[17] 冥冥：昏暗的样子。

　　[18] 而功成天地……以成：它的功效形成天地，它酝酿化为雷霆，宇宙间的万物都依靠它生成。宇，整个空间。

　　[19] 凡道之情……理相应：道的实情，不制作，不显露，柔弱和顺，随时变化，同万物的理相适应。

　　[20] 譬：比喻。

　　[21] 譬之若剑戟（jǐ）……福成：（道）可比喻成戟，愚蠢的人拿来行凶泄愤就会闯祸，聪明的人用来除暴就会造福。戟，古代长柄兵器，枪尖旁边附有月牙形的利刃。

【原文】

　　人希见生象也，而得死象之骨，案其图以想其生也，故诸人之所以意想者皆谓之“象”也。[1] 今道虽不可得闻见，圣人执其见功以处见其形[2]，故曰：“无状之状，无物之象。[3]”

【注释】

　　[1] 人希见……谓之象也：人很少见到活象，而得到了死象的骨骼，依据死象骨骼的模样想活象的样子，所以人们据以意想的东西都称为“象”。案，通“按”，依据；图，模样。

　　[2] 圣人执其……见其形：圣人根据它所显现的功效来推如它的形象。韩非不像道家那样把道说成是不可捉摸的恍惚，而认为道是可以认识的，可以根据它显现的功效来把握它的存在，正如可以根据死象的骨骼想象活象一样。执，拿，根据；见，同“现”，显露；处，揣度。

　　[3] 无状之状……之象：道是没有显露形状的形状，没有具体事物的物象。本段是解释《老子》“视之不见名曰夷”一章，即王弼注本十四章。

【原文】

　　周公[1] 曰：“冬日之闭冻也不固，则春夏之长草木也不茂。”天地不能常侈常费[2]，而况于人乎？故万物必有盛衰，万事必有弛张[3]，国家必有文武，官治必有赏罚。是以智士俭用其财则家富，圣人爱宝其神则精盛，人君重战其卒[4] 则民众，民众则国广。是以举[5] 之曰：“俭，故能广。”

【注释】

　　[1] 周公：周文王第四子姬旦，封地在周（今陕西省岐山县西北），爵为上公，故称周公。

　　[2] 常侈常费：经常浪费和消耗。

　　[3] 弛张：弛，松弛；张，紧张。

　　[4] 重战其卒：不轻易用兵打仗。

　　[5] 举：称作。

【选注】

陈奇猷《韩非子集释》："韩非以为严刑重罚，人皆以为祸，既以为祸则畏之而不敢为非，不敢为非则守法尽职，守法尽职则得庆赏而致富贵，是因祸得福也。此韩非严刑重罚之理论根据也。""此文之旨，亦说明道不变而理则变，法术者，理也，故因时而易也。"

王先慎《韩非子集解》："今人不闻道见一，圣人则执其显见之功以处其形也。"

【讨论】

以上部分选自《解老》篇，这是我国哲学史上第一篇解释《老子》的文章。韩非用法家的观点对《老子》中的十二章（《德经》九章，《道经》三章）的全文或部分作了解释，他基本继承了黄老学派和荀况等人的思想，正如《史记》言："申子之学本于黄、老而主刑名"，又言韩非"喜刑名法术之学而其归本于黄、老"（《史记·老子韩非列传》），而将老、庄、申、韩列于一传。韩非还第一次提出了道与理这一对范畴。韩非发展了老子哲学的形而下部分，将"道法自然"的精神赋予君主法术等政治操作的理性原则，对老子的"道"做了一番形而下的改造，扬弃了老子哲学中道的本体意义，而将道定义为"万理之所稽（稽，合也）"，即道是对世间万物之理的抽象和总体把握。

还需要说明的是，"象"是中医里一个极为重要的概念和思维方式，韩非即是第一个对"象"这个概念做出解释的人，王先慎认为："今人不闻道见一，圣人则执其显见之功以处见其形也。"

二、扬权

【原文】

天有大命[1]，人有大命。夫香美脆味，厚酒肥肉，甘口而疾形；曼理皓齿[2]，说情而捐精[3]。故去甚去泰，身乃无害。权不欲见，素无为也[4]。事在四方，要在中央。圣人执要，四方来效。虚而待之，彼自以之[5]。四海既藏，道阴见阳[6]。左右既立，开门而当[7]。勿变勿易，与二[8]俱行。行之不已，是谓履[9]理也。

夫物者有所宜，材者有所施，各处其宜，故上下无为。使鸡司夜，令狸执鼠，皆用其能，上乃无事。上有所长，事乃不方[10]。矜而好能，下之所欺；辩惠好生[11]，下因其材。上下易用，国故不治。

用一之道，以名为首[12]，名正物定，名倚[13]物徙。故圣人执一以静，使名自命，令事自定。不见其采[14]，下故素正。因而任之，使自事之；因而予之，彼将自举之；正与处之，使皆自定之。[15]上以名举之，不知其名，复修其形。形名参同[16]，用其所生。二者诚信，下乃贡情。

谨修所事，待命于天，毋失其要，乃为圣人。圣人之道，去智与巧。智巧不去，难以为常。民人用之，其身多殃；主上用之，其国危亡。因天之道，反形之理[17]，督参鞫[18]之，终则有始。虚以静后，未尝用己。凡上之患，必同其端；信而勿同[19]，万民一从。

【注释】

[1] 命：规律，法则。

[2] 曼理皓齿：细腻的肌肤，洁白的牙齿。曼，细腻；理，肌肤的纹理；皓，洁白。

[3] 捐精：损伤精气。捐，捐弃。

[4] 素无为也：要做到朴素醇厚，清净无为。

[5] 以之：发挥自己的才华。以，使用；之，此处指才华。

[6] 道阴见阳：处于安静中而观察臣下的行动。道，由，从。古人以臣为阴，以君为阳。

[7] 当：应对，处理。

[8] 二：指上文的"天有大命""人有大命"，即自然规律和人世法则。

[9] 履：遵循。

[10] 方：正确。

[11] 辩惠好生：即好生辩惠，喜欢卖弄自己的口才聪明。

[12] 以名为首：把事物的名称放在首位。名，与实相对的概念。

[13] 倚：偏斜。

[14] 不见其采：君主不要去表现自己的才华。见，同"现"。

[15] 因而任之……自定之：根据情况使用他们，他们自行办理政事；根据情况去分配工作，他们自动办理事情；君主恰当安排工作，使他们都能自行安排任务。

[16] 参同：参，多方验证；同，一致，统一。

[17] 反形之理：反过来要探求万物之理。

[18] 督参鞫：督参，考察；鞫，审讯，引申为考察。

[19] 信而勿同：态度真诚而不片面地赞同。

【原文】

凡听之道，以其所出，反以为之入[1]。故审名以定位，明分[2]以辩类。听言之道，溶[3]若甚醉。唇乎齿乎[4]，吾不为始乎；齿乎唇乎，愈惛惛乎。彼自离之[5]，吾因以知之；是非辐凑[6]，上不与构[7]。虚静无为，道之情也；叁伍比物[8]，事之形也。叁之以比物，伍之以合虚[9]。根干不革[10]，则动泄[11]不失矣。动之溶[12]之，无为而改[13]之。喜之，则多事；恶之，则生怨。故去喜去恶，虚心以为道舍[14]。上不与共之，民乃宠[15]之；上不与义[16]之，使独为之。上固闭内扃[17]，从室视庭，咫尺已具，皆之其处[18]。以赏者赏，以刑者刑，因其所为，各以自成。善恶必及，孰敢不信？规矩既设，三隅乃列[19]。

【注释】

[1] 以其所出……之入：指根据臣下发出来的言论，反过来责求他们工作的实效。

［2］分：本分，职责。

［3］溶：通"容"，容貌，模样。

［4］唇乎齿乎：指大臣们摇唇鼓舌的样子。

［5］彼自离之：他们自己分析意见。彼，指臣子；离，分析。

［6］辐凑：聚集。

［7］上不与构：君主不参与意见。

［8］叄伍比物：考察事物。叄伍，将多种事物放到一起对比考察；比物，事物的连接。

［9］虚：虚静大道。

［10］根干不革：治国的根本原则不变。根干，治国根本原则；革，变革。

［11］动泄：活动。一说"泄"通"歇"，静止。

［12］溶：通"搈"，动摇、扰乱。

［13］改：变动，变化。

［14］道舍：大道的居所。

［15］宠：拥戴。

［16］义：通"议"。

［17］内扃：上门闩。"内"同"纳"；扃，门闩。

［18］从室视庭……其处：（君主）从内室向庭院观察，事物近在咫尺，一切事物都呈现在君主面前。

［19］三隅乃列：各方面都会安排妥当。

【选注】

陈奇猷："诡使篇云：'士卒之逃事伏匿、附托有威之门以避徭赋，而上不得者万数。'大臣不定有威，有威者是大臣，则有威之门必是大臣之门，附托大臣之门以避徭赋之人多为害之大，可想而知，故曰大臣之门，唯恐多人。"

【讨论】

本篇是用韵文写成的哲理诗，集中体现了韩非子以道释法的理念，试图从形而上的高度来解释法家理论的合理性。韩非子批判地继承了黄老学说，认为道是独一无二，支配一切的，君主应体现道的这一特点，反复强调君主必须独掌政权，不能把权力与臣下共享，掌握形名之术，保持独尊的地位。

三、心度

【原文】

圣人之治民，度于本，不从[1]其欲，期于利民而已。故其与之刑，非所以恶民，爱之本也。刑胜而民静[2]，赏繁而奸生。故治民者，刑胜，治之首也；赏繁，乱之本也。夫民之性，喜其乱而不亲其法。故明主之治国也，明赏，则民劝功；严刑，则民亲法。劝功，则公事不犯；亲法，则奸无所萌。故治民者，禁奸于未萌；而用兵者，服战于民心[3]。禁先其本者治，兵战其心者胜。圣人之治民也，先治者强，先战者胜。夫国事务先而一民心，专举公而私不从，赏告而奸不生，明法而治不烦。能用四者强，不能用四者弱。夫国之所以强者，政也；主之所以尊者，权也。故明君有权有政，乱君亦有权有政，积而不同，其所以立异也。故明君操权而上重，一政[4]而国治。故法者，王之本也；刑者，爱之自也。

夫民之性，恶劳而乐佚。佚则荒，荒则不治，不治则乱，而赏刑不行于天下者必塞。故欲举大功而难致其力者，大功不可几[5]而举也；欲治其法而难变其故者，民乱不可几而治也。故治民无常，唯法为治。法与时转则治，法与世宜则有功。故民朴而禁之以名[6]则治，世知维之以刑则从[7]。时移而治不易者乱，治众而禁不变者削。故圣人之治民也，法与时移而禁与能变。

能越[8]力于地者富，能起[9]力于敌者强，强不塞者王。故王道在所开，在所塞，塞其奸者必王。[10]故王术不恃外之不乱也，恃其不可乱也。恃外不乱而治立者削，恃其不可乱而行法者兴。故贤君之治国也，适[11]于不乱之术。贵爵，则上重，故赏功爵任而邪无所关[12]。好力者其爵贵；爵贵，则上尊；上尊，则必王。国不事力而恃私学者其爵贱；爵贱，则上卑；上卑者必削。故立国用民之道也，能闭外塞私而上自恃者，王可致也。

【注释】

[1] 从：同"纵"，放纵。

[2] 刑胜而民静：刑法严峻，民众就安宁。

[3] 服战于民心：使民众的思想习惯于战争。服，习惯于，适应。

[4] 一政：专一地实行政治。

[5] 几：期望。

[6] 名：指毁誉之名。

[7] 世知维之……则从：世人崇尚智巧，就用刑罚束缚他们就会服从。知，同"智"；维，束缚。

[8] 越：发挥。

[9] 起：发动，调动。

[10] 故王道……奸者必王：统治之道在于开创什么，堵塞什么，堵塞奸邪行为的一定能称王。

[11] 适（dí）：专注。

[12] 关：入。

【选注】

陈奇猷："明赏，则人皆相劝立功以求赏，故不为诈欺以犯公事而求得。严刑，则民不敢犯法而亲其法，民亲其法则勇于告奸，故奸无所匿而奸不萌矣。如此则人无犯法之心，即《说疑》篇所谓‘禁奸之法，太上禁其心’也。"

【讨论】

韩非子强调治国的根本在于法治。治理民众决不能顺从民众的现实欲求（"不从其欲"），只能靠严刑峻法，法是以人性、民心为根据的，所以依法治国才是真正对民众的爱护，论述了以法治国的合理性。同时强调了治理国家要随着时代的发展而变化，并用法制把民心吸引到耕战上去，依靠自己的力量而非外部力量才能取得胜利。

四、八经·因情[1]

【原文】

凡治天下，必因人情。人情者，有好恶[2]，故赏罚可用；赏罚可用则禁令可立而治道具矣[3]。君执柄以处势[4]，故令行禁止。柄者，杀生之制也；势者，胜众之资也。[5]废置无度则权渎，赏罚下共则威分。[6]是以明主不怀爱而听，不留说而计[7]。故听言不参[8]则权分乎奸，智力不用则君穷[9]乎臣。故明主之行制也天，其用人也鬼[10]。天则不非，鬼则不困[11]。势行教严逆而不违，毁誉一行而不议。[12]故赏贤罚暴，举善之至[13]者也；赏暴罚贤，举恶之至者也：是谓赏同罚异[14]。赏莫如厚，使民利之；誉莫如美，使民荣之；诛莫如重，使民畏之；毁莫如恶，使民耻之。然后一行其法，禁诛于私家[15]，不害功罪。赏罚必知之，知之，道尽矣。

【注释】

[1]因情：依顺人情。因，顺，依。

[2]好恶（wù）：喜好和厌恶，指好利恶害。

[3]赏罚可用……道具矣：赏赐和刑罚能够使用，法令就可以建立起来，从而治理国家的办法就完备了。具，完备。

[4]执柄以处势：柄，权柄；以，而；处，处在，据有；势，指君主的权力和地位。

[5]柄者……胜众之资也：权柄是决定生杀的大权，权势是制服众人的凭借。资，凭借，条件。

[6]废置无度……则威分：废除和建立法制没有一定标准，君主的权柄就不神圣；和臣下共同掌握赏罚大权，君主的威势就分散了。度，标准；渎，轻慢，不敬。

[7]不留说而计：不带着自己的喜好去计谋事情。说，通"悦"；计，指计划事情。

[8]参：多方面地验证。

[9]穷：困窘。

[10]明主之行……人也鬼：英明的君主行使生杀大权像天一样公正无私，用人像鬼一样神妙莫测。天，比喻无私；鬼，比喻神妙莫测。

[11]天则不非……不困：公正无私，就不会遭到反对；神妙莫测，就不会陷入困

境。非，非议，反对。

[12] 势行教严……而不议：（君主）运用权势，管教严厉，臣民虽有抵触情绪，也不敢违背；贬斥和赞美坚定地接法实施，就不会引起议论。逆，抵触；毁，贬斥；誉，称赞；一行，专一地实施。

[13] 举善之至：举，推举；至，最高，极点。

[14] 赏同罚异：赏赐与自己要求相同的，惩罚与自己要求不同的。

[15] 行其法……于私家：坚定明确地执行法制，禁止臣下私行诛罚，不让他们破坏赏功罚罪的制度。私家，指臣下。

【选注】

陈奇猷《韩非子集释》："此为韩非以刑赏为治之主要论据。人欲利禄则必用其力以立功，恶刑罚则必息其奸以避罪。故不爱利禄之隐士，不畏刑戮之游侠，韩子极力斥之。"

张觉《韩非子校疏析论》："津田凤卿曰：明主战民，用其死力，是于人情为逆，然民尚进死事，是赏罚必也。"

【讨论】

以上原文选自《八经》，韩非用八节文字论述了君主治国的八项基本原则，全面阐述了以法、术、势相结合的法治主张，贯彻《八经》全文。在"因情"一节中，他从"好利恶害"的人性论观点出发，论证施行赏罚的必要性。

五、定法

【原文】

问者曰："申不害、公孙鞅[1]，此二家之言孰急于国[2]？"

应之曰："是不可程[3]也。不食，十日则死；大寒之隆[4]，不衣亦死。谓之衣食孰急于人，则是不可一无也，皆养生之具[5]也。今申不害言术，而公孙鞅为法。术者，因任而授官，循名而责实[6]，操杀生之柄，课群臣之能者也[7]，此人主之所执也。法者，宪令著于官府，刑罚必于民心，赏存乎慎法，而罚加乎奸令者也，此臣之所师也。[8]君无术则弊[9]于上，臣无法则乱于下，此不可一无[10]，皆帝王之具也。"

【注释】

[1] 申不害公孙鞅：申不害，郑国京（位于今河南省荥阳市东南）人，战国时期的法家代表人物，约生于前385年，卒于前337年。韩昭侯时任相，实行变法改革，主张循名责实，用"术"来驾驭臣下，使韩国一度"国治兵强"。但他的变法不彻底，未能根本改变韩国的旧制度。公孙鞅，即商鞅，战国时期卫国人。生年不详，卒于前338年。他是法家主要代表人物。前360年由魏入秦，在秦孝公的支持下，执政18年，进行了两次重大的变法，因军功封于於（wū，位于今河南省内乡县东）、商（位于今陕西省商县东南）十五邑，故称商君。秦孝公死后，被谗害而死。他的主要政治理论保存在

《商君书》中。

[2]孰急于国：哪一家的学说对治理国家最急需？

[3]程：估量，比较。

[4]隆：盛，顶。

[5]养生之具：维持生命必须具备的东西。

[6]因任而授官……责实：任，能力，才能；循，按照；责，求。

[7]操杀生……之能者也：操，掌握，控制；柄，权柄，权力；课，考核。

[8]法者……臣之所师也：所谓"法"，就是法令由官府制定，刑罚制度在民众的思想上扎根，奖赏守法的人，惩罚犯法的人。这是臣下要遵循的。宪令，法令；著，明确制定；慎法，指谨守法令的人。奸，通"干"，触犯。奸令，指触犯禁令的人。师，师法，遵循。

[9]弊：通"蔽"，蒙蔽。

[10]一无：一个也不能少。

【原文】

问者曰："徒[1]术而无法，徒法而无术，其不可何哉[2]？"对曰："申不害，韩昭侯之佐[3]也。韩者，晋之别国[4]也。晋之故法未息，而韩之新法又生；先君之令未收，而后君之令又下[5]。申不害不擅其法，不一其宪令[6]则奸多。故利在故法前令则道之，利在新法后令则道之[7]，利在故新相反，前后相悖。则申不害虽十[8]使昭侯用术，而奸臣犹有所谲其辞[9]矣。故托万乘之劲韩，十七年[10]而不至于霸王者，虽用术于上，法不勤饰于官之患也[11]。公孙鞅之治秦也，设告相坐[12]而责其实，连什伍[13]而同其罪，赏厚而信，刑重而必[14]，是以其民用力[15]劳而不休，逐敌危而不却，故其国富而兵强。然而无术以知奸，则以其富强也资人臣而已矣。[16]及孝公、商君死，惠王即位[17]，秦法未败也，而张仪以秦殉韩、魏[18]。惠王死，武王即位，甘茂以秦殉周[19]。武王死，昭襄王即位，穰侯[20]越韩、魏而东攻齐，五年而秦不益一尺之地，乃城其陶邑之封[21]，应侯攻韩八年，成其汝南之封[22]。自是以来，诸用秦者皆应、穰之类也。故战胜则大臣尊，益地则私封立，主无术以知奸也。商君虽十饰其法，人臣反用其资[23]。故乘[24]强秦之资数十年而不至于帝王者，法不勤饰于官，主无术于上之患也。

【注释】

[1]徒：只有。

[2]其不可何哉：这为什么不可以呢？

[3]韩昭侯之佐：韩昭侯，韩国君主，前362—前333年在位，曾任申不害为相，实行变法。佐，辅，助手。

[4]晋之别国：指从晋国分出来的韩、赵、魏三家。他们推翻晋君后，各自建立

诸侯国，史称"三家分晋"。

　　［5］先君之令……又下：先君，指晋君；后君，指韩君。

　　［6］不擅其法不一其宪令：擅，专；一，统一。

　　［7］利在故法……则道之：旧法前令对自己有利，就照旧法前令办事；新法后令对自己有利，就利用新法后令去办事。道，由，从。

　　［8］十：多次。

　　［9］谲（jué）其辞：诡辩。

　　［10］十七年：据《史记·韩世家》，申不害任相十五年，和韩非的说法略有不同。

　　［11］法不勤饬于官：没有在官吏中经常整顿法令。饬，通"饬（chì）"，整治，整顿。

　　［12］告相坐：告，告发，检举；坐，定罪。不告奸的一同定罪，称为"同坐"；告奸不实的也要定罪，称为"反坐"。

　　［13］什伍：秦国的户籍制度，十家为什，五家为伍。

　　［14］赏厚而信……而必：信，守信；必，一定。

　　［15］用力：指努力耕作。

　　［16］然而无术……而已矣：然而没有术来考察奸邪，那不过是用国家的富强帮助奸臣罢了。资，资助，帮助。

　　［17］孝公商君……即位：商鞅死在秦惠文王即位以后，这里为了写文章的方便，和秦孝公之死连起来写。孝公，指秦孝公；惠王，指秦惠文王。

　　［18］张仪以秦殉韩魏：张仪把秦国的力量牺牲在韩、魏的事件上以谋取私利。这是指秦惠文王时，张仪用秦国的兵力迫使魏国献出土地，被任为秦相；后来他又游说韩国依附秦国，被封为武信君。张仪，战国时魏国人，纵横家中连横派的代表人物；殉，牺牲。

　　［19］武王……以秦殉周：武王，指秦武王。甘茂，战国时楚国下蔡（位于今安徽省凤台县）人，曾为秦武王相。周，战国时，周天子的统治范围只有王城（位于今河南省洛阳市）、巩（位于今河南省巩义市）等七个城邑，沦为一个小国，国势很弱。甘茂以秦殉周是指前308年，甘茂出兵力攻打韩国的宜阳（位于今河南省宜阳县），通过三川（黄河、洛水、伊水）而到周，消耗了秦国的力量。

　　［20］昭襄王即位穰侯：昭襄王，指秦昭襄王，即秦昭王。穰侯，即魏冉，因受封于穰，所以称为镶侯。他原是楚国人，秦昭襄王母宣太后的异母弟，昭襄王时四次任相。在此期间，他曾利用权势扩大封地。

　　［21］城其陶邑之封：城，筑城。陶邑，即定陶，位于今山东省定陶县北，原为宋地，后为秦攻取。陶邑之封指的是前284年，燕、秦等五国联兵攻齐，秦占有定陶，魏冉把它占为自己的封地。

　　［22］应侯……其汝南之封：应侯，范雎的封号。范雎是魏国人，自前266年起，秦昭襄王用他为相，代替穰侯魏冉，以功封于应（位于今河南省鲁山县东北）。汝南之封，汝水南面的封地，即应地。

［23］资：指变法的成果。

［24］乘：凭借。

【选注】

陈奇猷《韩非子集释》："'此臣之所师也'，谓法之为人臣之师法，《说疑篇》：法也者，官之所以法也。《五蠹篇》所谓：以法为教，以吏为师也。陶鸿庆以师为饰之伪，非是。"

《韩非子集释》王先慎："道，读为导，与下使昭侯用术同意，利在故法前令，申不害使昭侯用故法前令，其利在新法后令，则使昭侯用新法后令，前令后令，即上先君之令，后君之令。今人以前后两字逗，非也。"

【讨论】

这是韩非论述法、术思想的重要文章。他在这篇文章里分析了商鞅、申不害的法、术主张的利弊得失，总结了前期法家推行法治的经验教训，认为法和术必须结合起来运用，才能加强君主集权。

六、内储说上·七术·必罚

经二

【原文】

爱多者则法不立，威寡者则下侵上。[1]是以刑罚不必，则禁令不行。[2]其说在董子之行石邑[3]，与子产之教游吉也[4]。故仲尼说陨霜[5]，而殷法刑弃灰[6]；将行去乐池[7]，而公孙鞅重轻罪[8]。是以丽水之金不守[9]，而积泽之火不救[10]。成欢以太仁弱齐国[11]，卜皮以慈惠亡魏王[12]。管仲知之，故断死人[13]；嗣公知之，故买胥靡[14]。

【注释】

［1］爱多者……则下侵上：君主太仁慈，法制就难以建立；君主威严不足，就要被臣下侵害。爱，仁慈。

［2］是以刑罚……令不行：因此，执行刑罚不坚定，禁令就无法推行。必，一定，坚定。

［3］-［14］：其典故见下《说二》。

说二

【原文】

董阏于为赵上地守。[1]行石邑山中[2]，见深涧峭如墙，深百仞[3]，因问其旁乡左右[4]曰："人尝有入此者乎？"对曰："无有。"曰："婴儿、痴聋、狂悖[5]之人尝有入此者乎？"对曰："无有。""牛马犬彘尝有入此者乎？"对曰："无有。"董阏于喟然太息[6]曰："吾能治矣。使吾法之无赦，犹入涧之必死也，则人莫之敢犯也，何为不治？[7]”

【注释】

[1]董阏（yān）于……上地守：董阏于，一作董安于，春秋末期晋国人，赵简子的家臣。上地，上党地区的别名，位于今山西省东南部。赵韩魏各占上地的一部分。守，郡的长官。

[2]行石邑山中：行，巡视；石邑，晋国地名，位于今河北省鹿泉市西南。

[3]仞：高度计算单位，古时八尺为一仞。

[4]旁乡左右：居住深涧附近的人。

[5]狂悖（bèi）：精神失常。

[6]喟然太息：喟然，感慨的样子；太息，大声地叹气。

[7]使吾法……何为不治：假如我对犯法的人严惩不赦，如同掉到深涧去必死一样，就没有人敢触犯法令，怎么会治理不好？

【原文】

子产相郑[1]，病将死，谓游吉[2]曰：“我死后，子必用郑[3]，必以严莅[4]人。夫火形严，故人鲜灼；水形懦，故人多溺。子必严子之形，无令溺子之懦。[5]”子产死。游吉不忍行严刑，郑少年相率[6]为盗，处于萑泽[7]，将遂以为郑祸。游吉率车骑与战，一日一夜，仅能克之[8]。游吉喟然叹曰：“吾蚤行夫子之教[9]，必不悔至于此矣。”

【注释】

[1]子产相郑：子产，即公孙侨，春秋时郑国执政的卿；郑，诸侯国名，位于今河南省中部，黄河以南。

[2]游吉：即子太叔，继子产执政的大臣。

[3]用郑：用事于郑，即在郑国执政。

[4]莅：临。

[5]夫火形严……之懦：火的样子是严酷的，所以很少有人被烧伤；水的样子是柔和的，所以很多人被淹死。您必须严厉地执行刑罚，不使人们因您的柔弱而触犯法令。形，通“刑”。

[6]少年相率：少年，古代不满三十岁的可以称少；相率，一个接一个。

[7]处于萑泽：处，据，存身。萑，通“萑（huān）”。萑泽，即萑苻（huán fú）之泽，位于今河南省中牟县。

[8]仅：才。

[9]蚤行夫子之教：蚤，通“早”；夫子，对卿大夫的尊称，这里指子产。

【原文】

鲁哀公问于仲尼曰：“《春秋》[1]之记曰：‘冬十二月霣霜不杀菽[2]。’何为记此？”仲尼对曰：“此言可以杀而不杀也。夫宜杀而不杀，桃李冬实[3]。天失道，草木犹犯干之，而况于人君乎？[4]”

【注释】

[1]《春秋》：这里指没有经过孔丘修改过的原本鲁国史书。

[2]賈霜不杀菽：落下的霜不摧残豆类作物。賈，通"隕"，降落；杀，伤害，摧残；菽，豆类的总称。

[3]实：结果实。

[4]天失道……于人君乎：天失去常规，草木的生长尚且要背逆它，何况君主呢？这里是说，君主如果不以法律明威，那就更要受到侵害了。干，犯，违反。

七、内储说上·七术·赏誉

经三

【原文】

赏誉薄而谩者下不用，赏誉厚而信者下轻死。[1]其说在文子称"若兽鹿"[2]。故越王焚宫室[3]，而吴起倚车辕[4]，李悝断讼以射[5]，宋崇门以毁死[6]。勾践知之，故式怒蛙[7]；昭侯知之，故藏弊袴[8]。厚赏之使人为贲、诸也[9]，妇人之拾蚕[10]，渔者之握鳣[11]，是以效之[12]。

【注释】

[1]赏誉薄……信者下轻死：赏誉轻而又不兑现，臣民就不为君主所用；赏誉厚而又守信用，臣民就拼死为君主效力。誉，赞美；谩，欺骗；轻死，轻视死，即不怕死。

[2]-[12]：其典故见下。

说三

【原文】

齐王问于文子曰[1]："治国何如？"对曰："夫赏罚之为道，利器也。君固握之，不可以示人。若如臣者，犹兽鹿也，唯荐草而就。[2]"

【注释】

[1]文子：人名，战国初期道家人物。

[2]若如臣……荐草而就：至于那些臣下，就好比兽鹿一样，只要是肥美的草，就会跑过去。若，至于；荐草，肥美的草；就，靠近。

【原文】

越王问于大夫文种[1]曰："吾欲伐吴，可乎？"对曰："可矣。吾赏厚而信，罚严而必。君欲知之，何不试焚宫室？"于是遂焚宫室，人莫救之。乃下令曰："人之救火者死，比死敌[2]之赏；救火而不死者，比胜敌之赏；不救火者，比降北之罪。"人之涂其体、被濡衣而走火[3]者，左三千人，右三千人。此知必胜之势也。[4]

【注释】

[1] 越王问……文种：越王，指勾践，春秋末期越国君主。文种，字少禽，一作子禽，楚国人。他帮助越王勾践用计打败吴国，后因受到谗害被迫自杀。

[2] 死敌：与敌人战斗而死。

[3] 涂其体……而走火：涂其体，用防火的东西涂在身上；被，同"披"；濡衣，湿衣；走火，奔赴火场。

[4] 此知必胜之势也：从这件事知道伐吴具有必胜的形势。

【原文】

吴起为魏武侯西河之守。[1]秦有小亭[2]临境，吴起欲攻之。不去，则甚害田者；去之，则不足以征甲兵。[3]于是乃倚一车辕[4]于北门之外，而令之曰："有能徙此南门之外者，赐之上田、上宅。"人莫之徙也。及有徙之者，遂赐之如令。俄又置一石赤菽于东门之外[5]，而令之曰："有能徙此于西门之外者，赐之如初。"人争徙之。乃下令曰："明日且攻亭，有能先登者，仕之国大夫[6]，赐之上田上宅。"人争趋之。于是攻亭，一朝而拔之。

【注释】

[1] 吴起为……西河之守：吴起，战国时卫国人，法家代表人物，杰出的军事家，曾在魏、楚两国进行过变法；西河，魏国郡名，位于今陕西省洛水以东，黄河西岸地区。

[2] 亭：在边境上的一种军事建筑，供侦察、防敌之用。

[3] 不去……足以征甲兵：不去掉小亭，对魏国的种田人危害很大；去掉小亭，则又犯不着为这点小事去征集军队。甲兵，指军队。

[4] 车辕：压在车轴上伸向前面和衡相连的一根曲木。

[5] 俄又置……东门之外：俄，一会儿；石，重量计算单位，一百二十斤为一石；赤菽，赤豆。

[6] 仕之国大夫：仕，任命；国大夫，官名。

【选注】

王先慎："行之所易，即去其所易也。行，犹去也，之，犹也。下《公孙鞅章》正作去其所易。"

孙子书："按王（先慎）说殊误，上文云'且夫重罚者，人之所恶业，而无弃灰者，人之所易也'行其所易，即指弃灰言之，其义甚显，岂得谓去其无灰乎？王又引《公孙鞅章》去其所易为证，亦非，按彼文云'重罪者，人之所难犯也，而小过者，人之所易去也，使人去其所易，无离奇所难，此治之道'，彼文云'去其所易'承小过言之，此文'行之所易'承无灰言之，语虽相似，而文义自殊，不得以彼例此。"

【讨论】

以上选自《内储说》，储说，就是积聚传说故事。韩非汇集了大量历史传说和民间故事，并根据所说明的问题分类汇编，用以阐述自己的法治观点。每篇先提出论点，后举例说明，论点称为"经"，举例称为"说"，经的文句极为简练，便于记诵，说中包括若干故事，都能单独表达完整的思想，经说配合，前后呼应，在文体上也是一种创造，汉以后的文体"连珠"，就是受此影响而发展起来的。《七术》列举了七种方法，所选的《必罚》《赏誉》讲赏罚制度，要求君主利用这些手段诱导或强制臣下尽力效劳，体现了韩非倡重法术的思想。

八、五蠹

【原文】

上古之世，人民少而禽兽众，人民不胜禽兽虫蛇。有圣人作[1]，构木为巢以避群害，而民悦之，使王天下，号曰有巢氏。民食果蓏蚌蛤[2]，腥臊恶臭而伤害腹胃，民多疾病。有圣人作，钻燧取火以化腥臊，而民说之，使王天下，号之曰燧人氏。中古之世，天下大水，而鲧、禹决渎[3]。近古之世，桀、纣暴乱，而汤、武征伐。今有构木钻燧于夏后氏之世者，必为鲧、禹笑矣；有决渎于殷、周之世者，必为汤、武笑矣。然则今有美尧、舜、汤、武、禹之道于当今之世者，必为新圣笑矣。是以圣人不期修古，不法常可[4]，论世之事，因为之备[5]。宋有人耕田者，田中有株，兔走触株，折颈而死，因释其耒而守株，冀复得兔，兔不可复得，而身为宋国笑。今欲以先王之政，治当世之民，皆守株类也。

古者丈夫不耕，草木之实足食也；妇人不织，禽兽之皮足衣也。不事力[6]而养足，人民少而财有余，故民不争。是以厚赏不行，重罚不用，而民自治[7]。今人有五子不为多，子又有五子，大父[8]未死而有二十五孙。是以人民众而货财寡，事力劳而供养薄，故民争，虽倍赏累罚而不免于乱。

尧之王天下也，茅茨[9]不翦，采椽[10]不斫；粝粢[11]之食，藜藿[12]之羹；冬日麑裘[13]，夏日葛衣[14]；虽监门之服养[15]，不亏于此矣。禹之王天下也，身执耒臿[16]以为民先，股无胈[17]，胫不生毛，虽臣虏[18]之劳，不苦于此矣。以是言之，夫古之让天子者，是去监门之养，而离臣虏之劳也，古传天下而不足多[19]也。今之县令，一日身死，子孙累世絜驾[20]，故人重之。是以人之于让也，轻辞古之天子，难去今之县令者，薄厚之实异也。夫山居而谷汲者，膢腊[21]而相遗以水；泽居苦水者，买庸而决窦[22]。故饥岁之春，幼弟不饷[23]；穰岁[24]之秋，疏客必食。非疏骨肉爱过客也，多少之实异也。是以古之易财，非仁也，财多也；今之争夺，非鄙也，财寡也。轻辞天子，非高也，势薄也；争士橐[25]，非下也，权重也。故圣人议多少、论薄厚为之政。故罚薄不为慈，诛严不为戾，称俗而行也。故事因于世而备适于事。

古者大王处丰镐[26]之间，地方百里，行仁义而怀[27]西戎，遂王天下。徐偃王[28]处汉东，地方五百里，行仁义，割地而朝者三十有六国。荆文王[29]恐其害己也，举兵伐徐，遂灭之。故文王行仁义而王天下，偃王行仁义而丧其国，是仁义用于古不用于今也。故曰：世异则事异。当舜之时，有苗不服，禹将伐之。舜曰："不可。上德不厚而行武，非道也。"乃修教三年，执干戚舞[30]，有苗乃服。共工之战，铁铦[31]短者及乎敌，铠甲不坚者伤乎体。是干戚用于古不用于今也。故曰：事异则备变。上古竞于道德，中世逐于智谋，当今争于气力。齐将攻鲁，鲁使子贡说之。齐人曰："子言非不辩也，吾所欲者土地也，非斯言所谓也。"遂举兵伐鲁，去门十里以为界。故偃王仁义而徐亡，子贡辩智而鲁削。以是言之，夫仁义辩智，非所以持国也。去偃王之仁，息子贡之智，循[32]徐、鲁之力使敌万乘，则齐、荆之欲不得行于二国矣。

【注释】

［1］作：产生。

［2］果蓏（luǒ）蚌蛤（gé）：果蓏，瓜果的总称；蚌，生活在淡水中的一种软体动物；蛤，即蛤蜊。

［3］决渎：决，疏导；渎，河流。

［4］常可：长久适宜的办法，陈规。

［5］备：措施。

［6］事力：从事劳动。

［7］自治：自然安定。治，安定。

［8］大父：祖父。

［9］茅茨：茅草盖的屋顶，这里代指茅舍。

［10］采椽：栎树做的椽子。采，栎树。

［11］粝粢：粗劣的饭食。

［12］藜藿：两种野菜名，泛指粗劣的饭食。

［13］麑裘：小鹿皮做成的衣服，泛指质量差的皮衣。麑，小鹿；裘，皮衣。

［14］葛衣：用葛的纤维做成的粗布衣。

［15］监门之服养：监门，看门人。古代看门人多由奴仆担任。服养，穿的和吃的。

［16］耒耜：农具名。

［17］胈：大腿上的肉。

［18］臣虏：奴仆。

［19］多：赞赏。

［20］絜驾：系马驾车。絜，用绳子套车。这里指出门有车可坐。

［21］腊腊：均为古代祭祀名。

［22］买庸而决窦：买庸，出钱雇工；决窦：开挖水沟排水，窦，通"渎"，沟渠水道。

[23] 饷：供给食物。

[24] 穰岁：丰年。

[25] 士橐：依托贵族。士，当官；橐，依托，这里指依托于贵族。

[26] 丰镐：地名。丰，今陕西户县东北，沣水以西；镐，今陕西西安西南。

[27] 怀：怀柔，感化。

[28] 徐偃王：徐国君主。徐国位于今安徽泗县一代。《韩非子》记载的徐偃王的年代与《史记》有异。

[29] 荆文王：即楚文王，春秋时楚国国君。

[30] 执干戚舞：执盾牌和大斧跳舞。表示要把盾牌和大斧这些武器作为歌舞道具，不再发动战争。干，盾牌；戚，大斧。

[31] 铁铦：铁锥一类的武器。

[32] 循：依照，依靠。

【选注】

陈奇猷案："《庄子·盗跖篇》非孔子云，'古者禽兽多而人少，于是民皆巢居以避之，昼拾橡栗，暮栖木上，故命之曰有巢氏之民。古者民不知衣服，夏多积薪，冬则炀之，故命之曰知生之民。神农之世，卧则居居，起则于于。民知其母，不知其父，与麋鹿共处，耕而食，织而衣，无有相害之心。此至德之隆也。然而黄帝不能致德，与蚩尤战于涿鹿之野，流血百里。尧、舜作，立群臣，汤放其主，武王杀纣。自是之后，以强凌弱，以众暴寡。汤、武以来，皆乱人之徒也。今子修文、武之道，掌天下之辩，以教后世。缝衣浅带，矫言伪行，以迷惑天下之主，而欲求富贵焉。盗莫大于子。'韩子即本此文而演绎也。《淮南子·汜论训》云：'夫殷变夏，周变殷，春秋变周，三代之礼不同，何古之从？'亦法家言也。"

【讨论】

本选段中，韩非子将历史和现实进行对比，论证了社会是发展变化的，所以治理国家的原则也必须随着时代的变化而变化，古代的治国原则不能用于当今社会。

九、难势

【原文】

慎子[1]曰：飞龙乘云，腾蛇游雾，云罢雾霁[2]，而龙蛇与蚯蚁同矣，则失其所乘也。贤人而诎[3]于不肖者，则权轻位卑也；不肖而能服于贤者，则权重位尊也。尧为匹夫，不能治三人；而桀为天子，能乱天下：吾以此知势位之足恃而贤智之不足慕也。夫弩弱而矢高者，激[4]于风也；身不肖而令行者，得助于众也。尧教于隶属[5]而民不听，至于南面而王天下，令则行，禁则止。则此观之，贤智未足以服众，而势位足以屈贤者也。

应慎子曰：飞龙乘云，腾蛇游雾，吾不以龙蛇为不托于云雾之势也。虽然，夫择贤而专任势，足以为治乎？则吾未得见也。夫有云雾之势而能乘游之者，龙蛇之材美之也；今云盛而蚓弗能乘也，雾醲[6]而蚁不能游也，夫有盛云醲雾之势而不能乘游者，蚓蚁之材薄也。今桀、纣南面而王天下，以天子之威为之云雾，而天下不免乎大乱者，桀、纣之材薄也。且其人以尧之势以治天下也，其势何以异桀之势也，乱天下者也？夫势者，非能必使贤者用之，而不肖者不用之也。贤者用之则天下治，不肖者用之则天下乱。人之情性，贤者寡而不肖者众，而以威势之利济乱世之不肖人，则是以势乱天下者多矣，以势治天下者寡矣。夫势者，便治而利乱者也。故《周书》[7]曰："毋为虎傅翼，将飞入邑，择人而食之。"夫乘不肖人于势，是为虎傅翼也。桀、纣为高台深池以尽民力，为炮烙以伤民性，桀、纣得成肆行者，南面之威为之翼也。使桀、纣为匹夫，未始行一[8]而身在刑戮矣。势者，养虎狼之心而成暴风乱之事者也，此天下之大患也。势之于治乱，本末有位也，而语专言势之足以治天下者，则其智之所至者浅矣。

夫良马固车，使臧获[9]御之则为人笑，王良[10]御之而日取千里。车马非异也，或至乎千里，或为人笑，则巧拙相去远矣。今以国位为车，以势为马，以号令为辔，以刑罚为鞭策，使尧、舜御之则天下治，桀、纣御之则天下乱，则贤不肖相去远矣。夫欲追速致远，不知任王良；欲进利除害，不知任贤能：此则不知类之患也。夫尧舜亦治民之王良也。

复应之曰：其人以势为足恃以治官[11]。客曰"必待贤乃治"[12]，则不然矣。夫势者，名一而变无数者也，势必于自然，则无为言于势矣，吾所为言势者，言人之所设也。[13]今曰"尧、舜得势而治，桀、纣得势而乱"，吾非以尧、桀为不然也。虽然，非一人之所得设也。夫尧、舜生而在上位[14]，虽有十桀、纣不能乱者，则势治；桀、纣亦生而在上位，虽有十尧、舜而亦不能治者，则势乱也。故曰："势治者则不可乱，而势乱者则不可治也。"此自然之势也，非人之所得设也。若吾所言，谓人之所得设也；若吾所言，谓人之所得势也而已矣，贤何事焉！[15]何以明其然也？客曰[16]："人有鬻矛与盾者，誉其盾之坚：'物莫能陷也[17]。'俄而又誉其矛曰：'吾矛之利，物无不陷也。'人应之曰：'以子之矛，陷子之盾，何如？'其人弗能应也。"以为不可陷之盾与无不陷之矛，为名不可两立[18]也。夫贤之为势不可禁，而势之为道也无不禁，以不可禁之势，此矛盾之说也，夫贤势之不相容亦明矣。[19]

且夫尧、舜、桀、纣千世而一出，是比肩随踵而生也[20]；世之治者不绝于中，吾所以为言势者中也[21]。中者，上不及尧、舜而下亦不为桀、纣，抱法处势则治，背法去势则乱[22]。今废势背法而待尧、舜，尧、舜至乃治，是千世乱而一治也；抱法处势而待桀、纣，桀、纣至乃乱，是千世治而一乱也。

【注释】

［1］慎子：即慎到，赵国人，早期法家人物的代表，政治上反对尚贤，提出了任势的学说。韩非子引用的这段文字，见《慎子·威德》篇，文字略有不同。

［2］云罢雾霁：云雾消散。霁，雨止。

［3］诎（qū）：屈服。

［4］激：激发，推动。

［5］隶属：奴隶之类。

［6］醲（nóng）：同"浓"，浓厚。

［7］周书：又称《逸周书》，记载周朝诰誓辞命的记言性史书。

［8］未始行一：未能办成一件事。

［9］臧获：奴仆。

［10］王良：春秋末期晋国人，以善于驾驭马车闻名。

［11］以势为足恃以治官：认为完全可以依靠势力来处理官职范围内的事。这是慎到在第一段中提出的基本观点。之，指责难慎到的那个人。

［12］必待贤乃治：一定要等贤人出现，才能治理好天下。这是儒家反对势治，主张贤治的基本观点。客，指文中出现的儒家人物。

［13］夫势者……之所设也：势的名称虽然只有一个，但有无数不同的含义，势如果一定出于自然，那就用不着讨论它，我所要谈的势，是人为设立的势。

［14］上位：君主的位置。

［15］若吾所言……何事焉：像我说的势，是说人所能设立的势罢了，何必用贤人。

［16］客：韩非假设的某一个人，不是上面责难慎到的那个客。

［17］陷：陷入，刺穿。

［18］为名不可两立：作为判断来说是不可以同时并存的。名，名义，概念，这里指判断。

［19］夫贤之为势……明矣：按照贤治的原则，贤人是不受约束的；按照势治的原则，是什么都可约束的。（儒家认为贤人的一言一行都是最高的典范，所以不要再有什么东西来约束；法家认为法是治国的最高原则，一切事物都应处在法令的约束之下。）"不可禁"的"贤"与"无不禁"的"势"就构成了矛盾。贤治与势治的不能相容也就很清楚了。

［20］且夫尧舜……而生也：况且像尧、舜、桀、纣这样的人，一千世出现一个，就要算是紧接着降生的了。比肩，肩膀挨着肩膀；随踵，脚跟接着脚跟。

［21］世之治者……中也：世上的君主不断以中才出现，我之所以要讲势，就是为了这样的中等的人才。治者，治理天下的人，指君主；中，中等人才。

［22］抱法处势……则乱：抱，守住，掌握；处，处在，据有；背，背离；去，丢掉。

【选注】

陈奇猷："《荀子·解蔽篇》云'慎子蔽于法而不知贤'，韩非即本此语以立论以难慎子，盖韩非主张法、术、势兼用，而势则宜于贤人用之。然此下所论，与韩非思想正相反对，断非出于韩非之手，乃后人难韩非之辞，写者不知，遂窜入正文。今举其证于下：上文云'释贤而专任势，足以为治乎？则吾未得见也'，此下云'贤势不相容'，其证一也。上言臧获御车马事，谓巧拙想去远矣，而此下云'吾不以为然'，其证二也。此篇乃韩子难慎子，而下去'积辨累辞，离理失术，两末之议也，奚可以难'，其证三也。此下行文与上文及他篇皆不类，与难四篇之另一难显为一人手笔，难四篇之另一难为后人作，则此亦为后人作无疑。"

【讨论】

"难"是辩难，势是权势，全篇是围绕着慎到的势治学说进行的辩难。韩非驳斥了儒家的"贤治"观点，维护和发展了慎到的"势治"学说，认为君主必须在法治的前提下运用权势，才能使国家长治久安。

第八讲 杂家经典

　　杂家是先秦、两汉时期的一个学术流派,《汉书·艺文志》始将其列入诸子"九流十家"之中。对于杂家的思想,班固在《汉书·艺文志》中曾经指出:"杂家者流,盖出于议官。兼儒、墨,合名、法,知国体之有此,见王治之无不贯,此其所长也。"说明杂家是合众家学说之长,而以"国体""王治"为其中心。《隋书·经籍志》中也有相似的说法:"杂者,兼儒、墨之道,通众家之意,以见王者之化,无所不冠者也。"

　　后世对于杂家之"杂"的认识有很大的不同。如,冯友兰和侯外庐先生都认为,先秦杂家主要是通过折衷与调和其他各家学说而形成的,属于"折衷主义"和"调和折衷",并没有自己的学术主旨。而且很多人认为,杂家并不能构成一种流派,因此杂家类的著作,在历代都有被归入儒家、道家等学派。而诸如刘文典、李家骧、徐复观等学者却认为,杂家为采撷众家之精英者,"某些精彩之论有过于先秦诸子的认识"。历代也有类似的评论,如汉代高诱《吕氏春秋·序》中称其"大出诸子之右","与孟轲、孙卿、淮南、扬雄相表里"。唐代刘知几评《吕氏春秋》"牢笼天地,博极古今"。

　　杂家的主要著作便是秦代吕不韦的《吕氏春秋》。《吕氏春秋》是吕不韦组织门下宾客辑合百家九流之说编成,分为十二纪、八览、六论,共十二卷、一百六十篇、二十多万字。

　　十二纪是全书的大旨所在,是《吕氏春秋》的一个重要部分,分为《春纪》《夏纪》《秋纪》《冬纪》,每一大部分又分为孟、仲、季三小部分,例如,《春纪》则有孟春、仲春、季春三部分,共十二部分,每部分都有五篇,共六十篇。本书是在"法天地"的基础上来编辑的,十二纪就是象征"大圜"的天,所以,这一部分便使用十二月令来作为组合材料的线索。《春纪》主要讨论养生之道,《夏纪》论述教学道理及音乐理论,《秋纪》主要讨论军事问题,《冬纪》主要讨论有关葬、死、忠、廉、节、义等人品质方面的问题。

　　八览,每览八篇,共应为六十四篇,现存六十三篇,《有始览》只七篇,显然脱去一篇。内容从开天辟地说起,一直说到做人务本之道、治国之道,以及如何认识、分辨事物,如何用民、为君等。

　　六论,共三十六篇,杂论各家学说。

　　在《吕氏春秋·序意》篇中,吕不韦指明了创作此书的思想:"私视使目盲,私听使耳聋,私虑使心狂。三者皆私没精,则智无由公。智不公,则福日衰,灾日隆。"

　　现存《吕氏春秋》的校注本主要有高诱《吕氏春秋训解》,清代乾隆年间毕沅的《〈吕氏春秋〉新校正》等。

《吕氏春秋》选读

一、本生^[1]

【原文】

二曰：始生之者，天也^[2]；养成之者，人也。能养天之所生而勿撄之谓天子。^[3]天子之动也，以全天为故者也。^[4]此官之所自立也。^[5]立官者，以全生也。^[6]今世之惑主，多官而反以害生，则失所为立之矣。^[7]譬之若修兵者，以备寇也。^[8]今修兵而反以自攻，则亦失所为修之矣。^[9]

【注释】

[1] 本生：本篇与下篇《贵公》都是十二纪第一纪"孟春纪"中的文章，《本生》居第二，《贵公》居第四。《本生》一章主要讲以养生为本，由于位置紧接月令，除月令外算是第一篇，可见杂家学派对于养生的重视。

[2] 始生之者天也：当初生成万物的是天。始，初；之，此处代指万物。

[3] 能养天……谓天子：能够使天所生成的万物得以养成而不去干扰它的，即为天子。撄，干扰。

[4] 天子之动……故者也：所以天子的一举一动，都应当以顺应天性为事。全，顺；天，性；故，事。

[5] 此官之所自立也：这就是之所以设立百官的原因。

[6] 立官者以全生也：设立百官，就是要使其顺应天性。

[7] 今世之……为立之矣：现在世上的昏王，多设立官职却反而因此妨害生命，就失去了设立它的本意。

[8] 譬之若……以备寇也：这就像修整兵器，本来是准备用来抵御外寇的。譬，比喻，比方；修，修整；兵，兵器。

[9] 今修兵……为修之矣：现在修整兵器反而用来攻打自己，也就失去了修整兵器的本意了。

【选注】

高诱注："多立官，致任不肖人，乱象干度，故以害生也，失其所为立官之法也。"（《吕氏春秋训解》）

【原文】

夫水之性清，土者抇之，故不得清。^[1]人之性寿，物者抇之，故不得寿。^[2]物也者，所以养性也，非所以性养也。^[3]今世之人，惑者多以性养物，则不知轻重也。^[4]不知轻重，则重者为轻，轻者为重矣。若此，则每动无不败。^[5]以此为君，悖；以此为臣，乱；以此为子，狂。^[6]三者国有一焉，无幸必亡。^[7]

【注释】

［1］夫水之性……不得清：水的本性是清澈的，但是因为有土的搅乱，使它无法清澈。扪（gǔ），同"滑"，搅乱。

［2］人之性寿……不得寿：人本来是能够长寿的，但有万物的干扰，使其无法长寿。

［3］物也者……性养也：万物，应当是用来陶冶性情，而不应当放任性情来豢养外物。

［4］今世之人……轻重也：现在世上昏庸迷惑的人，多放任自己的性情来取得外物，这是不知轻重的表现。轻，此指外物；重，此喻自身。

［5］若此……每动无不败：像这样，动不动就会招致失败。

［6］以此为君……为子狂：如果不知轻重，做君王的就会昏庸糊涂，做臣子的就会扰乱纲纪，做儿子的就会狂妄不羁。悖，昏乱，糊涂。

［7］三者国有……必亡：这三者国家有一种，就会无可幸免地灭亡。

【选注】

1. 俞樾注："无幸必亡，乃到句也。言其国必亡，无可幸免也。"（《吕氏春秋校释》）

2. 高诱注："物者，货贿，所以养人也。世人贪欲过制者，多所取祸，故曰'非所以性养也'。"（《吕氏春秋训解》）

3. 高诱注："夫无为者，不以身役物；有为者，则以物役身。故曰：惑者多以性养物也。"（《吕氏春秋训解》）

4. 陈奇猷注："物，指一切外物，货贿之外，狗马声色均是。"（《吕氏春秋校释》）

【原文】

今有声于此，耳听之必慊，已听之则使人聋，必弗听。[1]有色于此，目视之必慊，已视之则使人盲，必弗视。[2]有味于此，口食之必慊，已食之则使人瘖，必弗食。[3]是故圣人之于声色滋味也，利于性则取之，害于性则舍之，此全性之道也。[4]世之贵富者，其于声色滋味也，多惑者。[5]日夜求，幸而得之则遁焉[6]。遁焉，性恶得不伤？[7]

【注释】

［1］今有声……必弗听：现在有一种声音，耳朵听了会感到非常快意，但是听过后会使人耳聋，则一定不要去听。慊（qiè），满意，快意。

［2］有色于此……必弗视：这里有一种颜色，眼睛看了会感到很舒服，但看过后会使人眼瞎，那就一定不要去看。

［3］有味于此……必弗食：这里有一种味道，吃了会感到口爽，但吃过后就会使人哑，那就一定不要去吃。瘖，"喑"的异体字，哑。

［4］是故圣人……之道也：所以圣人这样对待声色滋味这些东西：如果对性情有利就求取，如果对性情有害则合弃，这就是顺应天性的方法呀！

［5］世之贵富……多惑者：世上那些看重富贵的人，对于声色滋味，多受其迷惑。

惑，眩，迷。

[6] 幸而得之则遁焉：有幸得到这些，就会一味追求下去而不能自禁。遁，通"循"，放纵而不能自制。

[7] 遁焉性恶得不伤：这样一味追求下去，本性哪能不受到危害呢？恶，安，哪能；伤，危害。

【选注】

1.高诱注："老子曰：五声乱耳，使耳不聪；五色乱目，使目不明；五味实口，使口爽伤也。"（《吕氏春秋训解》）

2.高诱注："遁，流逸而不能自禁也。"（《吕氏春秋训解》）

3.范耕研注："此处谓循乎声色滋味而不知自反也。"（《吕氏春秋校》）

【原文】

万人操弓，共射其一招，招无不中。[1] 万物章章，以害一生，生无不伤；以便一生，生无不长。[2] 故圣人之制万物也，以全其天也。[3] 天全，则神和矣，目明矣，耳聪矣，鼻臭矣，口敏矣，三百六十节皆通利矣。若此人者，不言而信，不谋而当，不虑而得[4]；精通乎天地，神覆乎宇宙[5]；其于物无不受也，无不裹也，若天地然[6]；上为天子而不骄，下为匹夫而不惛[7]。此之谓全德之人。

【注释】

[1] 万人操弓……无不中：万人拿着弓箭，共同射一个箭靶子，就一定会射中。招，箭靶子。

[2] 万物章章……无不长：万物繁盛，共同害生，那么生命就不会不受伤害；共同有利于生，则生命就不会不长。章章，明显茂盛的样子。

[3] 故圣人……全其天也：所以圣人治理万物的要点，在于能够使万物的本性得以保全。天，此处与上同，仍训为性。全天，亦为顺性。

[4] 若此人……不虑而得：像这样的人，不说话而能取得信用，不谋划而做事得当，不谋虑而皆有所得。

[5] 精通乎天地……宇宙：精神与天地相通，德行覆盖宇宙万物。

[6] 其于物……若天地然：所有事物都能够承受并囊括其中，德行如天地。受，承受；裹，囊括。

[7] 上为天子……而不惛：这样的人，在上，为天子而不会骄纵；在下，为布衣而不忧闷。惛，忧闷。

【选注】

1.高诱注："众人所见，会弓射之，故曰无不中也。"（《吕氏春秋训解》）

2.陈其猷注："此谓万物繁众以伤害一生，生无不伤。"（《吕氏春秋校释》）

3.高诱注："便，利也。利其生性，故生长久也。"（《吕氏春秋训解》）

4.高诱注："法天不言，四时行焉，是其信也。"（《吕氏春秋训解》）

5. 陈其猷注:"《论语·阳货》:'孔子曰:天何言哉,四时行焉,百物生焉,天何言哉。'"(《吕氏春秋校释》)

6. 高诱注:"言其德大,皆覆被也。"(《吕氏春秋训解》)

7. 高诱注:"其德如天无不覆,如地无不载,故曰'若天地然'。"(《吕氏春秋训解》)

8. 高诱注:"其德行升降,无所亏阙,故曰全。"(《吕氏春秋训解》)

【原文】

贵富而不知道,适足以为患,不如贫贱。[1]贫贱之致物也难,虽欲过之,奚由?[2]出则以车,入则以辇,务以自佚[3],命之曰"招蹶之机"[4]。肥肉厚酒,务以自强,命之曰"烂肠之食"。靡曼皓齿[5],郑卫之音[6],务以自乐,命之曰"伐性之斧"[7]。三患者,贵富之所致也。故古之人有不肯贵富者矣,由重生故也;非夸以名也,为其实也[8]。则此论之不可不察也。

【注释】

[1]贵富而……不如贫贱:富贵而不知养生之道,只足以换来祸患,还不如身处贫贱。道,此处代指养生之道;适,通"啻",只,仅仅。

[2]贫贱之致物……奚由:贫贱者获取外物已经非常困难,即使想要过于贪取,又能从哪里获得呢?致物,获取外物;奚由,从哪里。

[3]出则以车……以自佚:出门乘车,进门用辇,用来放纵享乐。以,乘,用。自佚,放纵,放荡。这里指放纵享乐。

[4]命之曰招蹶之机:这些只是一些招致颓倒、颠覆的事务。之,代指前面的"出则以车,入则以辇"。招蹶之机,招致颓倒的事务。蹶,倒下。《淮南子·精神训》言:"形劳而不休则蹶。"机,事务。

[5]靡曼皓齿:代指美色。靡曼,指皮肤柔美,细润。

[6]郑卫之音:指淫辟之乐,靡靡之音。本为郑、卫之地男女私会之所唱。

[7]伐性之斧:后传殷纣王以此作朝歌、北鄙等乐,以为淫乱,后终至灭亡。所以称美色与淫乐为"伐性之斧"。

[8]非夸以名……其实也:并不是为了一些虚名,而是为了注重养生之务。夸,虚。

【选注】

1. 高诱注:"不知持盈止足之道,以至破亡,故曰'适足以为患'也。"(《吕氏春秋训解》)

2. 范耕研注:"贫贱无势,难于致物,则虽欲过制,其道无由也。"(《吕氏春秋校释》)

3. 高诱注:"《论语》:'肉虽多,不使胜食气。'又曰:'不为酒困。'《老子》曰:'五味实口,使口爽伤',故谓之'烂肠之食'也。"(《吕氏春秋训解》)

4. 毕沅注:"案:《贾谊书·傅职》云:'饮酒而醉,食肉而饱,饱而强食',正'自

强'之谓也。"(《吕氏春秋校释》)

5.高诱注:"以其淫僻灭亡,故曰'伐性之斧'者也。"(《吕氏春秋训解》)

6.高诱注:"非所以轻富贵求虚名也,以为其可以全生保性之实也。"(《吕氏春秋训解》)

7.范耕研注:"养身之道,在于全天。"(《吕氏春秋校释》)

【讨论】

此篇言养生的重要性及养生的困难所在。全天、全性、全德乃为养生的至高境界,但是现实中各种物质诱惑着你,诸如肥肉厚酒、靡曼皓齿、郑卫之音等,再加上富贵与名望,正如万人操弓去射一个靶子,岂能有不中的道理呢?所以,养生,谈则容易,做则困难。不过,文中也告诉了我们养生的方针措施,那就是"利于性则取之,害于性则舍之",这是圣人的全性养生之道,也是我们所要遵循之道,那就是:无论多么美味的食物,多么动听的声音,多么靓丽的美色,只要对于生命本体有害,则要完全放弃。

二、贵公[1]

【原文】

四曰:昔先圣王之治天下也,必先公[2]。公则天下平[3]矣。平得于公。尝试观于上志[4],有得天下者众矣,其得之以公,其失之必以偏[5]。凡主之立也,生于公。[6]故《鸿范》[7]曰:"无偏无党,王道荡荡。无偏无颇,遵王之义。无或作好,遵王之道。无或作恶,遵王之路。"[8]

天下,非一人之天下也,天下之天下也。阴阳之和,不长一类;甘露时雨,不私一物;万民之主,不阿一人[9]。

伯禽[10]将行,请所以治鲁。周公曰:"利而勿利[11]也。"

荆人有遗弓者,而不肯索,曰:"荆人遗之,荆人得之,又何索焉?"孔子闻之曰:"去其'荆'而可矣。"老聃闻之曰:"去其'人'而可矣。"故老聃则至公矣[12]。

天地大矣,生而弗子,成而弗有,万物皆被其泽,得其利,而莫知其所由始。此三皇五帝之德也。

【注释】

[1]贵公:本篇是十二纪第一纪"孟春纪"中的文章,居第四。

[2]公:公正。

[3]平:和。

[4]上志:古代所记载的事情。

[5]偏:私,不公正。

[6]凡主之立……生于公:君主之立,关键在于人心之公。生,出也。

[7]鸿范:《尚书》中的一篇,也作"洪范",意为陈述天地大的法则。

［8］无偏无党……王之路：言王道无任何偏私与好恶。党，朋党；荡荡，平坦貌；义，法；或，有；好，私好；恶，憎恶。

［9］阴阳之和……阿一人：阴阳和合使万物生长，而并不是只使一种物类生长；甘露雨水也不只是私降于一物；万民之主，也不只偏向于一人。阿，亦即偏私。

［10］伯禽：周公的儿子，成王将其封于鲁。

［11］利而勿利：务在利民，不要自利。

［12］荆人有遗……至公矣：此段孔子言"去其荆"，则人失之，人得之，何必拘泥于"荆人"，可谓公；但老子言"去其人"，则失之，得之，何必拘泥于"人"，又"何索"？所以说是至公。

【选注】

1.陈其猷注："不偏私于一物，是待物不异其爱。"（《吕氏春秋校释》）

2.高诱注："（孔子）言人得之而已，何必荆人也。"（《吕氏春秋训解》）

3.陈其猷注："老子之意盖谓得之失之皆在天地之中，无所谓得与失。"（《吕氏春秋校释》）

4.高诱注："天大地大，生育民人，不以为己子，成遂万物，不以为己有也。由，从也。万物皆蒙天地之泽而得其利，自以为当然，故曰：'莫知其所从始'也。"（《吕氏春秋训解》）

【原文】

管仲有病，桓公往问之，曰："仲父之病矣。渍[1]甚，国人弗讳[2]，寡人将谁属国[3]？"

管仲对曰："昔者臣尽力竭智，犹未足以知之也。今病在于朝夕之中，臣奚[4]能言？"

桓公曰："此大事也，愿仲父之教寡人也。"

管仲敬诺，曰："公谁欲相[5]？"

公曰："鲍叔牙可乎？"

管仲对曰："不可。夷吾[6]善鲍叔牙。鲍叔牙之为人也，清廉洁直；视不己若者，不比于人[7]；一闻人之过，终身不忘[8]。勿已[9]，则隰朋其可乎？隰朋之为人也，上志而下求[10]，丑不若黄帝[11]，而哀不己若者[12]。其于国也，有不闻也[13]；其于物也，有不知也[14]；其于人也，有不见也[15]。勿已乎，则隰朋可也。"

【注释】

［1］渍：病重。

［2］国人弗讳：病重，所有人已经不忌讳言其死生。讳，忌讳。

［3］属国：托付国家大事。

［4］奚：何。

〔5〕谁欲相：言欲用谁为相。

〔6〕夷吾：管仲名。

〔7〕不比于人：不把人作同等看待，不与之亲近。

〔8〕一闻人之过……不忘：一旦听说人的过错，便终生不会忘却。

〔9〕勿已：不得已。

〔10〕上志而下求：仰慕上贤与不耻下问。志，慕。

〔11〕丑不若黄帝：自耻己德不如黄帝。丑，耻。

〔12〕而哀不己若者：即哀不若己者。哀，怜。

〔13〕其于国也……不闻也：对于国事，有些不去过问。闻，即问。

〔14〕其于物也……不知也：对于有些事情，不求知晓。物，即事。

〔15〕其于人也……不见也：对于用人，则不去挑剔其细小过失。

【选注】

1. 高诱注："念人之过，必亡人之功，不可为霸者之相也。"（《吕氏春秋训解》）

2. 高诱注："哀不如己者，欲教育训厉，使与己齐也。"（《吕氏春秋训解》）

3. 范耕研注："言相之于国，但总大纲于庶政，或有所不必问也。"（《吕氏春秋校释》）

4. 高诱注："非其职事，不求知之也。"（《吕氏春秋训解》）

5. 范耕研注："'有不见'，谓不以察察为明。"（《吕氏春秋校释》）

【原文】

夫相，大官也。处大官者，不欲小察[1]，不欲小智[2]，故曰：大匠不斫[3]，大庖不豆[4]，大勇不斗[5]，大兵不寇[6]。

桓公行公去私恶，用管子而为五伯长[7]；行私阿[8]所爱，用竖刀[9]而虫出于户[10]。人之少也愚，其长也智。故智而用私，不若愚而用公。日醉而饰服[11]，私利而立公[12]，贪戾而求王，舜弗能为。

【注释】

〔1〕小察：小处挑剔。

〔2〕小智：犹言小聪明。

〔3〕大匠不斫：大匠只是给人做模范罢了，不以自己的智巧去亲自测度斫削。斫，用刀斧等砍削。

〔4〕大庖不豆：大厨只调和五味，不再行割宰之事。此处与上同，指处上位者不越职而为小事。豆，通"剅"，宰割。

〔5〕大勇不斗：大勇之人，不行格斗之事。

〔6〕大兵不寇：大兵不为小害。寇，害。

〔7〕桓公行公……五伯长：此指管仲曾射中桓公带钩，桓公后来却举以为卿，所以说"去私恶"，而成为春秋五霸之长。五伯长，春秋五霸之长，指齐桓公；伯，通"霸"。

〔8〕阿：私，偏爱。

〔9〕竖刀：一作竖刁，春秋时齐人，善于阿谀奉承，得到桓公的宠信。桓公死后，与易牙、开方乱齐国。

〔10〕虫出于户：齐桓公死后，国乱民扰，五子争位，无人主持丧礼，六十日乃殡，致使虫流出门。

〔11〕日醉而饰服：自己每天醉于酒，却想整治丧纪。依礼，丧不可饮酒食肉。

〔12〕私利而立公：一面自私自利一面却想行公正之事。与上文"日醉而饰服"，后面的"贪戾（暴戾）而求王"都是不可能实现的事，所以说即使是舜也"弗能为"。

【选注】

1.高诱注："但视模范而已，不复自斫削也。"（《吕氏春秋训解》）

2.高诱注："大勇之人，折冲千里，而能服远，不复自斗也。"（《吕氏春秋训解》）

3.高诱注："于人之过，无所念无所私也，故曰'去私'也。"（《吕氏春秋训解》）

4.高诱注："用私则败，用公则济。"（《吕氏春秋训解》）

5.陶鸿庆注："言立君之本义，出于人心之公，所谓'天生蒸民，作之君，作之师'也。"（《吕氏春秋校释》）

【讨论】

此篇谈论至高的公正：利人而不要自利。正如丢失弓箭，既然是人丢失的，也是人得到了，那又何必去索取呢？此处正是将一己之私完全抛却而达到的境界。所以如此公正之人，便不会去过分苛责别人，这正是管仲不推荐鲍叔牙之用意所在。

"天下，非一人之天下也，天下之天下也"，指出天下并非只是皇帝一人的天下，而是天下人的天下，这在当时应当有振聋发聩之作用。

文章也指出，"公"的另一个表现，就是"不欲小察，不欲小智"，不要念念不忘于别人的小过错，不要太过挑剔，有宽广的胸怀，才能够做到真正的"公"。这种思想对于我们当下的年轻人立身行事也是非常有帮助的。

三、去私[1]

【原文】

五曰：天无私覆也，地无私载也，日月无私烛也，四时无私行也。[2]行其德而万物得遂[3]长焉。

黄帝言曰："声禁重，色禁重，衣禁重，香禁重，味禁重，室禁重。"[4]尧有子十人，不与[5]其子而授舜；舜有子九人，不与其子而授禹：至公[6]也。

晋平公问于祁黄羊[7]曰："南阳无令，其谁可而为[8]之？"祁黄羊对曰："解狐可。"平公曰："解狐非子之仇[9]邪？"对曰："君问可，非问臣之仇也。"平公曰："善。"遂用之。国人称善焉。居有间[10]，平公又问祁黄羊："国无尉，其谁可而为之？"对曰："午可。"平公曰："午非子之子邪？"对曰："君问可，非问臣之子也。"平公曰："善。"又遂用之。国人称善焉。孔子闻之曰："善哉！祁黄羊之论也，外举不避仇，内举不避子。"祁黄羊可谓公矣。

墨者有钜子腹䵍[11]，居秦，其子杀人，秦惠王曰："先生之年长矣，非有他子也，寡人已令吏弗诛矣，先生之以此听寡人也。"腹䵍对曰："墨者之法曰：'杀人者死，伤人者刑。'此所以禁杀伤人也。夫禁杀伤人者，天下之大义[12]也。王虽为之赐[13]，而令吏弗诛，腹䵍不可不行墨子之法。"不许惠王，而遂杀之。子，人之所私[14]也。忍[15]所私以行大义，钜子可谓公矣。

庖人调和而弗敢食，故可以为庖。若使庖人调和而食之，则不可以为庖矣。王伯之君亦然。诛暴而不私[16]，以封天下之贤者，故可以为王伯。若使王伯之君诛暴而私之，则亦不可以为王伯矣。

【注释】

[1] 去私：本篇为《孟春纪》的最后一篇，讲行事应该去除私心的道理。

[2] 天无私覆……私行也：天不偏覆一方，地不偏载一物，日月不私照一角，四时不随己而行。私，偏私，如上文意。

[3] 遂：成。

[4] 黄帝言曰……室禁重：此句与上下文意无关，疑为从其他文中混入此间。

[5] 与：给予。

[6] 至公：最大的公正。公，公平，公正。

[7] 祁黄羊：晋国大夫。

[8] 其谁可而为：谁可以做此南阳令？而，以；为，做。

[9] 仇：仇人，仇敌。

[10] 居有间：过了一段时间。居，停留，待；有间，本为一会儿，此为不久，一段时间。

[11] 钜子腹䵍（tūn）：钜子，有巨大成就的人。钜，"巨"的异体字。腹䵍，人名。

[12] 大义：公法。

[13] 为之赐：给我赏赐与恩惠，此处指赦免腹䵍儿子的死罪。

[14] 私：此处意为爱。

[15] 忍：克制，抑制。

[16] 私：私占国土为己有。

【选注】

1. 高诱："《传》曰：'作事咸，克其爱，虽小必济。'故曰'诛暴而弗私'也，假令有所私枉，则不可以为王伯君矣。"（《吕氏春秋训解》）

2. 范耕研："私，谓私其国土于己而不以封贤者。"（《吕氏春秋校释》）

3. 陈奇猷："篇中称颂墨者大公无私。考墨子之学，以为亏人自利为众乱之源，故以去私为法，则此篇出于墨家者流之手，可以断言也。"（《吕氏春秋校释》）

【讨论】

同上篇公正之意相似，此篇去私也是指要去除一己之私，以获得完全公正的心。因此，无论是儿子还是仇人，都能够同样对待，既能举荐仇人，也能不避亲子，这才是真正的去除私念。这或许只是作者想象的至高境界；即使是亲子犯法，也能够去除私心而以公法论处，这真是难以达到的境界！

四、贵生[1]

【原文】

二曰：圣人深虑天下[2]，莫贵于生。夫耳目鼻口，生之役也。[3]耳虽欲声，目虽欲色，鼻虽欲芬香，口虽欲滋味，害于生则止[4]。在四官者不欲，利于生者则弗为。[5]由此观之，耳目鼻口，不得擅行[6]，必有所制[7]。譬之若官职，不得擅为[8]，必有所制。此贵生之术[9]也。

【注释】

[1] 贵生：本篇是《仲春纪》的第二篇，主要讲重视养生的一些道理。

[2] 深虑天下：深虑天下一切事物，指为天下万事万物而深深忧虑。

[3] 夫耳目鼻口……役也：耳目口鼻是为人生命服务的。役，役使。

[4] 止：禁。对养生有害者则不去做，与上文《本生》之意同。

[5] 在四官者……则弗为：此句中"弗"字疑为衍文，本意应为：耳目口鼻四种感官虽然不想要，但是只要对于生命有利则应该去做。

[6] 擅行：擅自作为。擅，专。

[7] 制：节制，受管制。

[8] 擅为：同上，擅自作为。

[9] 术：方法。

【选注】

1. 陈其猷："探下文，此'圣人深虑天下'，犹言圣人深虑天下之一切事物。"（《吕氏春秋校释》）

2. 陈昌齐："此即前《本生》篇'利于性则取之，害于性则舍之'之意也。"（《吕氏春秋校释》）

3. 陈其猷："上文云'耳目口鼻，生之役也'，则制者，制于生也。"（《吕氏春秋校释》）

【原文】

尧以天下让于子州支父[1]，子州支父对曰："以我为天子犹可也。虽然，我适有幽忧之病[2]，方将治之，未暇在天下也[3]。"天下，重物[4]也，而不以害其生，又况于他物乎？惟不以天下害其生者也，可以托[5]天下。

越人三世杀其君，王子搜[6]患之，逃乎丹穴[7]。越国无君，求王子搜而不得，从之丹穴。王子搜不肯出。越人薰之以艾，乘之以王舆[8]。王子搜援绥[9]

登车，仰天而呼曰："君乎！独不可以舍我乎？"王子搜非恶为君也，恶为君之患[10]也。若王子搜者，可谓不以国伤其生矣。此固越人之所欲得而为君也。

鲁君闻颜阖得道之人也，使人以币先[11]焉。颜阖守闾[12]，鹿布之衣，而自饭牛[13]。鲁君之使者至，颜阖自对之。使者曰："此颜阖之家邪？"颜阖对曰："此阖之家也。"使者致币[14]，颜阖对曰："恐听缪而遗使者罪[15]，不若审[16]之。"使者还，反审之，复来求之，则不得已。故若颜阖者，非恶富贵也，由重生恶之也。世之人主多以富贵骄得道之人[17]，其不相知，岂不悲哉？

故曰：道之真，以持身；其绪余[18]，以为国家；其土苴[19]，以治天下。由此观之，帝王之功，圣人之余事也，非所以完身养生之道也。今世俗之君子，危身弃生以徇[20]物，彼且奚以此之也[21]？彼且奚以此为也？

【注释】

[1] 子州支父：古贤人，尧以天下让之。

[2] 幽忧之病：让人担忧的疾病，犹言病较深且顽固。

[3] 未暇在天下也：没有空闲顾及天下。在，顾及。

[4] 重物：大事。重，大；物，事。

[5] 托：托付。

[6] 王子搜：越国公子无颛。越王翳为子所弑，越人杀其子，立无余，又被杀，而后立无颛。所以说"越人三世杀其君"。

[7] 丹穴：山穴。

[8] 王舆：王专用的车舆。

[9] 绥：车身专设的一根绳子，供上车时作拉手用。

[10] 患：害处。

[11] 币先：先送上财物作聘用之礼。

[12] 闾：里门。周代二十五家为一里，每里设一门，谓之闾。

[13] 鹿布之衣……饭牛：穿着粗布衣服在喂牛。鹿布，疑为麤布之误；饭牛，喂牛。

[14] 致币：送上聘用之礼。致，送达，送。

[15] 恐听缪……使者罪：恐怕您听错了而给您带来罪祸。缪，错误；遗，留。

[16] 审：详察。

[17] 以富贵骄得道之人：用富贵来娇宠得道的人，让他们沉溺于富贵中。

[18] 绪余：本指丝线的端末，此处指不重要的东西。

[19] 土苴（jū）：粪草，犹言糟粕。

[20] 徇：随，以身从物。

[21] 彼且奚以此之也：他们想要以此而往哪里去？彼，指前文"世俗之君子"；且，将要；之，往、到。

【选注】

1.高诱："幽,隐也。《诗》云:'如有隐忧。'我心不悦,未暇在于治天下。"(《吕氏春秋训解》)

2.陈其猷："上文云:'惟不以天下害其生者也,可以托天下。'今王子搜不以国伤生,故越人欲以为君而托之以国也。"(《吕氏春秋校释》)

3.高诱："以持身之余绪以治国家。"(《吕氏春秋训解》)

4.范耕研："按:绪余、土苴皆言轻微之物,谓不必用道之真,出其余技已足为国家、治天下矣,见国家之本在于身也。"(《吕氏春秋校释》)

【原文】

凡圣人之动作也,必察其所以之,与其所以为。今有人于此,以随侯之珠[1],弹千仞之雀,世必笑之。是何也?所用重,所要轻也。夫生,岂特随侯珠之重也哉!

子华子[2]曰:"全生为上[3],亏生[4]次之,死[5]次之,迫生[6]为下。"

故所谓尊生者,全生之谓;所谓全生者,六欲[7]皆得其宜也。所谓亏生者,六欲分[8]得其宜也。亏生则于其尊之者[9]薄矣。其亏弥甚者也,其尊弥薄。所谓死者,无有所以知,复其未生也。所谓迫生者,六欲莫得其宜也,皆获其所甚恶者。服是也,辱是也。[10]辱莫大于不义,故不义,迫生也。而迫生非独不义也,故曰迫生不若死。奚以知其然也?耳闻所恶,不若无闻;目见所恶,不若无见。故雷则掩耳,电则掩目,此其比[11]也。凡六欲者,皆知其所甚恶,而必不得免,不若无有所以知[12]。无有所以知者,死之谓也,故迫生不若死。嗜肉者,非腐鼠之谓也;嗜酒者,非败酒之谓也;尊生者,非迫生之谓也。

【注释】

[1]随侯之珠:又称隋侯之珠或随珠,明珠,与卞和璧齐称,皆指极珍贵的宝物。

[2]子华子:战国人,生平不详,本书中许多篇目都引有子华子语。

[3]全生:生命没有受到任何亏损,得到自然发展。

[4]亏生:生命有所亏,不能顺应自然地生长。

[5]死:指非正常的死亡,或者自己因正义而选择的死亡。

[6]迫生:窘迫而勉强生存。迫,局促。

[7]六欲:生、死、耳、目、口、鼻为六欲。

[8]分:半。

[9]尊之者:指生命。

[10]服是也辱是也:此句言屈从于六欲,结果只能得到六欲的嘲弄与屈辱。服,屈服;辱,屈辱。二者都是令人厌恶者。

[11]比:类比。

[12]无有所以知:此句疑"以"为衍文。

【选注】

1.高诱："于身无所亏，于义无所损，故曰全生。"（《吕氏春秋训解》）

2.高诱："促欲得生，尸素宠禄，志不高洁，人之下也。"（《吕氏春秋训解》）

3.毕沅："有君之者，故曰'役'。"（《吕氏春秋校释》）

4.陶鸿庆："心劫制于情欲，则屈服而不能自主。"（《吕氏春秋校释》）

【讨论】

此篇仍旧延续了《本生》之意，与养生相比，天下、王位、官位、重金，只不过像是小小的麻雀，而生命则如宝贵的珍珠，怎么可能以如此珍贵的珠宝去射击麻雀呢？保全生命才是至关重要的事情。文中子州支父、王子搜、颜阖都能够以养生为重，而不拿生命去屈从于天下、王位、官职等，是尊生的典范。

五、用众 [1]

【原文】

五曰：善学者，若齐王之食鸡也，必食其跖数千而后足；虽不足，犹若有跖。[2]物固莫不有长，莫不有短，人亦然。故善学者，假[3]人之长以补其短。故假人者遂有天下。无丑不能[4]，无恶不知。丑不能，恶不知，病矣[5]。不丑不能，不恶不知，尚[6]矣。虽桀、纣犹有可畏可取者，而况于贤者乎？

故学士[7]曰：辩议[8]不可不为。辩议而[9]苟可为，是教也。教，大议也。辩议而不可为，是被褐而出，衣锦而入。

戎人生乎戎、长乎戎，而戎言，不知其所受之；楚人生乎楚、长乎楚，而楚言，不知其所受之。今使楚人长乎戎，戎人长乎楚，则楚人戎言，戎人楚言矣。由是观之，吾未知亡国之主不可以为贤主也，其所生长者不可耳。故所生长不可不察也。

【注释】

[1]用众：本篇名一作《善学》，是《孟夏季》最后一篇，此篇包含了杂家学派形成的理论要旨："天下无粹白之狐，而有粹白之裘，取之众白也。"亦即结合百家之长而成为一家。

[2]善学者……犹若有跖：此句以齐王食鸡脚来比喻善于学习者，多取才能多获，即使自己感到学习不足，也还是有许多知识可供学习的。跖，脚掌。

[3]假：借。

[4]无丑不能：不要以不能为耻。丑，耻，意动用法。下同。

[5]病矣：就会身陷困境了。病，困。

[6]尚：上。

[7]学士：有学问的人。

[8]辩议：辩驳、议论之言。因为通过辩驳、议论之言能够吸取众人之长，所以

说"辩议不可不为"。

[9]而：如果。如果通过辩议取得众长，就是"教"的本意了。

【选注】

1.高诱："喻学者取道众多然后优也。"（《吕氏春秋训解》）

2.金其源："乃谓取道贵多，心虽未足，跖尚有余。"（《吕氏春秋校释》）

3.陈其猷："《韩非子·观行》云：'以有余补不足，以长续短之谓明主。'"（《吕氏春秋校释》）

4.高诱："《淮南记》曰：'万人之众无废功，千人之众无绝良'，故人君以众为大宝也。"（《吕氏春秋训解》）

5.范耕研："人之未学，愚昧昏庸，及其学成，贤知通达，犹披褐而出、衣锦而归也。"（《吕氏春秋校释》）

6.陈其猷："《吕氏》明其义曰：'为学者不可辩，不可立议。若谓辩议而可为，则施教者可以为之。盖施教是大议，施教者必须辩争以行其议。为学不可与施教相比，为学者不为辩、不立议，必须心无成见，虚心受教。如此，则可学业日进，由愚昧而通达，犹披褐而出、衣锦而归也。'"（《吕氏春秋校释》）

7.陈奇猷："此喻为学者必选择环境，在优良环境之中取众之长，则必可贤智通达，亦荀子《劝学》'蓬生麻中，不扶而直'之意。"（《吕氏春秋校释》）

【原文】

天下无粹[1]白之狐，而有粹白之裘，取之众白也。夫取于众，此三皇五帝之所以大立功名也。

凡君之所以立，出乎众也。立已定而舍其众，是得其末而失其本。得其末而失其本，不闻安居[2]。故以[3]众勇无畏乎孟贲[4]矣，以众力无畏乎乌获[5]矣，以众视无畏乎离娄[6]矣，以众知无畏乎尧、舜矣。夫以众者，此君人之大宝也。

田骈[7]谓齐王曰："孟贲庶乎患术[8]，而边境弗患[9]。"楚、魏之王，辞言不说[10]，而境内已修备矣，兵士已修用矣，得之众也。

【注释】

[1]粹：纯粹。

[2]安居：地位巩固。

[3]以：凭借。以下二句中"以"同。

[4]孟贲：战国时勇士，《孟子》中有其"能生拔牛角"的记载。

[5]乌获：战国时秦国大力士，《史记》言其能举千钧。

[6]离娄：战国人，视力极好。《淮南子》中曾经说其"能见针末于百步之外"。

[7]田骈：又作陈骈，战国齐人，学黄老道德之术。

[8]庶乎患术：几乎苦于无术。庶乎，几乎、差不多；术，法。

[9]患：担忧。

［10］辞言不说：不说言辞，亦即不以言辞为能事。

【选注】

陈其猷："田骈之意，盖谓一旦楚、魏之王，辞言不逊，而齐国之境内已作准备，甲兵已修治而备用，以防楚、魏之进攻矣。其能如此者，得之于众也，不待孟贲然后可备边防也。"（《吕氏春秋校释》）

【讨论】

此篇反映了《吕氏春秋》一书创作的理论依据："天下无粹白之狐，而有粹白之裘，取之众白也。夫取于众，此三皇五帝之所以大立功名也。"这也是杂家得以存在的缘由。

无论是个人还是单个的物都各有长短，只有懂得取彼之长补己之短者才能够不断得到进步，这正是为学的本意所在。所以，本文的另一篇名即为"善学"，善于学习者正是在吸取众人之长的基础上获得知识与力量的。

六、去尤^{［1］}

【原文】

三曰：世之听者，多有所尤。多有所尤，则听必悖^{［2］}矣。所以尤者多故，其要必因人所喜，与因人所恶。东面望者不见西墙，南乡^{［3］}视者不睹北方，意有所在也。

人有亡鈇^{［4］}者，意^{［5］}其邻之子。视其行步，窃鈇也；颜色，窃鈇也；言语，窃鈇也；动作态度，无为^{［6］}而不窃鈇也。扣^{［7］}其谷^{［8］}而得其鈇，他日，复见其邻之子，动作态度，无似窃鈇者。其邻之子非变也，己则变矣。变也者无他，有所尤也。

【注释】

［1］去尤：本篇是八览的第一组《有始览》的第三篇。尤，通"宥"，局限。本篇即论述认识上的局限，并举了三个事例来说明：一是主观上先入为主的偏见，二是囿于未加考察的局限，三是因爱而有所局限。并进一步指出如何去除这种主观局限——"若植木而立乎独"。

［2］悖：谬误。

［3］乡：同"向"。

［4］鈇：同"斧"。

［5］意：料想，猜疑。

［6］无为：无有。

［7］扣（hú）：同"搰"，发掘，挖掘。

［8］谷：坑，沟。

【选注】

1.徐锴："此仅取其见闾之意，谓有所蔽，此亦假借也。"（《吕氏春秋校释》）

2.陈其猷："本篇所谓去尤者，正是去其心意中有所赘疣之意。如后所说亡鈇者心

中有邻子窃铁之赘疣，恶者之父意中有'爱'之赘疣，皆可为证。所谓尤、赘疣者，即体外重赘一物。"(《吕氏春秋校释》)

【原文】

邾[1]之故法，为甲裳以帛[2]。公息忌谓邾君曰："不若以组[3]。凡甲之所以为固者，以满窍[4]也。今窍满矣，而任力[5]者半耳。且[6]组则不然，窍满则尽任力矣。"

邾君以为然，曰："将何所以得组也？"

公息忌对曰："上用之则民为之矣。"

邾君曰："善。"下令，令官为甲必以组。

公息忌知说之行也，因令其家皆为组。人有伤[7]之者曰："公息忌之所以欲用组者，其家多为组也。"邾君不说，于是复下令：令官为甲无以组。此邾君之有所尤也。

为甲以组而便，公息忌虽多为组，何伤也？以组不便，公息忌虽无为组，亦何益也？为组与不为组，不足以累[8]公息忌之说，用组之心，不可不察也。

【注释】

[1]邾：古国名。初为鲁国的附庸国，也称邾娄，鲁穆公时改称为邹，后为楚宣王所灭，在今山东邹县东南。

[2]为甲裳以帛：用缯帛来缝连战甲战裙。甲，战衣；裳，下裙；帛，即缯，即现在所称绸。

[3]组：绶的一类，一种宽丝带。

[4]满窍：孔窍实，言针脚密。满，实。

[5]任力：承载力。

[6]且：而。

[7]伤：诋毁，中伤。

[8]累：损害。

【选注】

1.高诱："以帛缀甲。"(《吕氏春秋训解》)

2.陈其猷："衣甲者自必衣裳，故单言之为甲，详言之则为甲裳耳。"(《吕氏春秋校释》)

3.陈其猷："此文谓其令家为组，正是其谋生之术耳。"(《吕氏春秋校释》)

【原文】

鲁有恶[1]者，其父出而见商咄[2]，反[3]而告其邻曰："商咄不若吾子矣。"且其子至恶也，商咄至美也。彼以至美不如至恶，尤[4]乎爱也。故知美之恶，知恶之美，然后能知美恶矣。《庄子》曰："以瓦殶[5]者翔[6]，以钩[7]殶者战[8]，以黄金殶者殆[9]。其祥[10]一也，而有所殆者，必外有所重者也。

外有所重者泄[11]，盖内掘[12]。"鲁人可谓外有重矣。解在乎齐人之欲得金[13]也，及秦墨者之相妒[14]也，皆有所乎尤也。

老聃则得之矣，若植木而立乎独[15]，必不合于俗，则何可扩[16]矣。

【注释】

[1] 恶：容貌丑陋。

[2] 商咄：即宋朝，春秋宋国的公子，貌美而淫纵。

[3] 反：同"返"。

[4] 尤：通"囿"。

[5] 瓦殴：用纺锤作赌注。瓦，纺锤；殴，疑为"投"，赌博投注所用的财物。

[6] 翔：即"佯"，安详貌。

[7] 钩：衣带钩，一种衣服上的装饰物。

[8] 战：发抖，战抖，即畏惧。

[9] 殆：迷乱、糊涂。

[10] 祥：吉利，善良。此处指技巧。

[11] 泄：即狎，亲近，迷恋。

[12] 掘：通"拙"，愚笨，粗劣。

[13] 齐人之欲得金：昔齐人有欲金者。清旦衣冠之市，适鬻金者之所，因攫其金而去。吏扑得之，问曰："人皆在焉，子攫人之金何？"对曰："取金之时，不见人，徒见金。"

[14] 秦墨者之相妒：指秦国墨家学派人物唐姑果嫉妒东方墨者谢子之事。《吕氏春秋》中《去宥》一篇有详细描述：东方之墨者谢子，将西见秦惠王。惠王问秦之墨者唐姑果。唐姑果恐王之亲谢子贤于己也，对曰："谢子，东方之辩士也。其为人甚险，将奋于说，以取少主也。"王因藏怒以待之。谢子至，说王，王弗听。谢子不说，遂辞而行。

[15] 若植木而立乎独：像竖立的木头一样特立独行。植木，竖立的木头。《庄子·田子方》中描述孔子见到老子时老子的状态：新沐，方将被发而干，蛰然似非人。孔子曰："向者先生形体掘若槁木，似遗物离人而立于独也。"

[16] 扩：扩充，扩张。即喜怒哀乐不入于心。

【选注】

1. 毕沅："《庄子·达生篇》'以瓦注者巧，以钩注者惮，以黄金注者殆'。"（《吕氏春秋校释》）

2. 陈奇猷："以技巧言，以瓦为注，以钩为注，或以黄金为注，其人之技巧未变也。然而以黄金为注则殆者，以患失其金之意所累也。"（《吕氏春秋校释》）

【讨论】

凡人总是会有其思维与认识上的局限性。作者在这里就向我们介绍了三种认识上的局限：主观上先入为主之局限，未加考察而形成的思维局限，因爱而产生的局限。有这些思维局限的存在，必定会掩盖我们对于事物的真实认识。所以，只有清晰地认识到这种局限并且打破它，才能使自己的思维得到最大程度的扩展，掌握真正的信息。这在我们生活与学习中也是非常重要的。

七、察今[1]

【原文】

八曰：上[2]胡[3]不法先王之法？非不贤也，为其不可得而法。先王之法，经乎上世而来者也，人或益之，人或损之，胡可得而法？虽人弗损益，犹若不可得而法。

东夏[4]之命[5]，古今之法，言异而典殊。故古之命多不通乎今之言者，今之法多不合乎古之法者，殊俗之民，有似于此。其所为欲同，其所为异。口惛之命不愉[6]，若舟车衣冠滋味声色之不同。人以自是，反以相诽[7]。天下之学者多辩，言利[8]辞倒[9]，不求其实，务以相毁，以胜为故。先王之法，胡可得而法？虽可得，犹若不可法。

凡先王之法，有要于时[10]也。时不与法俱至[11]，法虽今而至，犹若不可法[12]。故择先王之成法，而法其所以为法[13]。先王之所以为法者，何也？先王之所以为法者，人也，而己亦人也。故察己则可以知人，察今则可以知古。古今一也，人与我同耳。有道之士，贵以近知远，以今知古，以益所见知所不见[14]。故审堂下之阴[15]，而知日月之行，阴阳之变；见瓶水之冰，而知天下之寒，鱼鳖之藏也；尝一脟[16]肉，而知一镬[17]之味，一鼎[18]之调。

【注释】

[1]察今：本篇是八览第三组《慎大览》的最后一篇，指出先王之法不可法，法要因时而变。这对我们用与时俱进的眼光看待事物有一定的启示意义。

[2]上：对当时一般君主的称呼。

[3]胡：为什么。

[4]东夏：东方民族。

[5]命：即名。

[6]口惛（mǐn）之命不愉：口头上的语言（即方言），各地称呼不同，彼此听起来无法和顺。口惛，即口吻、口音；命，命名，称呼；愉，愉快，和顺。

[7]诽：非议，指责。

[8]言利：言语上通畅、好听。

[9]倒：颠倒。

[10]有要于时：符合当时那个时代的需要。

[11]时不与法俱至：那个时代不会和"法"一起流传下来。

[12]法虽今……若不可法：所以说法令虽然流传到现在，没有了当时那个时代环

境，还是不能效法。

[13] 而法其所以为法：效法他制定“法”的方法。

[14] 以益所见知所不见：以见过的众多的事去推知没有见过的事情。益，多。

[15] 阴：阴影。

[16] 脟：同“脔”，切成块状的肉。

[17] 镬：古代一种煮肉器，形状像锅。

[18] 鼎：一种金属器皿，大概相当于现代的锅，用于煮肉或者盛放熟食，三足两耳。

【选注】

1. 陈其猷：“‘其为欲同，其所为欲异’，谓殊俗之民为事与欲得均同，然其所为之事与所欲之物与中国异。如殊俗之民皆为舟车衣冠、皆欲滋味声色，然其所为之舟车衣冠、所欲之滋味声色与中国异。”（《吕氏春秋校释》）

2. 杨树达：“‘口惽之命不愉’，言殊俗口吻所发声音不同，不相晓谕也。”（《吕氏春秋校释》）

3. 陈其猷：“犹言殊俗之民有似于古之命多不通乎今之言、今之法多不合乎古之法。”（《吕氏春秋校释》）

4. 陈其猷：“谓用其所见之近与今推之，则可以知所不见之远与古。以所见者推之，所推出者即为所不见之部分。”（《吕氏春秋校释》）

【原文】

荆人欲袭宋，使人先表[1]澭水[2]。澭水暴益[3]，荆人弗知，循表而夜涉，溺死者千有余人，军惊而坏都舍[4]。向[5]其先表之时可导也，今水已变而益多矣，荆人尚犹循表而导之，此其所以败也。

今世之主法先王之法也，有似于此。其时已与先王之法亏矣[6]，而曰此先王之法也，而[7]法之，以此为治，岂不悲哉？

故治国无法则乱，守法而弗变则悖，悖乱不可以持国。世易时移，变法宜矣。譬之若良医，病万变，药亦万变。病变而药不变，向之寿民，今为殇子矣。故凡举事[8]必循法以动，变法者因时而化，若此论则无过务矣[9]。

【注释】

[1] 表：标出标记。

[2] 澭水：黄河支流。

[3] 暴益：大涨。

[4] 军惊而坏都舍：军队惊乱，像城墙崩溃，房屋倒塌一样。而，如。

[5] 向：从前。

[6] 其时……王之法亏矣：时代已经不能与先王时的“法”相适应了。亏，不同，此处作不能适应。

[7] 而：你。

[8] 举事：行事。

[9] 若此论则无过务矣：如果懂得这样的说法，那么就不会有差错与谬误发生了。过，过错；务，事情。

【选注】

1. 陈其猷："谓向者其施表时，表可引导人涉水也。"（《吕氏春秋校释》）

2. 高诱："似此表濊水而不知其长益也。"（《吕氏春秋训解》）

3. 俞樾："盖先王之法所以不可行者，非法之毁，乃时之异也。"（《吕氏春秋校释》）

【原文】

夫不敢议法者，众庶也；以死守者，有司[1]也；因时变法者，贤主也。是故有天下七十一圣，其法皆不同。非务相反也，时势异也。故曰良剑期乎断，不期乎镆铘[2]；良马期乎千里，不期乎骥骜[3]。夫成功名者，此先王之千里也。

楚人有涉江者，其剑自舟中坠于水，遽契其舟[4]，曰："是吾剑之所从坠。"舟止，从其所契者入水求之。舟已行矣，而剑不行，求剑若此，不亦惑乎？以此故法为其国，与此同。时已徙矣，而法不徙，以此为治，岂不难哉？

有过于江上者，见人方引[5]婴儿而欲投之江中，婴儿啼。人问其故，曰："此其父善游。"其父虽善游，其子岂遽[6]善游哉？此任[7]物，亦必悖矣。荆国之为政，有似于此。

【注释】

[1] 有司：官吏。

[2] 镆铘：又作"莫邪"，古代名剑，相传为春秋吴王阖闾所有。

[3] 骥骜：骏马。骥，千里马；骜，骏马。

[4] 遽契其舟：马上在船上刻上记号。遽，迅速，赶快；契，刻。

[5] 引：牵。

[6] 遽：就。

[7] 任：用，处理。

【选注】

1. 高诱："镆铘，良剑也。取其能断，无取于名也，故曰不期乎镆铘。"（《吕氏春秋训解》）

2. 陈其猷："此盖喻古法虽善，然其仅足以治古，若任用古法以治今之世，无异于以父善游而谓子必善游也，故曰以此任用事物（古法）则悖矣。"（《吕氏春秋校释》）

3. 陈奇猷："本篇言察今之时势而变法，故以'察今'名篇。此篇重在论变法之要，谓古之命多不通乎今之言，今之法多不合乎古之法，故法当因时而变。"（《吕氏春秋校释》）

【讨论】

这篇文章虽说是旨在讲变法，但对于我们如何以发展的眼光来看待事物也有一定的指导意义。

八、察传[1]

【原文】

六曰：夫得言不可以不察。数传而白为黑，黑为白。故狗似玃[2]，玃似母猴[3]，母猴似人，人之与狗则远矣。此愚者之所以大过也。闻而审，则为福矣，闻而不审，不若无闻矣。

齐桓公闻管子于鲍叔[4]，楚庄闻孙叔敖于沈尹筮[5]，审之也。故国霸诸侯也。

吴王闻越王勾践于太宰嚭[6]，智伯闻赵襄子于张武[7]，不审也，故国亡身死也。

【注释】

[1]察传：本篇是《慎行论》的第六篇，即最末一篇，主要讲对待传言的态度要"闻而审"，即察传。

[2]玃（jué）：一种动物，与猕猴相似而稍大。

[3]母猴：又称沐猴，即猕猴。

[4]鲍叔：即鲍叔牙，管仲的好朋友，公子纠死后，管仲被囚禁，鲍叔牙救了他并且把他推荐给齐桓公。

[5]楚庄闻……于沈尹筮：楚庄，即楚庄王，春秋诸侯，名侣，楚穆王之子，在位二十三年；孙叔敖，楚人，为楚国令尹，扶助楚庄王成就霸业；沈尹筮，一说沈尹蒸，或沈尹茎、沈尹巫等，版本不同，为一人，楚国大夫。

[6]吴王闻……于太宰嚭：吴王，指吴王夫差，阖闾之子，曾在会稽打败勾践，后为勾践所灭，自刎而死。太宰嚭，太宰，官名，名嚭，姓伯，楚人，由于避祸逃至吴国，官至太宰。越国战败时，派大夫种与吴国议和，伍子胥坚决反对，后来越人买通了太宰嚭，太宰嚭便劝说吴王："嚭闻古之伐国者，服之而已。今已服矣，又何求焉？"吴便与越国议和，结果被越国所灭。

[7]智伯闻……于张武：智伯，即智伯瑶，春秋时晋国智宣子之子，与赵、韩、魏并称为晋四卿。晋哀公时，晋国政事都由智伯决定，哀公四年，赵襄子、韩康子、魏桓子共谋杀死智伯。张武，智伯瑶的家臣。本句为智伯未考察赵襄子的才能而将其围于晋阳，结果反为其所杀。

【选注】

1.高诱："鲍叔牙说管仲于桓公，沈尹筮说叔敖于庄王，察其贤明审也。"

2.高诱："不审勾践、襄子之智能，故越攻吴、吴王夫差死于干遂，智伯围赵襄子于晋阳、襄子与韩魏通谋、杀智伯于高梁之东，故国亡身死也。"

【原文】

凡闻言必熟论[1]，其于人必验之以理。

鲁哀公[2]问于孔子曰:"乐正夔[13]一足,信乎?"

孔子曰:"昔者舜欲以乐传教于天下,乃令重黎[4]举夔于草莽之中而进之,舜以为乐正。夔于是正六律[5],和五声[6],以通八风[7],而天下大服。重黎又欲益求人[8],舜曰:'夫乐,天地之精也,得失之节也,故唯圣人为能和。乐之本也。夔能和之以平天下,若夔者一而足矣。'故曰'夔一足',非'一足'也。"

宋之丁氏,家无井而出溉[9]汲,常一人居外[10]。及其家穿井,告人曰:"吾穿井得一人。"有闻而传之者曰:"丁氏穿井得一人。"国人道之,闻之于宋君。宋君令人问之于丁氏,丁氏对曰:"得一人之使[11],非得一人于井中也。"求能之若此,不若无闻也。

子夏[12]之晋,过卫,有读史记者曰:"晋师三豕涉河。"子夏曰:"非也,是己亥也。夫'己'与'三'相近,'豕'与'亥'相似。"至于晋而问之,则曰"晋师己亥涉河"也。

辞多类非而是,多类是而非。是非之经,不可不分。此圣人之所慎也。然则何以慎?缘物之情及人之情以为所闻,则得之矣。

【注释】

[1]熟论:了解辨别。熟,了解;论,辨别。

[2]鲁哀公:春秋时鲁国君主,在位二十七年。

[3]乐正夔:乐正,官名,乐官之长;夔,人名。

[4]重黎:重、黎二人为古代传说里的人物。

[5]六律:古音十二律中属于阳声的六种,有黄钟、大簇、姑洗、蕤宾、夷则、无射。

[6]五声:又称为"五音",古代音乐中的五个基本音:宫、商、角、徵、羽。

[7]八风:八方之风,有说以八卦来附会八方,所以亦可称八卦之风。

[8]益求人:指多求像夔这样的人。益,多。

[9]溉:洗涤。

[10]居外:治外,即在外操劳。

[11]使:役,劳役,劳力。

[12]子夏:孔子弟子。

【选注】

1.高诱:"物之所不得然者,推之以人情,则夔不得一足、穿地作井不得一人明矣,故曰以为所闻得之矣。"(《吕氏春秋训解》)

2.陈奇猷:"此文谓审察传闻之是非,则宜因事物之情及人之情而治所得之传闻,若是则可得而分别是非矣。"(《吕氏春秋校释》)

【讨论】

这篇文章谈论了审察传闻的重要性与必要性，只有以自己的经验与事物本身的原理对传闻详细审察，才不会被迷惑与愚弄，你所掌握的信息才是真正有用的。如果将问题上升到研究层面，不是更有意义吗？

九、似顺[1]

【原文】

一曰：事多似倒而顺，多似顺而倒。有知顺之为倒、倒之为顺者，则可与言化[2]矣。至长反短，至短反长，天之道也。

荆庄王[3]欲伐陈，使人视之。

使者曰："陈不可伐也。"

庄王曰："何故？"

对曰："城郭高，沟洫[4]深，蓄积多也。"

宁国曰："陈可伐也。夫陈，小国也，而蓄积多，赋敛重也，则民怨上矣。城郭高，沟洫深，则民力罢[5]矣。兴兵伐之，陈可取也。"

庄王听之，遂取陈焉。

【注释】

[1]似顺：本篇为《似顺论》的第一篇，讲了"事多似倒而顺，多似顺而倒"的道理，即表面上看来是顺畅的道理或许可以从反面推出不同的结论。这篇也表现了杂家思维的多样性特点。

[2]化：即道。

[3]荆庄王：即楚庄王，在庄王十六年伐陈。

[4]沟洫（xù）：田间水道，此处指护城河。

[5]罢：通"疲"。

【选注】

1.高诱："夏至极长，过至则短，故曰至长反短；冬至极短，过至则长，故曰至短反长也。天道有盈缩之数，故曰天之道也。"（《吕氏春秋训解》）

2.陈奇猷："日长至由阳转而向阴，日短至由阴转而向阳，此一天道之运转正是本篇所言'事多似顺而倒，多似倒而顺'之理论根据。然则此篇之出于阴阳家，似无可疑。"（《吕氏春秋校释》）

【原文】

田成子[1]之所以得有国至今者，有兄曰完子，仁且有勇。越人兴师诛[2]田成子，曰："奚故杀君而取国？"田成子患之。

完子请率士大夫以逆[3]越师，请必战，战请必败，败请必死。

田成子曰："夫必与越战可也，战必败，败必死，寡人疑[4]焉。"

完子曰："君之有国也，百姓怨上，贤良又有死之臣蒙耻[5]。以完观之也，国已惧矣。今越人起师，臣与之战，战而败，贤良尽死，不死者不敢入于国。君与诸孤[6]处于国，以臣观之，国必安矣。"

完子行，田成子泣而遣之。

夫死败，人之所恶也，而反以为安，岂一道哉？故人主之听者与士之学者，不可不博。

【注释】

[1]田成子：即陈成子。春秋时齐国的大臣。陈厘子之子，名恒，一作常。齐简公四年（前481年），杀死简公，拥立齐平公，任相国，尽杀公族中的强者，扩大封邑，从此齐国由陈氏专权。

[2]诛：兴师问罪。

[3]逆：迎，抵御。

[4]疑：迷惑不解。

[5]贤良又有……蒙耻：贤良中为君而死者蒙受耻辱。

[6]诸孤：为王事而死之大臣或贤良的后代。

【选注】

1.高诱："杀君，杀齐简公而取其国也。"（《吕氏春秋训解》）

2.陈其猷："《史记·田齐世家》云：'田常既杀简公，修功行赏，亲于百姓，以故齐国复定'，可推知田常杀简公后，齐国朝野恐惧不安。此完子之言，信而有征也。"（《吕氏春秋校释》）

3.高诱："听博则达义，学博则达道也。"（《吕氏春秋训解》）

【原文】

尹铎为晋阳[1]，下，有请于赵简子。简子曰："往而夷夫垒[2]。我将往，往而见垒，是见中行寅与范吉射也。"铎往而增[3]之。

简子上之晋阳，望见垒而怒曰；"嘻！铎也欺我！"于是乃舍[4]于郊，将使人诛铎也。

孙明进谏曰："以臣私[5]之，铎可赏也。铎之言固曰：见乐则淫侈，见忧则诤治，此人之道也[6]。今君见垒念忧患，而况群臣与民乎？夫便国而利于主，虽兼[7]于罪，铎为之。夫顺令以取容者，众能之，而况铎欤？君其图之！"

简子曰："微子之言，寡人几过。"于是乃以免难之赏[8]赏尹铎。

人主太上喜怒必循理，其次不循理，必数更[9]，虽未至大贤，犹足以盖浊世[10]矣。简子当此[11]。

世主之患，耻不知而矜自用，好愎过[12]而恶听谏，以至于危。耻无大乎危者。

【注释】

[1]尹铎为晋阳：尹铎治理晋阳。尹铎，赵简子臣；为，治理；晋阳，在今山西太原。

[2]夷夫垒：夷平那些壁垒。夷，夷平；垒，壁垒，这里指下文所说中行寅与范吉射围简子时所设立的壁垒。

[3]增：增加，此处指加高、加厚。

[4]舍：住宿，此指驻扎。

[5]私：即思。

[6]见乐则淫侈……道也：总是见到令人高兴的事情就会纵情放恣，总是看到让人担心的事则会时时提醒自己来进行治理，这是人的常理。净治，规劝自己然后治理。

[7]兼：倍，犹言加倍治罪。

[8]免难之赏：军赏。

[9]更：改变。

[10]浊世：混乱的时代。

[11]当此：配得上这样。当，抵得上。

[12]愎过：坚持过错。

【选注】

1. 高诱："变革不循危亡之迹，虽未至大贤，尚足以盖浊世专欲之人也。"（《吕氏春秋训解》）

2. 高诱："鄙耻于不知而矜大于自用，愎过恶谏，固败是求，世主之大病也。"（《吕氏春秋训解》）

【讨论】

有一些事情，看起来是如此，但如果详加思考则或许会得到相反的结论，这是因为事物本身的不断转化而形成的，能够有这样的认识，则是主体聪明才智的结果。那么，在现实生活中，我们是否能从人们看似"顺"的情形中得到"倒"的结论呢？

主要参考书目

［1］李鼎祚.周易集解.上海：上海古籍出版社，1989.

［2］孔颖达.周易正义.北京：中国致公出版社，2009.

［3］朱熹.周易本义.南京：凤凰出版社，2011.

［4］郑玄.周易注.扬州：江苏广陵古籍刻印社，1984.

［5］来知德.周易集注.出版发行：上海：上海古籍出版社，1990.

［6］朱谦之.老子校释.北京：中华书局，1984.

［7］陈鼓应.老子注译及评介.北京：中华书局，1984.

［8］郭庆藩.庄子集释.北京：中华书局，2004.

［9］陆永品.庄子通释.北京：中国社会科学出版社，2006.

［10］朱熹.四书章句集注.北京：中华书局，1987.

［11］钱穆.论语新解.北京：三联书店，2012.

［12］杨伯峻.论语译注.北京：中华书局，2009.

［13］程树德.论语集释.北京：中华书局，2014.

［14］焦循.孟子正义.北京：中华书局，1987.

［15］杨伯峻.孟子译注.北京：中华书局，2010.

［16］陈秋平，尚荣.金刚经·心经·坛经.北京：中华书局，2007.

［17］赖永海.佛典辑要.北京：中国人民大学出版社，2009.

［18］星云大师.金刚经讲话.北京：新世界出版社，2008.

［19］王先慎.韩非子集解.北京：中华书局，1998.

［20］陈奇猷.韩非子校注.南京：江苏人民出版社,1982.

［21］张松辉，张景.韩非子译注.上海：上海三联书店，2014.

［22］张觉.韩非子校疏析论.天津：知识产权出版社，2011.

［23］郭化若.孙子兵法译注.上海：上海古籍出版社，2012.

［24］杨丙安校理.十一家注孙子.北京：中华书局，2019.

［25］任继愈.任继愈谈武圣孙武与"孙子兵法".北京：石油工业出版社，2018.

［26］陈曦 . 孙子兵法 . 北京：中华书局，2019.

［27］许维遹 . 吕氏春秋集释 . 北京：中华书局，2009.

［28］陈奇猷 . 吕氏春秋新校释 . 上海：上海古籍出版社，2002.